《本草纲目》中的食药养生秘方

薛丽君◎主编

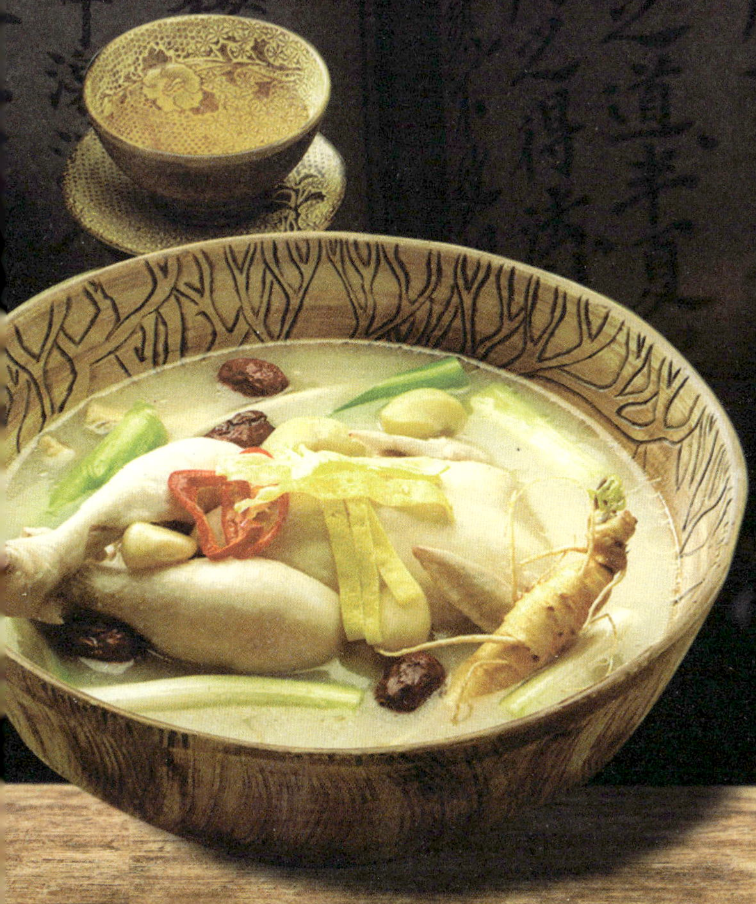

黑龙江科学技术出版社

图书在版编目（CIP）数据

《本草纲目》中的食药养生秘方 / 薛丽君主编．
—哈尔滨：黑龙江科学技术出版社，2017.7（2024.4 重印）
ISBN 978-7-5388-9203-1

Ⅰ．①本… Ⅱ．①薛 …Ⅲ．①《本草纲目》—食物养生Ⅳ．① R281.3 ② R247.1

中国版本图书馆 CIP 数据核字（2017）第 088814 号

《本草纲目》中的食药养生秘方
《BENCAO GANGMU》 ZHONG DE SHI YAO YANGSHENG MIFANG

主　　编　薛丽君
责任编辑　梁祥崇
摄影摄像　深圳市金版文化发展股份有限公司
出　　版　黑龙江科学技术出版社
　　　　　地址：哈尔滨市南岗区公安街 70-2 号　邮编：150007
　　　　　电话：（0451）53642106　传真：（0451）53642143
　　　　　网址：www.1kcbs.cn　www.lkpub.cn
发　　行　全国新华书店行
印　　刷　天津旭丰源印刷有限公司
开　　本　710 mm × 1000 mm　1/16
印　　张　13
字　　数　150 千字
版　　次　2017 年 7 月第 1 版
印　　次　2024 年 4 月第 2 次印刷
书　　号　ISBN 978-7-5388-9203-1
定　　价　49.80 元

CONTENTS

目 录

Part 1 一物多用·本草智慧·调养生息

Part 2 一谷补一脏：五谷杂粮类食药养生妙方

Part 3 常食保健康：鲜蔬类食药养生妙方

Part 4 美颜润肤：水果类食药养生妙方

飘香四溢：菌菇类食药养生妙方

Part 5

Part 6 营养滋补：肉蛋禽类食药养生妙方

Part 7

鲜嫩丝滑：水产海鲜类食药养生妙方

Part 8 良药不苦口：中草药类养生妙方

Part 9

四季养生：因时制宜，因人施养

Part 1

一物多用
本草智慧
调养生息

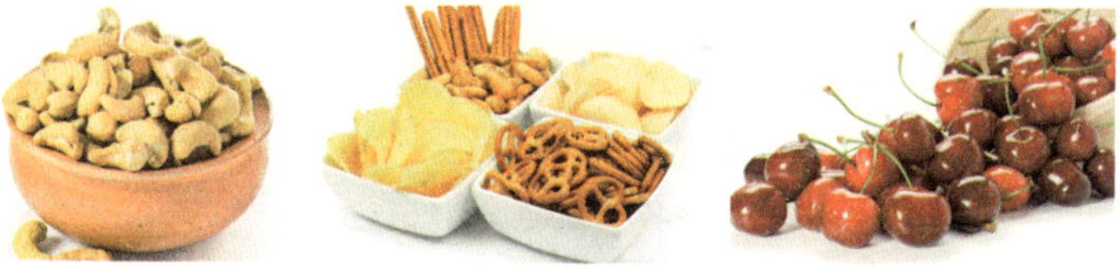

以中药为基础的食疗药膳是中国传统医学与美食的完美结合，一碗粥、一例汤、一道菜，只要加入适当的食材和药材，就成了滋补身体的药膳，让您健康与美味兼得。本部分为您介绍《本草纲目》中较常见的各种食材和药材，以及生活妙用的理论基础，详细说明其特色及保健功效，并加上现代营养学的成分分析，让您在活用这些食材和药材入菜时，可以有更完整的知识和营养概念，方便您的日常生活。

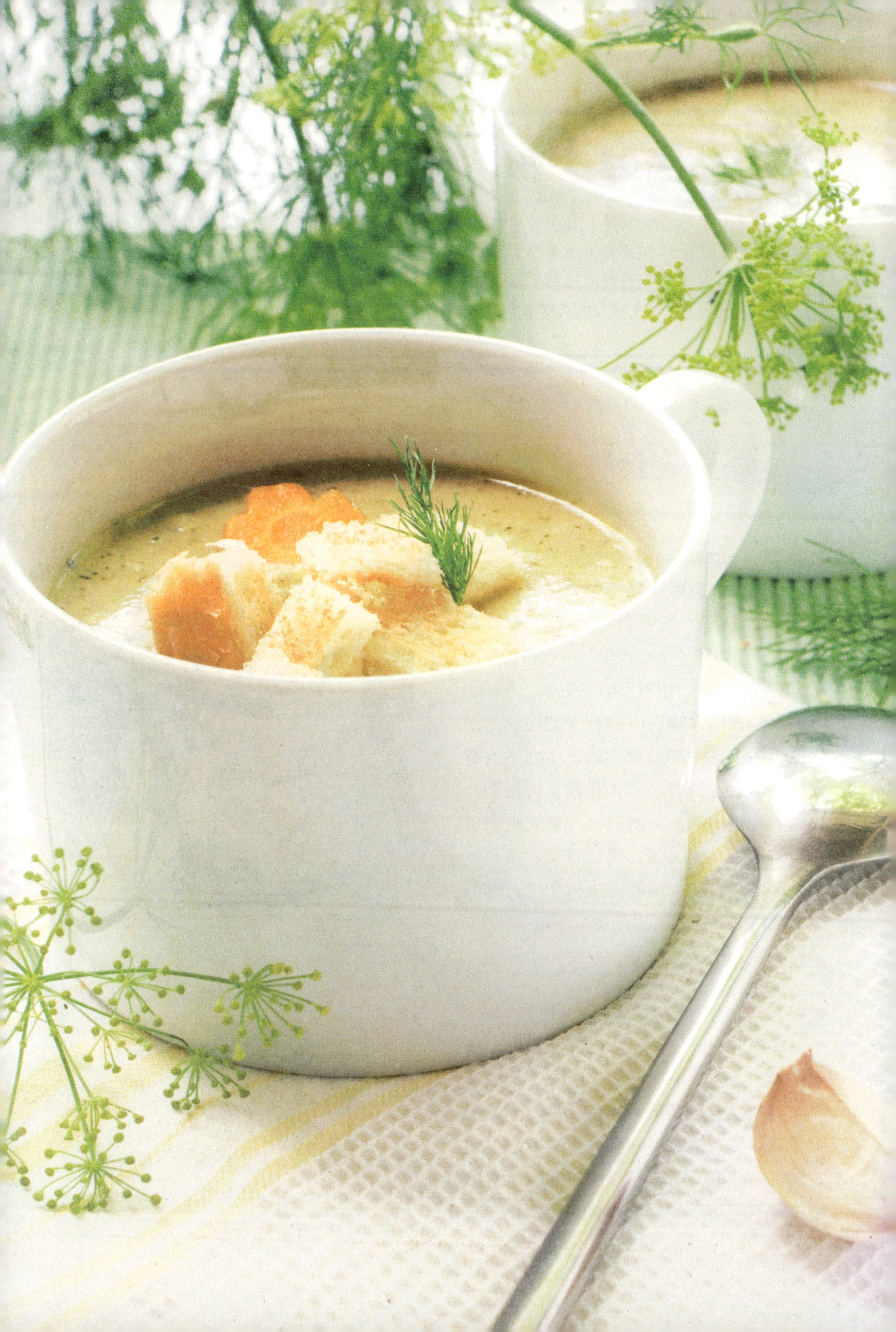

看准食物，才能吃出健康

古有神农氏亲尝百草、有李时珍收集民间草药，教以百姓入膳，在《红楼梦》一书中有多处详细描写上至百年贵族，下至普通人民生活常用药膳的画面，可见我国人民对食材和药材的运熟于心。随着科学技术的发展，对各种人体必需营养素的发现和应用，我国人民在探索和孜孜追求健康饮食的路上更加快了前进的脚步。

食物是维持生命的重要物质

产生 → 饱腹感

食物是人类赖以维持生命和运动的最重要的物质基础，没有食物人们就无法获得维持生命活力的“水谷精微”——各种生命来源的营养物质，也就没有了生命。

人们食用食物后可以产生饱腹感，消除因饥饿而产生的肠胃不适、体力不支等症状。俗话说得好：“人是铁，饭是钢，一顿不吃饿得慌。”所以，人每天需要进食五谷杂粮、肉、蛋、奶、豆类、蔬菜、水果等各类食物，来补充人体所需，以消除饥饿带来的不适，进而维持生命。

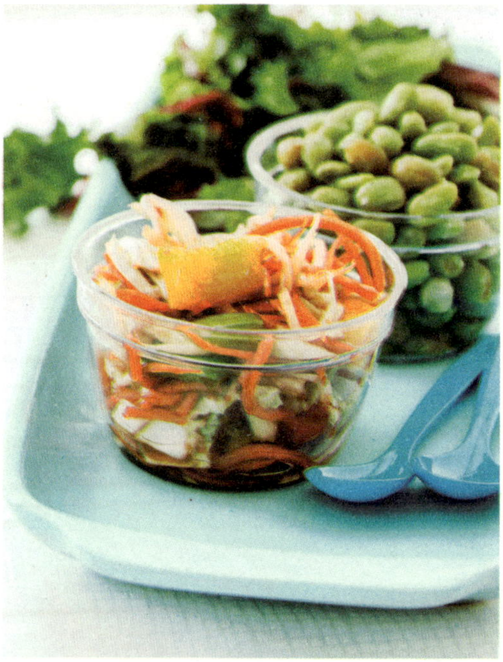

营养素 → 决定人体的健康品质

食物为人体生命和日常活动提供了重要保障，人体摄取、消化、吸收、利用食物的有效成分，满足人体各种需要的过程就是营养。人体所需的营养素主要透过日常饮食中获取，所以营养素的品质对人体健康影响不可小觑。营养素是指食物中对人体生理有功效，而且是人体正常代谢所必需的成分。

人体需要的营养素多达几十种，主要分为：糖类（含膳食纤维）、维生素、矿物质、脂肪、蛋白质和水六大类。每种营养素都有各自独特的功能，但是在人体代谢过程中它们又密切配合。比如糖类和脂肪为主要供能营养素，为人体提供热量，蛋白质、矿物质和维生素和水的主要功能是调节人体生理功能，蛋白质、水和矿物质又是构成集体组织的主要成分。

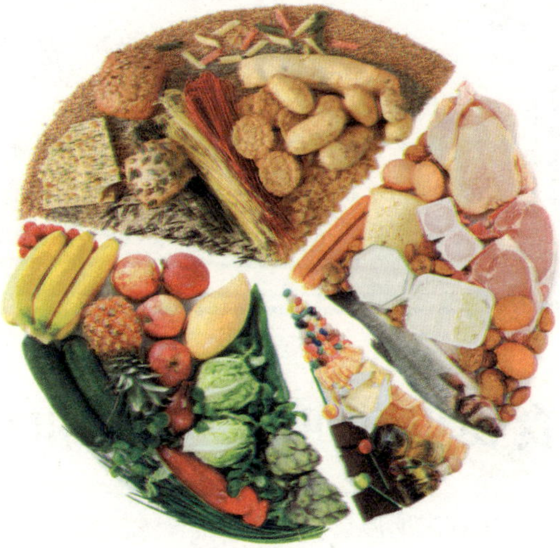

这些人体需要的营养素绝大多数能从日常食物中获取，所以人体的强壮与否，除了加强运动锻炼外，更应注意平衡膳食，用科学的方法搭配及烹调食物，以确保充足的营养素供应我们的身体所需，保持健康的身体和饱满的精神状态。

食物的预防和疗疾功能

食物除了饱腹、提供营养之外，还有一个重要作用，就是预防和治疗一些简单的疾病，这就是食物的药用价值。“安生之本，必资于食；不知食宜者不足以养生。”食物对于人体预防疾病、保护人类健康有着不可忽视的作用。

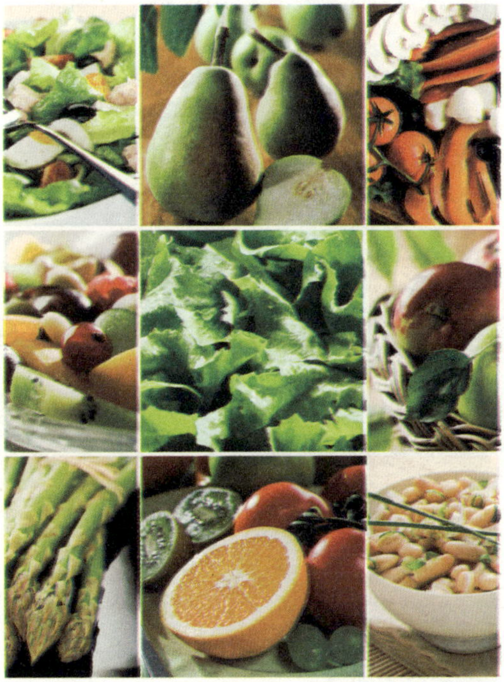

中医提倡的药食同源养生之道，正契合现代医学发现的人体生命所必需的各种营养素。中医认为“食之偏性为药性”，药物和食物是不可分的，其分类相对，药物是食物，食物也是药物。饮食之所以能够治疗疾病，是因为其与药物作用基本相同，也具有寒、热、温、凉的“性”，以及酸、苦、甘、辛、咸的“味”，而且各有其所主的脏腑和归经。合理的膳食安排不只是为了填饱肚子，更重要的是发挥其强身健体、延年益寿、治疗疾病等作用。

食药养生的秘诀

“民以食为天”，《本草纲目》中就有“轩辕氏出，教以烹饪，制为方剂，而后民始得遂养生之道”的记载，由此可看出食物治疗疾病的效用。本章从健康和生活两方面着手，分别介绍食物和药物的特性，以及生活妙用的理论基础。

食物也有四性、五味和归经

食物之所以能够防治疾病，是由于它们本身所具有的特性所决定的。和中药一样，食物也有性味之分。性是指食物具有寒、凉、温、热、平的性质。

寒凉与温热是两类相对的食性，而寒与凉、温与热仅仅是程度的差异；寒性较小的即称为凉性，热性较小即称为温性。日常生活中温热性食物较寒凉性多。

一般来说，食物的属性一般可以透过其作用或功效反映出来，寒凉性食物属于阴性，有清热泻火、凉血、解毒等作用；温热性食物属于阳性，有散寒、温经、通络、助阳等作用。而平性食物一般作用缓和，无明显不良反应，可长期使用。

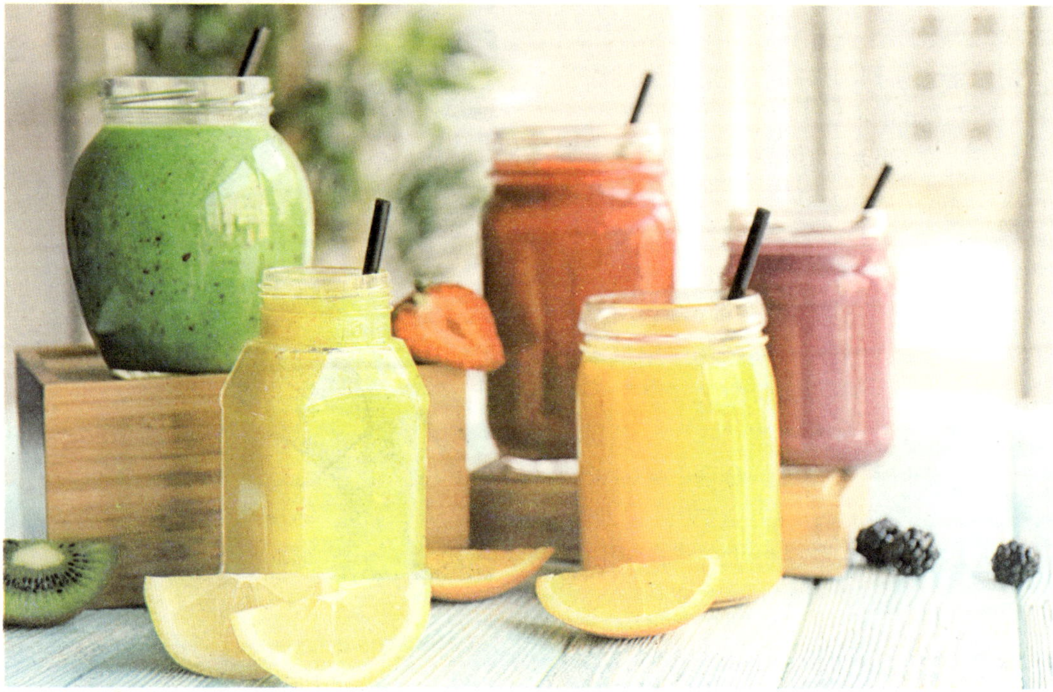

食物的四性早知道

温性食物

作用：性温，味甘，具有温中、散寒、通阳、补气的作用，适用于阳气虚弱的虚寒证或实寒证较轻者。

代表性食物：糯米、燕麦、黄牛肉、狗肉、羊肉、鲢鱼、桃子、荔枝、龙眼肉、杨梅、樱桃、石榴、樱桃、南瓜、香油、花生油、豆油、红糖等。

食用禁忌：这类食物较热性食物平和，但仍有一定助火、伤津、耗液的作用，热证或阴虚火旺者应慎用。

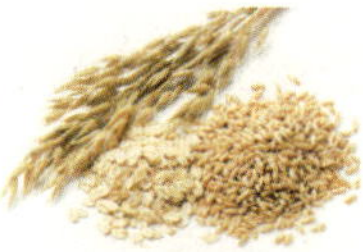
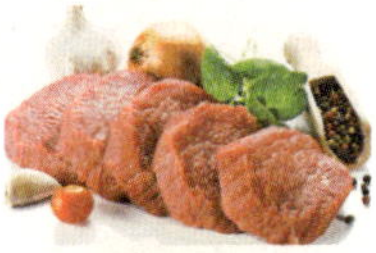
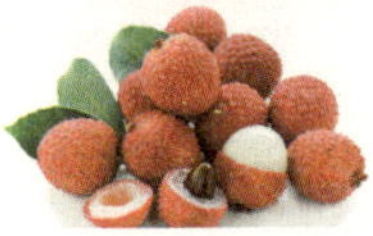
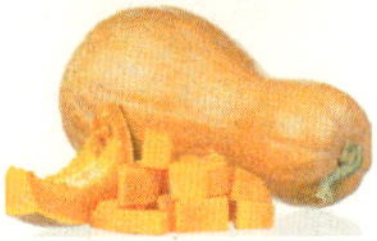

平性食物

作用：性平，味甘，这类食物性味较平和，是日常生活经常食用的材料。

代表性食物：牛奶、地瓜、猪肉、墨鱼、香菇、黑木耳、山药、扁豆等。

食用禁忌：几乎所有体质都能食用，视患者具体情况而定。

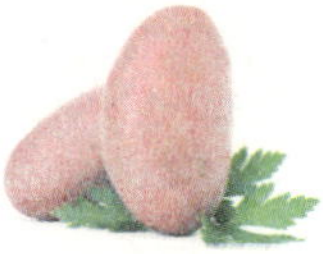
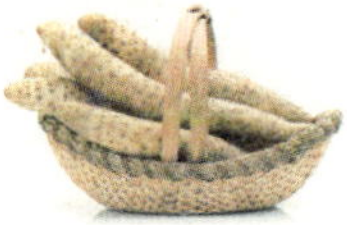

热性食物

作用：性温，味甘、辛热，具有温中祛寒、抑火、通阳的作用，适用于实寒证或虚寒证。

代表性食物：黄鳝、韭菜、洋葱、大蒜、红枣、乌枣、栗子、生姜等。

食用禁忌：多辛香燥烈，容易助火伤津，凡热病、阴虚火旺者慎用。

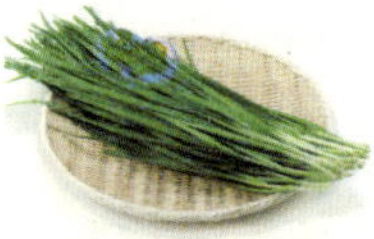
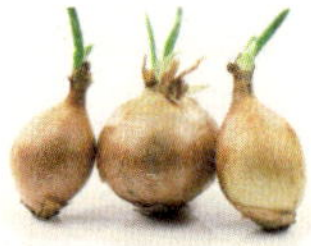
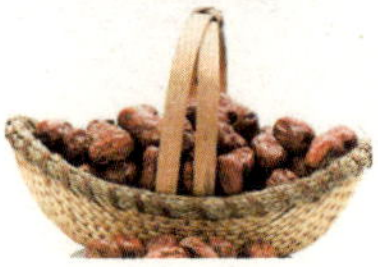
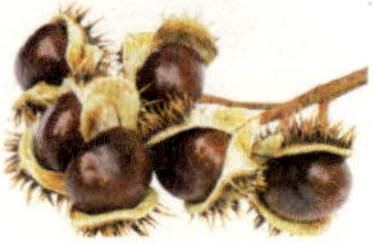

寒性食物

作用：性寒，味苦、甘，具有清热、泻火或解毒的作用，适用于实热证或虚热证。

代表性食物：小米、高粱、大麦、葱、苦瓜、冬瓜、白萝卜、西瓜、薏米等。

食用禁忌：易损阳气，故阳气不足、脾胃虚弱者慎用。

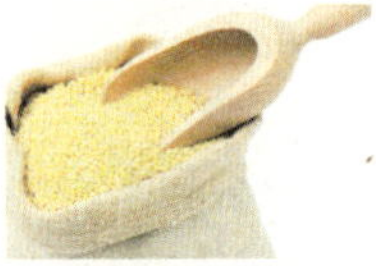
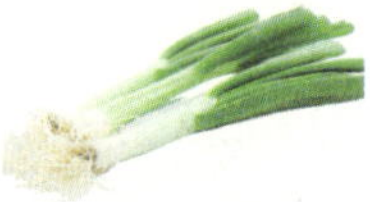
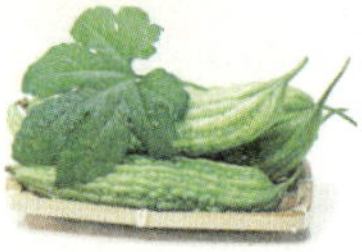
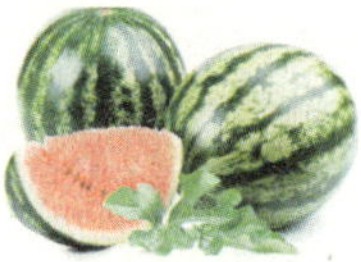

凉性食物

作用：性凉，味甘，具有清热、养阴的作用，适用于热性病症的初期、疮疡、痢疾等。

代表性食物：鸭蛋、螃蟹、豆腐、莲子、菠菜、柠檬、大米、小麦、海带、李子等。

食用禁忌：凉性食物较寒性食物平和，但久用也能损伤阳气，故阳虚、脾气虚损者慎用。

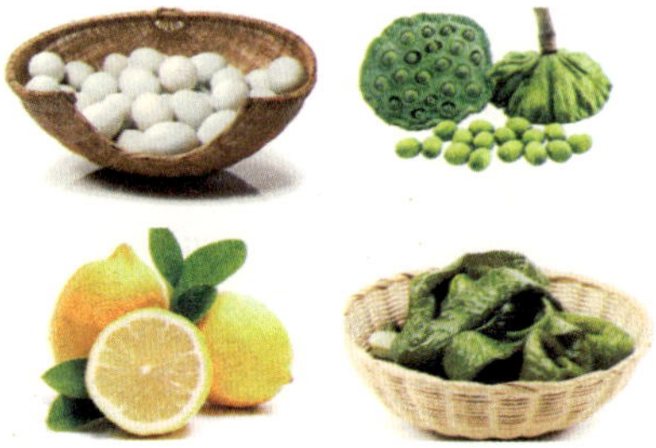

五味知多少

食物的五味是指咸、辛、酸、甘、苦五种味道，这些味道主要由舌头的味蕾感知，五味对于人体作用的各有不同，各有所用，各有所适。

五味归类	作用	代表性食物	食用禁忌
甘味食物	甘味入脾，有补充体内热量，补益、和中、缓和痉挛、缓解疼痛、调节脾胃的作用	莲藕、白萝卜、丝瓜、洋葱、土豆、藕节、菠菜、南瓜、黄豆、大麦、黑木耳、蘑菇、蜂蜜、银耳、荸荠、陈皮、香蕉、核桃、鲢鱼、鸡肉、香菇、芡实等	过量食用，会使骨骼疼痛、头发脱落；同时还损害脾肾，致使心气烦闷、喘息、肤色晦暗
辛味食物	辛味入肺，能宣散，能行气、通血脉、温经活血、发散风寒、消除体内气滞，促进血液循环和新陈代谢的效用	葱、生姜、香菜、芥菜、白芥子、油菜籽、油菜、青蒿、大蒜、芋头、韭菜子、肉桂、花椒、辣椒、茴香、韭菜、香橼、薤白、陈皮、佛手等	辛味有较强的刺激性，过量食用会刺激胃黏膜，使肺气过盛，筋脉不舒、指甲干枯。患有痔疮、肛裂、胃溃疡、便秘等症者还会加重病情
苦味食物	苦味入心，有清热、泻火、燥湿、降气、解毒、利尿的作用	苦菜、苦瓜、慈姑、酒、醋、荷叶、茶叶、杏仁、百合、白果、桃仁、李仁、海藻、猪肝等	苦味摄入过多，会使皮肤枯槁、毛发脱落。过苦还易导致腹泻、消化不良等

咸味食物	咸味入肾，有软坚、散结、泻下、补益阴血的作用，咸味的食物多为海产品	盐、大酱、紫菜、海带、海藻、海蜇、海参、蟹、田螺、淡菜、火腿、鳆鱼、蛏肉、鸽蛋等	长期摄入太咸的食物，会使流经血脉中的血瘀滞，甚至改变颜色。尤其心脏病、高血压患者进食要严格控制用量
酸味食物	酸味入肝，有敛汗、涩精、收缩小便、止喘、止泻、开胃、促进食欲的作用	番茄、红小豆、马齿苋、柑橘、橄榄、柠檬、枇杷、橙子、山楂、桃、石榴、柚子、芒果、鳟鱼等	酸味过多，可能会使肌肉失去光泽、变粗变硬，甚至口唇黏膜损伤。酸食过多还会引起胃肠道痉挛及消化功能紊乱

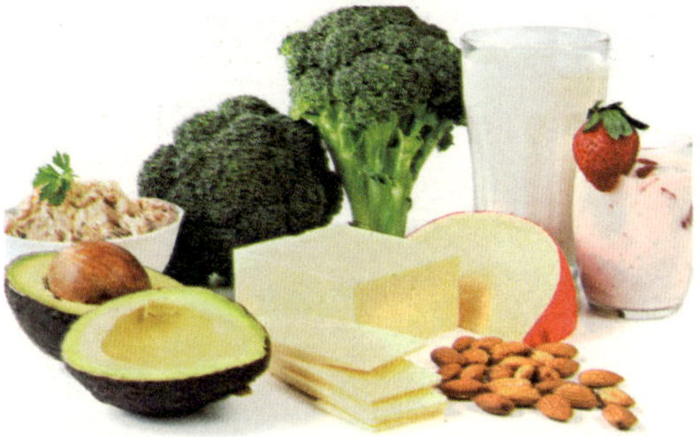

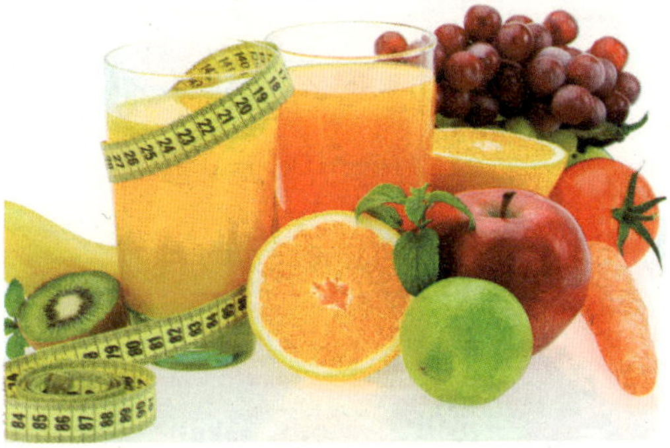

性味归经不能少

四性五味及归经理论是中医中药的用药理论。归经是偏于归于某一经，治疗这一经的疾病，是在长期的医疗实践中总结出来的。每个药物的治疗作用，对脏腑经络有明显的选择性，对应地，食物的归经则是指食物对人体某些脏腑及经络有倾向选择性的作用。归经理论也是根据长期观察实践基于食物的性味，被食用后反映出来的效果。

例如体内有邪湿者，在春夏交替，夏秋之际，身体常出现湿滞，身体困重，打不起精神，严重者月经不调。有经验的老中医往往会建议患者经常吃薏米、赤小豆、山药、茯苓、木棉花、白扁豆、玉竹，而不会建议吃荷叶、苦瓜、大白菜、西瓜等，这是因为人体阳气损伤，前者皆入脾胃，能补益、和中、通经络；后者则会加重体内湿气。

所以了解清楚食物的四性、五味、归经，对于人体摄入的食物加以侧重，有利于提升机体的健康质量。

食物搭配妙，效用显神奇

各类食材的巧妙搭配、运用，可以让你的饮食营养又健康美味，还能起到保健和预防疾病的疗效，一举两得。

养生保健食物搭配

薏米＋冬瓜＝消水肿

小白菜＋豆腐＝退烧去火

菠菜＋猪肝＝补肝养血

生姜＋红糖＝发汗散寒

银耳＋雪梨＝治干咳不愈

梨＋蜂蜜＝化痰止咳

小米＋红糖＝辅助贫血

白萝卜＋猪肉＝化痰顺气

苦瓜＋玉米＝降血糖

蒜薹＋黑木耳＝降胆固醇

山楂＋红糖＝活血化瘀

豆腐＋海带＝降低胆固醇

泥鳅＋豆腐＝清热解毒

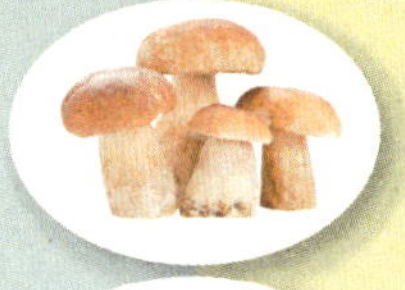

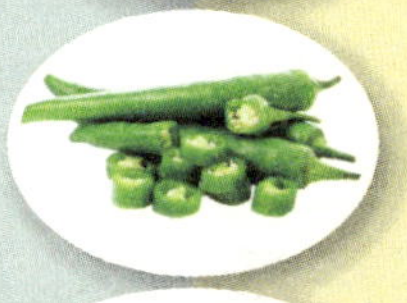

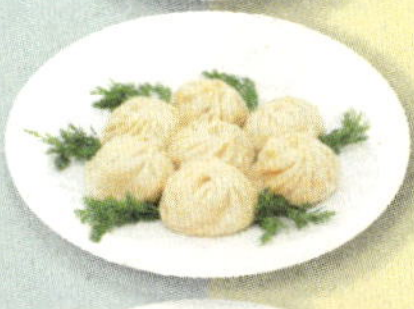

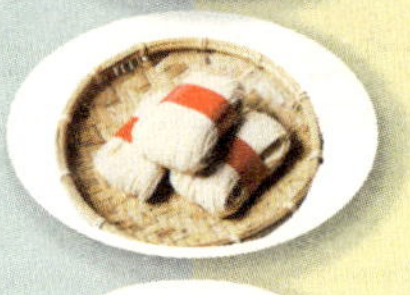

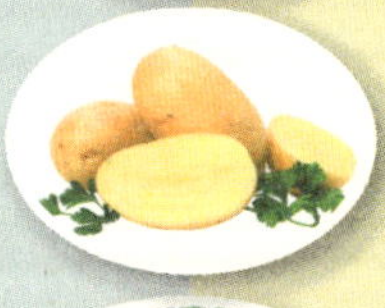

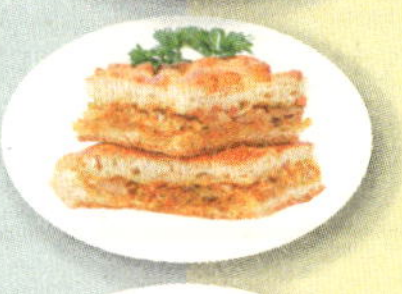

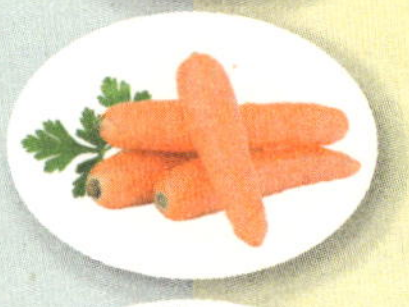

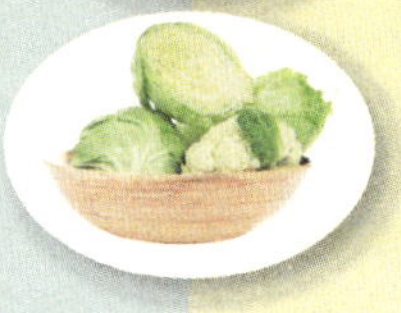

祛病疗疾食物搭配

黑米＋黑芝麻＝滋补肝肾

绿豆＋百合＝清热除烦

生菜＋豆腐＝减肥瘦身

韭菜＋虾＝补肾壮阳

花菜＋番茄＝健脾开胃

百合＋银耳＝生津解渴

大蒜＋猪肉＝消除疲劳

红枣＋黑木耳＝调理气血

牛肉＋白萝卜＝补益五脏

羊肉＋山药＝健脾补肾

猪蹄＋花生＝通乳

乌鸡＋红枣＝补血养颜

韭菜＋鸡蛋＝滋阴壮阳

鲫鱼＋豆腐＝促进钙质吸收

香蕉＋牛奶＝改善睡眠

鸭肉＋白萝卜＝润燥、清火

食物居家生活妙用

很多食物除了为人体提供生命能量、营养素的食用价值外，还有鲜为人知的在生活中的用途。食物在生活中的用途，远比人们知道的要多得多。

功能	例子
保存储藏	用纱布将花椒包成几小包，分别放入米缸的上、中、底部，将盖子盖紧，就可防止大米生虫
烹饪增香	烹饪鱼肉时，先后加入适量的酒和醋，煮出来的鱼肉更鲜美，不腥
擦洗器皿	用土豆皮擦洗家中不锈钢水龙头，轻松去污垢，光亮如新
消除异味	炖肉时，在锅中加上几片橘皮，可除异味或油腻，并增加汤的鲜味
去污增亮	红萝卜捣烂拌入盐，涂在沾有奶渍、血渍的衣服上揉搓，用清水冲洗，便可去污渍
园艺妙用	给花瓶里的花换水时，加一匙糖，可使花开的时间更长

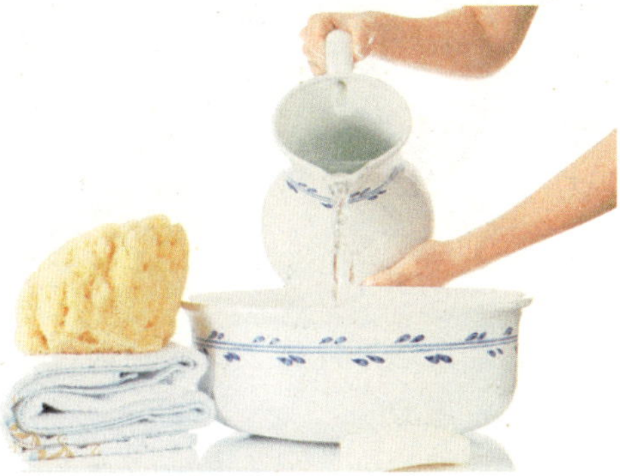

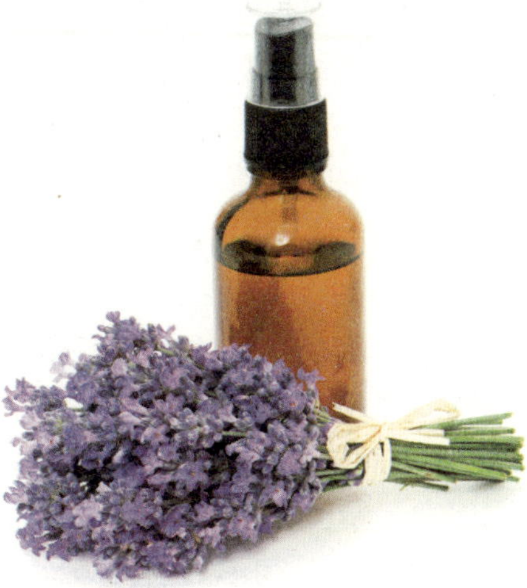

小中药，大功效，中药养生密码

我们平时所摄取的食材，很多时候既是食材也是中药，如绿豆、紫苏、乌梅、杏仁、海藻、莲藕、玉米须、山药、莲子、山楂、红小豆等。如何把这些中药的功效放大，达到预防或者治病的效果，我们就必须要系统性的了解经过中医长期实践得出的理论——四性五味的用法，同时掌握科学的煎煮方法，在正确的时间段内服用，了解药性的相宜相克。这样，我们才能保证中药药用价值的最大化，达到其预防保健的目的。

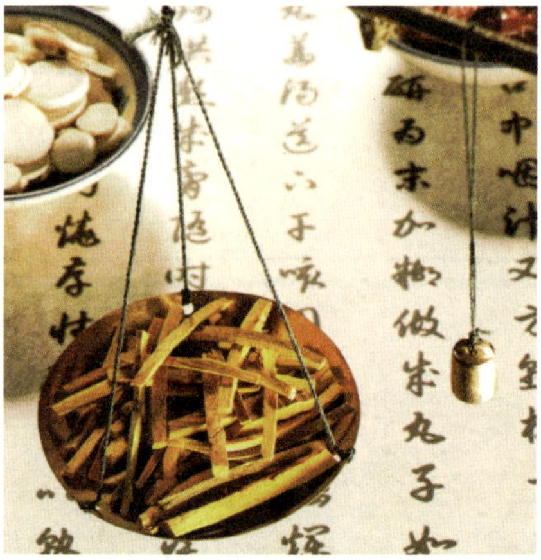

温、热、寒、凉，四性应用不同

中药的“性”，又称为“气”，是古代通用并沿袭至今的名词，所以四气也就是四性，指的是寒、热、温、凉四种药性。寒凉和温热是对立的两种药性；寒和凉之间，热与温之间，是程度上的不同，但药性相同，温次于热、凉次于寒。

药性的寒、热、温、凉，是根据药物作用于人体发生的反应归纳出来的。例如，感受风寒、怕冷发热、流清涕、小便清长、舌苔白，这是寒的症状。这时用紫苏、生姜煎汤汁用后，可以使患者发汗，并能消除上述症状，说明紫苏、生姜的药性是温热的。如果生了疔疮、热疮、局部红肿疼痛，甚至小便发黄、舌苔发黄，或有发热，这就是热的症状。这时用金银花、菊花来治疗，可以缓解病症，说明金银花、菊花的药性是寒凉的。

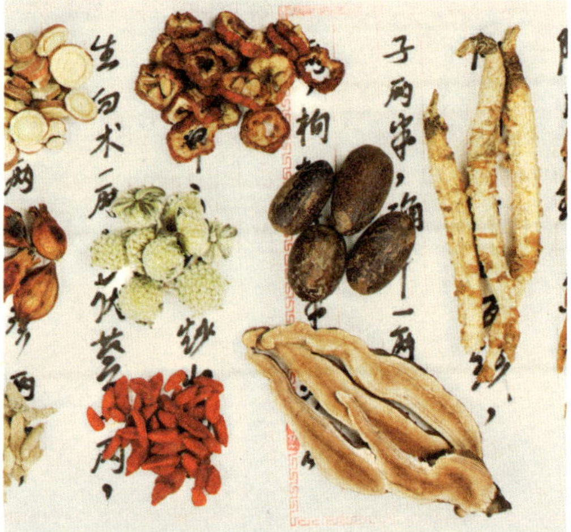

中药的药性，绝大多数已被人们所掌握，如果我们熟悉了各种药物的药性，就

可以根据“疗寒以热药，疗热以寒药”和“热者寒之，寒者热之”的治疗原则针对病情适当应用。一般寒凉药，大多具有清热、泻火、解毒等作用，常用来治疗热性病症；温热药大多具有温中、助阳、散寒等作用，常用来治疗寒性病症。此外，还有一些药物的药性较为平和，称为“平”性。由于平性药没有寒凉药或温热药的作用来得显著，所以在实际上虽有寒、热、温、凉、平之气，而一般仍称为四气。

五味入五脏

五味，就是辛、甘、酸、苦、咸五种最基本的滋味。它主要是由味觉的味蕾器官辨别的，或是根据临床治疗中反映出来的效果而确定的。药材的味道十分复杂，有些药材有两种甚至是两种以上的味道，因此也就有多种的疗效。各种滋味的作用如下：

辛

有发散、行气或润养等作用。一般发汗的药物与行气的药物，大多数有辛味；某些补养的药物，也有辛味。辛味口尝有麻辣或清凉感，有的具香气，能发散解表、行气活血、温肾壮阳，适用于外感表证、气滞血瘀证、风寒痹证、肾阳亏虚证等，如荆芥、紫苏、陈皮、木香、当归、郁金、韭菜子、蛇床子、菟丝子等。

甘

有滋补、和中或缓急的作用。一般滋补性的药物及调和药性的药物，大多数有甘味。甘味口尝味甜，能调和脾胃、补益气血、缓急止痛，适用于机体虚弱、功能不足之证和某些拘急挛痛，并能调和药性，

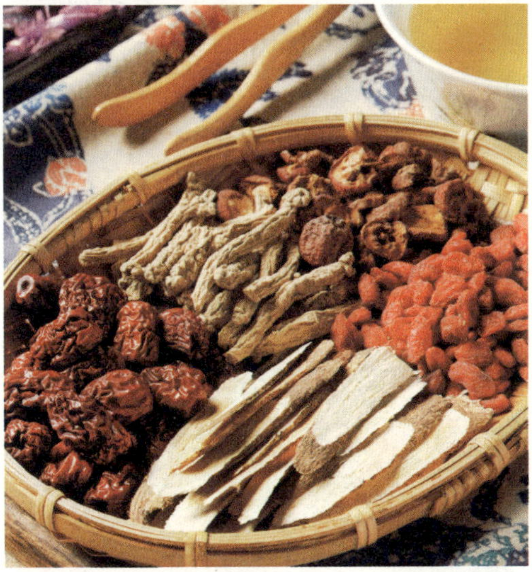

如甘草、党参、熟地、饴糖、黄精、枸杞子等。

酸

有收敛、固涩等作用。一般带有酸味的药物，大都具有止汗、止渴等作用。适用于自汗、盗汗、久泻脱肛、尿频失禁、遗精带下、崩漏下血等症，如龙骨、牡蛎、山茱萸、赤石脂、禹余粮、罂粟壳、桑螵蛸、覆盆子、芡实、莲子、金樱子、陈棕炭、仙鹤草等。

苦

有泻火、燥湿、通泄、下降等作用。一般具有清热解毒、燥湿、泻火、降气、通便和降逆作用的药物，大多数有苦味。适用于热证、湿热证、痈肿疮疡、喘咳、呕恶等，如山栀、大黄、黄连、苦参、杏仁、厚朴等。

咸

有软坚、散结或泻下、平肝潜阳等作用。一般为消散结块的药物和一部分泻下通便的药物。咸味的药物适用于大便秘结、瘰疬痰核、瘿瘤、肝阳头痛眩晕，如海藻、昆布、芒硝、肉苁蓉、羚羊角、石决明等。

在五味以外，还有淡味、涩味，它们的意义和作用是这样的：

淡

淡而无味，有渗湿、利尿作用。一般能够渗利水湿、通利小便的药物，大多数是淡味，如猪苓、茯苓、灯芯草、木棉花、薏米、滑石、凉粉草、龙脷叶等。

涩

有收敛止汗、固精、止泻及止血等作用。适用于虚汗、泄泻、尿频、精滑、出血等症，如龙骨、牡蛎、赤石脂等。

由于淡味没有特殊的滋味，所以一般将它和甘味并列，称“淡附于甘”；同时，涩味的作用和酸味的作用相同，因此，中药虽然有七种滋味，但习惯上仍称“五味”。

五味除了各自具有不同的功效之外，还和人体的五脏具有密切的关系。中医理论认为五味对人体某些脏腑及经络有特别选择性的作用，而对其他脏腑或经络作用较小或没作用。药物归经这一理论，是以脏腑、经络理论为基础的。由于经络能够沟通人体的内外表里，所以一旦人体发生病变，体表的病症可以通过经络而影响内在的脏腑，脏腑的病变也可通过经络而反映到体表。故归纳为辛味入肺，甜味入脾，酸味入肝，苦味如心，咸味入肾。

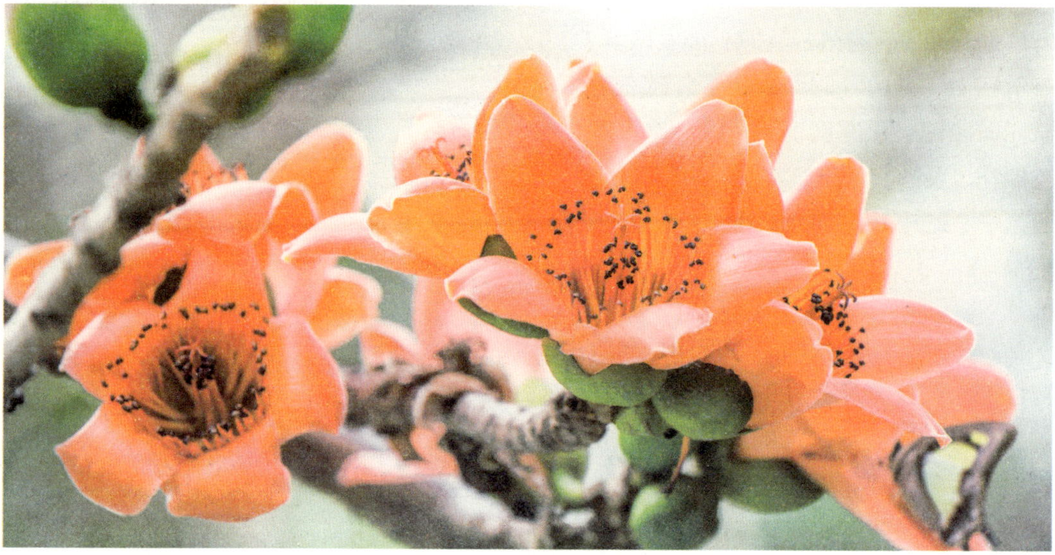

科学煎煮效更强

中药煎煮讲究因药施煎，选择煎服器皿有讲究。一般来说，一服中药有几味到十几味，在煎煮过程中，药物之间会发生一系列的化学反应，这些化学反应是一系列的非常奥妙的变化，只有把握这些变化，才能使一服中药充分发挥其治疗作用。所以，历代医学家极其注重中药的煎煮方法，清代医家徐灵胎在《医学源流》中提到："煎药之法，最宜深讲，药之效与不效，全在乎此。"

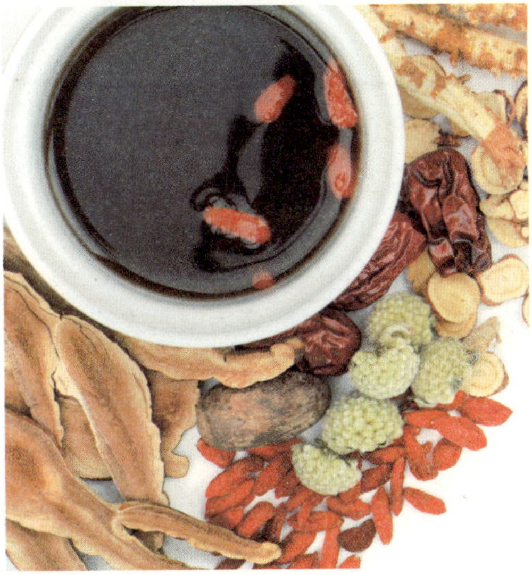

中药以汤剂为多，其煎药器具以砂锅、搪瓷器皿为好，忌用铁器，以免发生化学反应。煎药时的用水量应根据药物体积而定，一般以水浸过药面为度。另外，煎药过程中还有以下事项须注意：

煎前浸泡

煎药之前，将要煎的药用冷水浸泡一段时间，使药物充分湿润，以便易于煎出有效成分。

火候与时间

一般药物均可同煎，煮沸后即改为文火，再煎 15 ~ 20 分钟。煎药时应防止药汁外溢及过快熬干。煎药时不宜频频打开锅盖，以尽量减少易挥发成分的丢失。厚味的滋补药品，如熟地、首乌等，煎煮时间宜稍长，使有效成分更多地被煎出。清热、解表、芳香类药物煎时宜稍短，以免损失有效成分或改变药性。

特殊中药的科学煎煮方法

先煎：贝壳类、矿石类药物，如龟板、鳖甲、代赭石、石决明、生牡蛎、生龙骨、生石膏等因质坚而难煎出味，应打碎先煎，煮沸 10 ~ 20 分钟后，再下其他药。

后下：气味芳香的药，借其挥发油取效的，宜在一般药物即将煎好时下，煎 4 ~ 5 分钟即可，以防其有效成分走散，如薄荷、砂仁等。

包煎：为防止煎后药混浊或减少对消化道、咽喉的不良刺激，要用薄布将药包好，再放入锅内煎煮，如赤石脂、滑石、旋复花等。

另炖或另煎：某些贵重药，为保存其有效成分，可另炖或另煎。如人参，隔水炖 3 小时；羚羊角切成薄片另煎 2 小时取汁服，或水磨汁，或研成细末调服。

熔化（烊化）：胶质、黏性大的药物，如阿胶、鹿角胶、蜂蜜、饴糖等，应先单独加温熔化，再加入去渣之药液中微煮或趁热搅拌，以免同煎时粘锅煮焦，影响药效。

冲服：散剂、丹剂、小丸、自然药汁、芳香或贵重药物，以冲服为宜，如牛黄、麝香、沉香末、肉桂末、三七、紫雪丹、六神丸等。

煎汤代水：某些中药（如灶心土、玉米须等），可以先煎煮后留水去渣，再用其水煎煮其他中药。

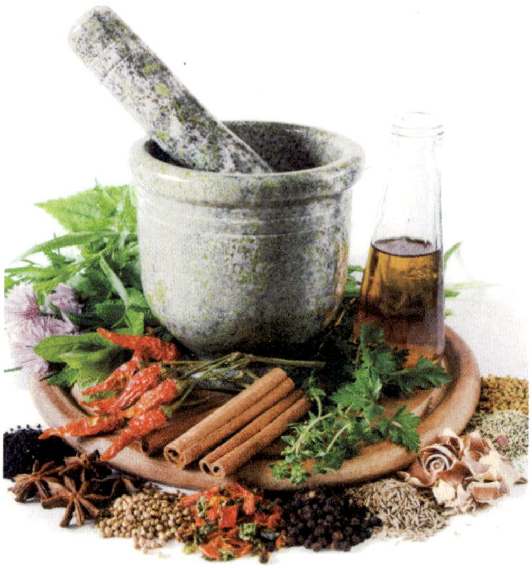

正确服用疗效增

服用药物的时间、方式也有讲究，正确地服用中药，不但能最大程度地发挥药效，而且能避免浪费。

服药时间

一般中药每天服药 2 次，上午 1 次、下午 1 次，或下午 1 次、临睡前 1 次，在饭后 2 小时左右服用较好，但滋补药宜空腹服，这样药力可以直入下焦。驱虫药最好在清晨空腹时服用。治疗急性病症随时可服，不要拘泥于规定时间，但慢性病应定时服。

如果服药期间需服用西药，最好是与服中药的时间错开。

服药温度

一般应该在药液温而不凉的时候服用。但对于寒性病症则需要热服，对于热性病症则需要冷服；真热假寒的病症，用寒性药物而宜于温服，真寒假热的病症用温热药而宜于冷服。

服药药量与次数

服用中药，首先是药量的问题，一般每天 1 剂，老年人和儿童可酌情增减；病情严重的，如急性病、发高热等，可以考虑每天服 2 剂；至于慢性疾病，也可 1 剂分 2 天服用，或隔 1 天服 1 剂。每剂药物一般煎 2 次，有些补药也可以煎 3 次。每次煎成药汁 250 ~ 300 毫升，可以分头煎、二煎分服，也可将两次煎的药汁混合后分 2 ~ 3 次服用。

服药时的饮食禁忌

服用中药时的饮食禁忌也很关键，如果处理得好，甚至可以帮助其增强疗效。

比如《伤寒论》中解肌发表、调和营卫的桂枝汤，张仲景就让患者在喝完药后，再喝一些热稀粥，这样可以帮助人体生发胃气，驱邪外出。

所以，服用中药以后最好是饮食清淡，切忌生冷、辛热、油辣、腥膻，因为这些因素会影响药物的吸收，比如：

忌浓茶

一般服用中药时不要喝浓茶，因为茶叶里含有鞣酸，浓茶里含的鞣酸更多，与中药同服会影响人体对中药中有效成分的吸收，降低疗效。尤其在服用“阿胶”“银耳”时，忌与茶水同服，同时服用会使茶叶中的鞣酸、生物碱等产生沉淀，影响人体吸收。如平时有喝茶习惯，可以少喝一些绿茶，但最好在服药2～3小时后再喝。

忌吃生萝卜

服用中药时不宜吃生萝卜（服理气化痰药除外），因萝卜有消食、破气等功效，特别是服用人参、黄芪等滋补类中药时，吃萝卜会削弱人参等的补益作用，降低药效，达不到治疗目的。

忌生冷

生冷食物性多寒凉，难以消化。生冷类食物还易刺激胃肠道，影响胃肠对药物的吸收。故在治疗寒证时，如服用温经通络、祛寒逐湿药，或健脾暖胃药，要忌吃生冷食物。

忌辛辣

辛辣食物性多温热，耗气动火。如服用清热败毒、养阴增液、凉血滋阴等中药或痈疡疮毒等热性病治疗期间，须忌食辛辣。如葱、蒜、胡椒、羊肉、狗肉等辛辣热性之品，如若食之，则会抵消中药效果，有的还会促发炎症，伤阴动血（出血）。

忌油腻

油腻食物性多黏腻，助湿生痰，滑肠滞气，不易消化和吸收，而且油腻食物与药物混合会阻碍胃肠对药物有效成分的吸收，从而降低疗效。服用中药期间，如进食油腻食物，势必影响中药的吸收，故对痰湿较重、脾胃虚弱、消化不良、高血压、冠心病、高脂血症以及肥胖病等患者更须忌食动物油脂等油腻之物。

忌腥膻

一般中药均有芳香气味，特别是芳香化湿、芳香理气药，含有大量的挥发油，赖以发挥治疗作用，这类芳香物质与腥膻气味最不相容。若服用中药时不避腥膻，往往影响药效。如鱼、虾等海鲜腥气，牛羊膻味。对于过敏性哮喘、过敏性鼻炎、疮疖、湿疹、荨麻疹等过敏性皮炎患者，在服用中药期间必须忌食腥膻之物，还应少吃鸡肉、羊肉、猪头肉、蟹肉、鹅肉等腥膻、刺激之发物。

另外，妊娠用药禁忌也特别值得注意，妊娠期间服用某些药物，可引起胎动不安，甚至造成流产。根据药物对胎儿影响程度大小，分禁用药与慎用药两类。

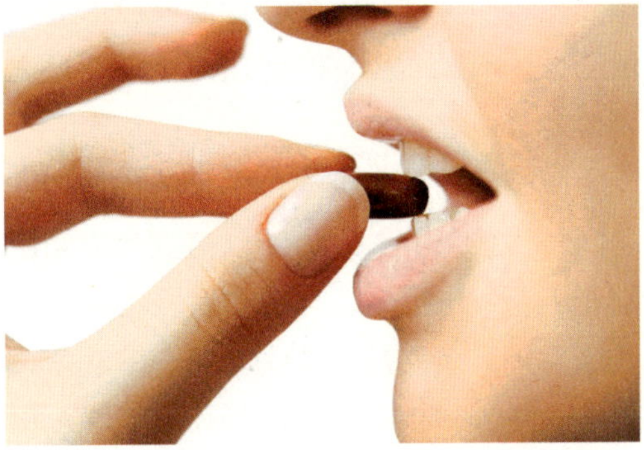

禁用药

大多是毒性较强或药性猛烈。如剧烈泻下药巴豆、芦荟、番泻叶；逐水药芫花、甘遂、大戟、商陆、牵牛子；催吐药瓜蒂、藜芦；麻醉药闹羊花；破血通经药干漆、三棱、莪术、阿魏、水蛭、虻虫；通窍药麝香、蟾酥；其他剧毒药如水银、砒霜、生附子、轻粉等。

慎用药

大多是烈性或有小毒的药物。如泻下药大黄、芒硝；活血祛瘀药桃仁、红花、乳香、没药、王不留行、益母草、五灵脂等；通淋利水药冬葵子、薏米；重镇降逆药如磁石；其他如半夏、南星、牛黄、贯众等。

凡禁用药都不能使用，慎用药则应根据孕妇病情酌情使用。可用可不用者，都应尽量避免使用，以免发生事故。

配伍宜忌需分清

配伍，就是按照病情需要和药物性能，有选择地将两种以上的药物合在一起应用。从中药的发展来看，在医药萌芽时期，治疗疾病一般都是采用单味药；后来，由于药物的发现日益增多，对疾病的认识也逐渐深化，因此对于病情较重或者比较复杂的病症，用药也由简到繁，出现了多种药物配合应用的方法。在由单味药发展到多种药配合应用，以及进一步将药物组成方剂的漫长过程中，人们通过大量的实践，掌握了丰富的配伍经验，了解到药物在配伍应用以后可以对较复杂的病症予以全面调理，同时又能获得安全性高、疗效更好的结果。因此，药物的配伍对于临床处方是具有重要意义的。

在应用药物配伍时，由于药物与药物之间相互作用的关系，所以有些药物因协同作用而增进疗效，但是也有些药物却可能因互相对抗而抵消或削弱原有的功效；有些药物因为相互配用而减轻或消除了毒

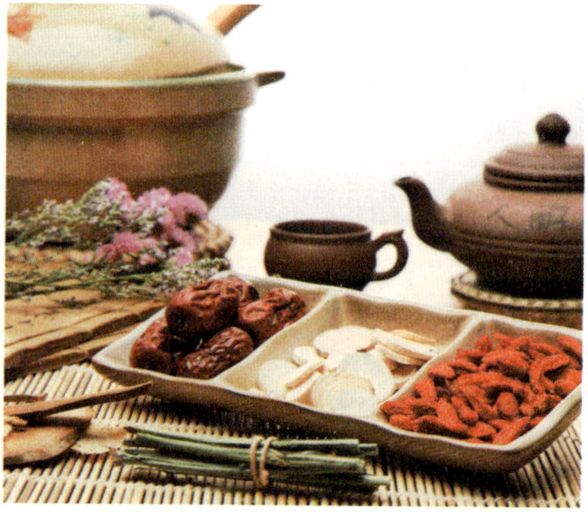

性或其他不良反应，但是也有些药物反而因为相互作用而使药性减弱或发生不利人体的作用等。对于这些情况，古人曾将其总结归纳为七种情况，称为药性“七情”，内容如下：

单行

单行就是单用一味药来治疗疾病。例如单用一味马齿苋治疗痢疾；单用一味人参大补元气、治疗虚脱等。

相须

相须就是将功用相类似的药物，配合应用后可以起到协同作用，加强了药物的疗效，如石膏、知母都能清热泻火，配合应用作用更强；大黄、芒硝都能泻下通便，配合应用后作用更为明显等。

相使

就是用一种药物作为主药，配合其他药物来提高主药的功效。如脾虚水肿，用黄芪配茯苓，可加强益气、健脾、利水的作用；胃火牙痛，可用石膏清胃火，再配合牛膝引火下行，促使胃火牙痛更快地消除等。

相畏

一种药物的毒性或其他有害作用能被另一种药减弱或消除。如生半夏有毒性，可以用生姜来消除它的毒性。

相杀

一种药物能消除另一种药物的毒性反应。如防风能解砒霜毒、绿豆能减轻巴豆毒性等。

相恶

两种药物配合应用以后，一种药可以减弱另一种药物的药效。如人参能大补元气，配合莱菔子同用，就会损失或减弱补气的功效等。

相反

两种药物配合应用后，可能发生剧烈的不良反应。

以上药性“七情”，除了单行以外，

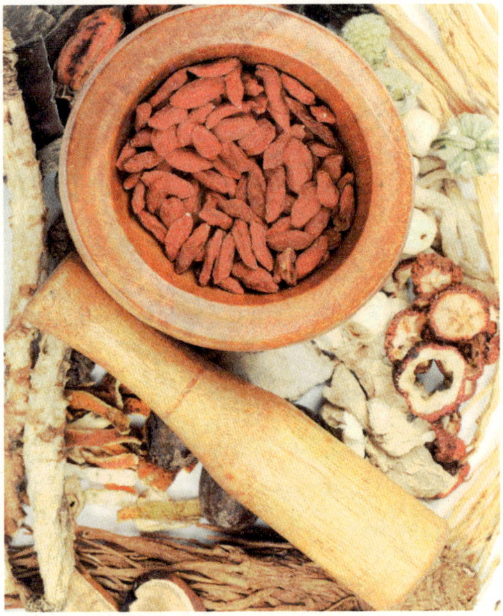

都是说明药物配伍是需要加以注意的。相须、相使，是临床用药尽可能加以考虑的，以便使药物更好地发挥疗效，一般用药“当用相须、相使者良”。相畏、相杀，是临床使用毒性药物或具有不良反应药物时要加以注意的，“若有毒宜制，可用相畏、相杀者”。相恶、相反，是临床用药必须注意禁忌的配伍情况，所以“勿用相恶、相反者”。

从应用单味药到应用多种药物配伍，这是医药史上的发展，可以对表里同病、寒热夹杂、虚中带实等病情复杂的病症给予全面调理，对毒性药物可以使毒性消除或减弱，从而保证用药的安全。

然而有些中药的配伍使药物的治疗作用减弱，导致治疗失败；有些药品配伍使不良反应增强，引起严重不良反应；还有些药品配伍使治疗作用过度增强，超出了机体所能耐受的能力，也可引起不良反应，乃至威胁病人生命等。前人有“十八反”

与“十九畏”的记述，所谓反者即相对于前文药物“七情”中的“相反”而言，所谓畏者即相对于“相恶”而言。

十八反

甘草 反 甘遂、大戟、芫花、海藻

乌头 反 贝母、栝楼、半夏、白蔹、白及

藜芦 反 人参、沙参、丹参、玄参、苦参、细辛、芍药

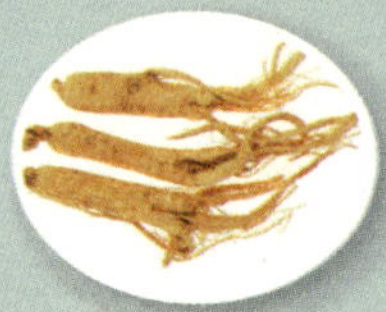

十九畏

硫黄 畏 朴硝　　水银 畏 砒霜　　狼毒 畏 密陀僧

巴豆 畏 牵牛子　　丁香 畏 郁金　　牙硝 畏 三棱

川乌、草乌 畏 犀角　　肉桂 畏 石脂　　人参 畏 五灵脂

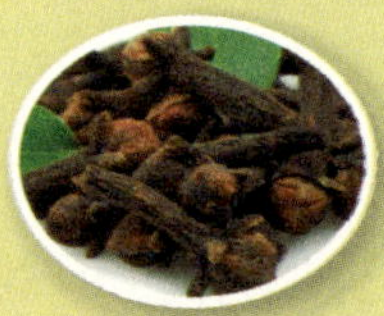

药膳养生功效大

药膳养生源自中医学自古以来就有的“药食同源”（又称为“医食同源”）理论。这一理论认为：许多食物既是食物也是药物，食物和药物一样能够防治疾病。在古代社会中，人们在寻找食物的过程中发现了各种食物和药物的性味和功效，认识到许多食物可以药用，许多药物也可以食用，两者之间往往很难严格区分。这就是“药食同源”理论的基础，也是食物疗法的基础。它是中国传统的医学知识与烹调经验相结合的产物。它“寓医于食”，既将药物作为食物，又将食物赋以药用，药借食力，食助药威，二者相辅相成，相得益彰；既具有较高的营养价值，又可防病治病、保健强身、延年益寿。

现在的药膳通常采用我国独特的饮食烹调技术和现代科学方法制作而成的具有一定色、香、味、形的健康佳肴，安全美味又滋补，所以药膳的分类主要依据药膳的形态、制作方法、功用和滋补形式来分类。一般人食用药膳主要功用在于辅助治疗疾病和补充营养，所以通常会说这是补

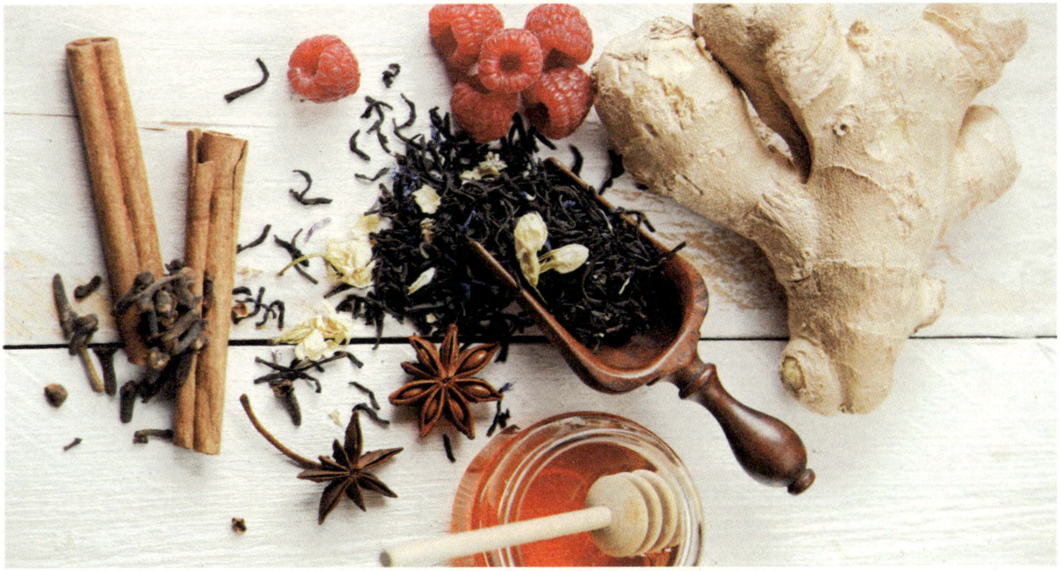

气的药膳，这是补血的药膳，或者是滋阴补肾的，温肾助阳的。

补气药膳

补气药膳是选用补气的中药，配合一定的食物，经烹调而成的药膳食品。如“人参鸡汤”就属于这一类。它具有补肺气、益脾气、增强机体对外界适应能力的作用。适用于精神困倦、四肢乏力，或兼食欲不振、腹部虚胀、大便溏泄、水肿、脱肛，或兼少气懒言、语言低微、动则喘气、易虚出汗、易于感冒等肺脾气虚之人。

补血药膳

补血药膳是选用补血中药，配合一定的食物，经烹调而成的药膳食品。如“当归羊肉汤”就属于这一类。它具有养血补肝、补益心脾的功效。适用于面色萎黄、唇甲无血色（或枯黄或淡白）、疲倦乏力、手足麻木等血虚以及肝血不足、心脾两虚的人。

滋阴补肾药膳

滋阴补肾药膳是选用滋阴补肾的中药配合一定的食物，经烹调而成的药膳食品。如“银耳百合粥”就属于这一类，它具有滋阴补肾润肺止咳的功效，适用于肾阴亏虚所致的血管硬化、高血压、眼底出血、干咳虚喘的人。

温肾助阳药膳

温肾助阳药膳是选用温肾助阳中药，配合一定的食物，经烹调而成的药膳食品。如“鹿茸乌龙茶”就属于这一类。它具有温肾助阳、强壮体质、提高性功能和生殖能力的功效。可用于治疗阳虚引起的阳痿早泄、尿频、腰痛等病，也适用于肾阳不足所致的头痛者。

药膳来源于生活常用食材、制作简单、经济实惠且疗效可靠，因此越来越成为中老年人群的保健养生之选。

Part 2

一谷补一脏：五谷杂粮类食药养生妙方

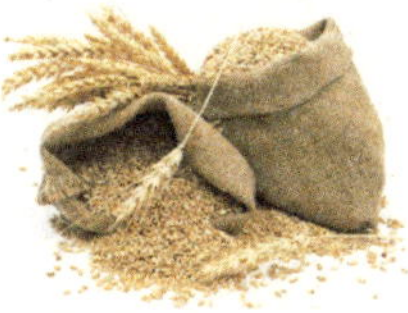
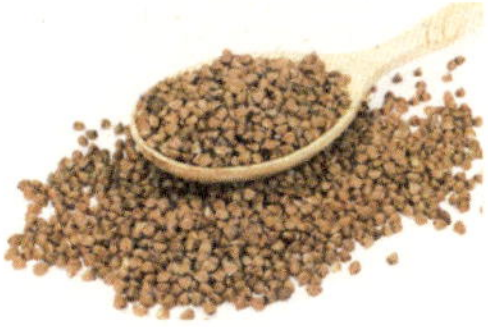
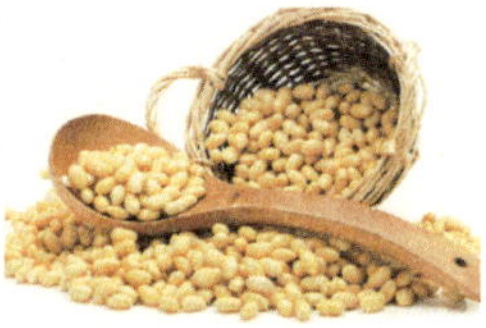

中医认为，五谷杂粮不仅可以果腹，还是五脏食疗养生的好食材。如小米可以养脾、大豆可以养肾……同时，五谷杂粮还能用于治病，如薏米祛湿、绿豆消暑解渴、小米安神助眠……可以说，五谷杂粮是很好的补药，而且经济适用，妙不可言。

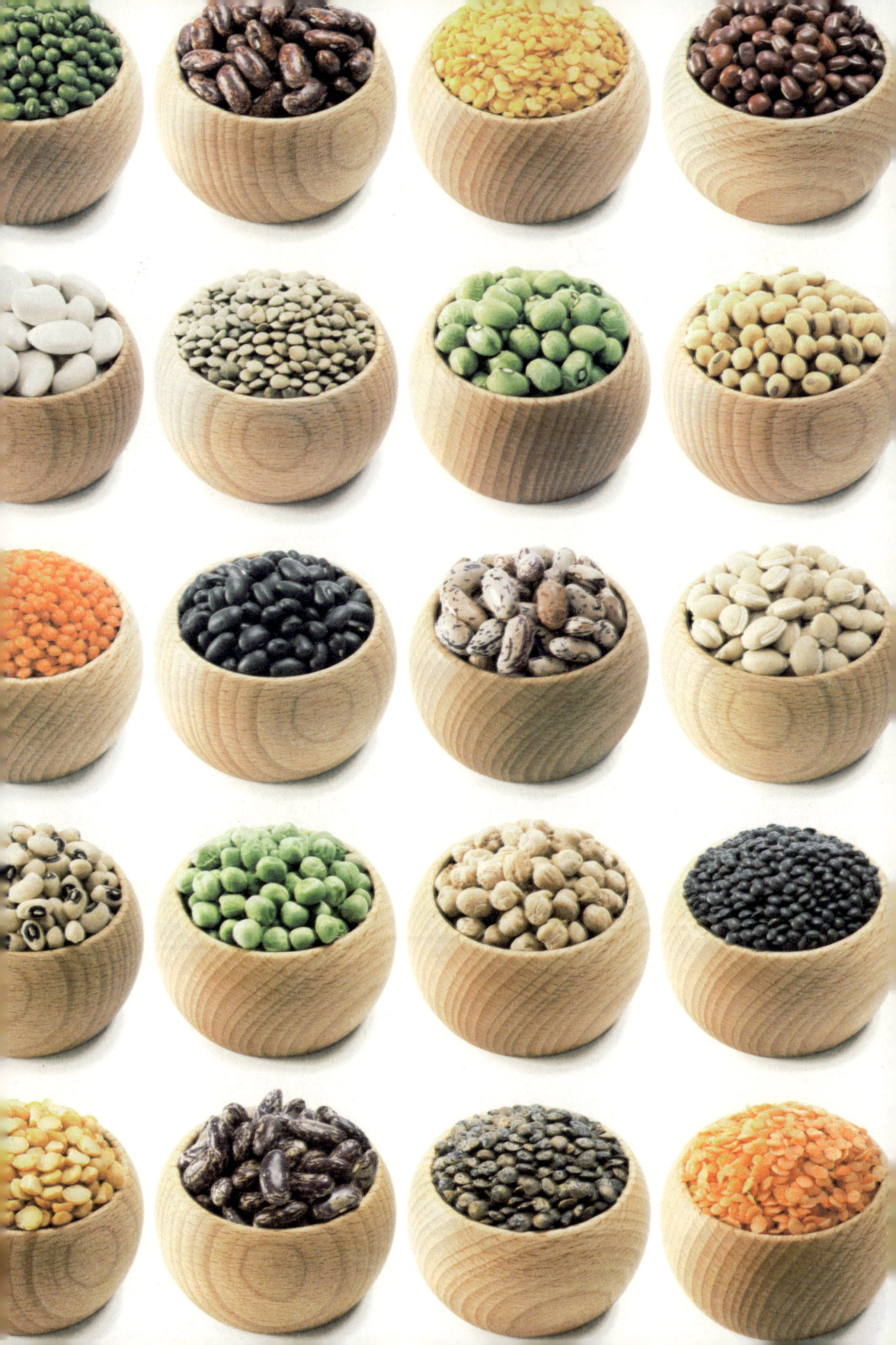

粳米 最常见的主食

粳米是我们的主食之一。中医认为，粳米有补中益气、平和五脏、止烦渴、止泻、壮筋骨、通血脉、强壮滋养等食疗功效，多食能令人强身好气色，特别是对病后的调理有良好的效果。历代医家常将中药配合粳米熬粥治疗疾病。

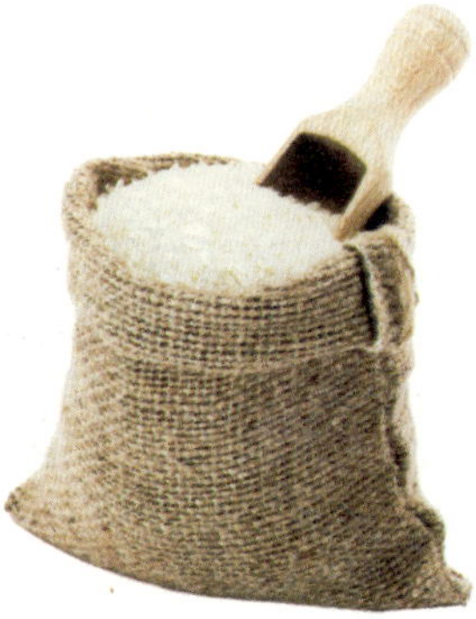

性味·归经

性平，味甘，入脾、胃经。

功效解析

补虚、调理

粳米粥的米汤能补虚，老幼皆宜，病后、产后及体虚者尤为适合。粳米汤有益气、养阴、润燥的食疗功效。《本草纲目拾遗》："米油滋阴长力，肥五脏百窍。力能实毛窍，最肥人。"

有益婴幼儿消化

粳米有益于婴幼儿的发育和健康，能刺激胃液分泌，并对脂肪的吸收有促进作用，促使奶粉中的酪蛋白形成疏松而又柔软的小凝块，益于小儿消化吸收。因此常用米汤冲奶粉或给婴幼儿做辅食。

治消化不良

煮粳米饭时产生的锅巴，俗称饭焦锅巴，有助消化、止泄泻的功效，可辅助治疗消化不良、汁食积滞、久泻不愈等。

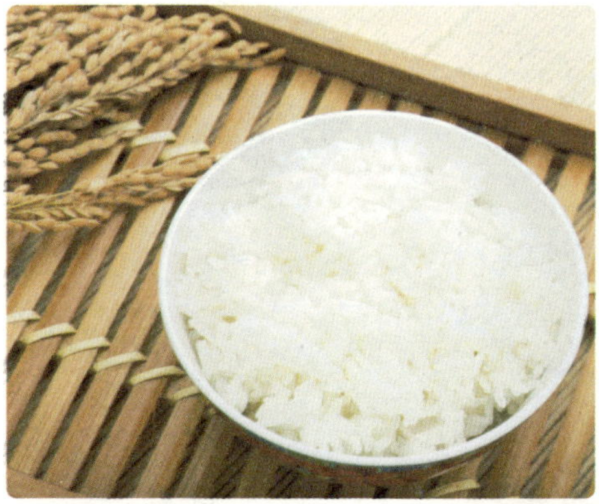

食用宜忌

①身体虚弱、久病初愈、消化力减弱者及老人、婴幼儿、产妇宜经常食用。
②与栗子同煮食用，可健脾养胃、壮筋骨。搭配山药吃，有助消化。
③粳米含糖量高，糖尿病患者不宜多食。
④淘米时过度搓洗，米中的维生素 B_1、维生素 B_2 和矿物质易流失，所以，应减少淘洗次数。

健康食养方

改善体虚补元气

人参粳米粥

做法： 人参 5 克，粳米 50 克。将材料洗净备用。人参加适量水煎煮，取汁与粳米煮至粥熟即可。每天 1 次，每次 1 碗。

解析： 本品可做秋冬季节或寒凉时的早餐。身体健康者慎用，阴虚火旺或炎热季节不宜用，服用期间不能同时食用白萝卜、茶叶水。

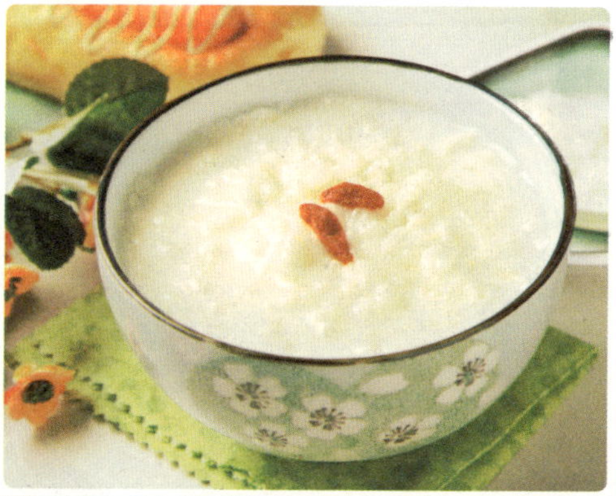

止咳祛寒

葱姜米粥

做法： 葱白、姜丝各 10 克，粳米 50 克。锅中放入粳米和适量水煮粥，30 分钟后，放入姜丝和葱白熬煮，煮至粥熟软即可。

解析： 葱白发散风寒，有发汗解表的作用，但发汗作用较弱，故主要用于感冒轻症。生姜能温中祛寒，有效治疗咳嗽。

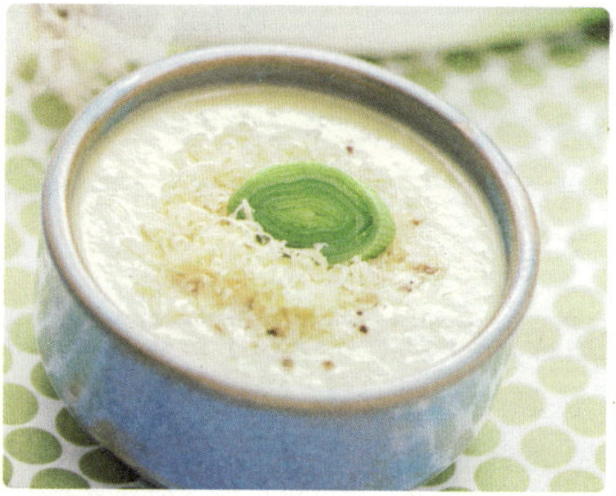

生活妙用方

去污除异味——淘米水洗涤

做法： 淘米水去污能力强，把砧板放入淘米水中浸泡 30 分钟，加盐反复清洗，用热水冲干净，即可除异味。

天然洗面奶——淘米水洗脸

做法： 经常用淘米水洗脸，不但能够去污，还具有控油润肤、改善毛孔粗大、消除青春痘的作用。

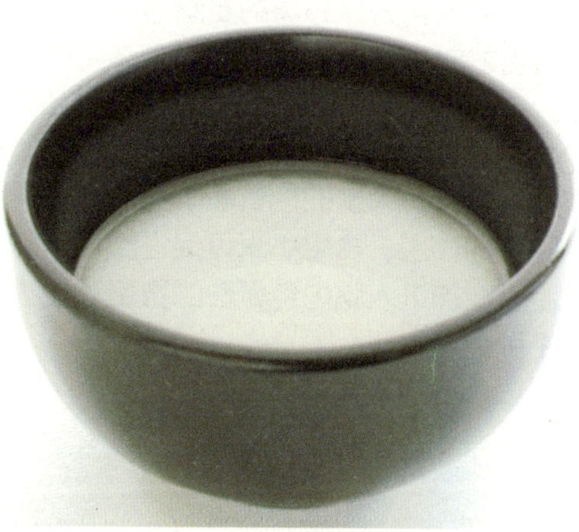

小米 坐月子良品

小米营养价值极高，含蛋白质、糖类、脂肪、钙、磷、铁和烟酸等成分。其蛋白质中含多量谷氨酸、脯氨酸、丙氨酸和蛋氨酸，适宜老人、小孩等身体虚弱的人滋补。经常食用有降低血压、预防消化不良、补血健脑的功效，还有减轻皱纹、黑斑、色素沉淀等美容作用。

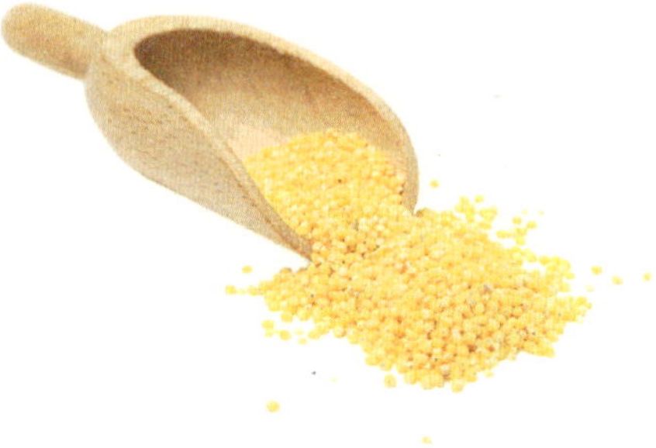

性味·归经

性凉，味甘、咸，陈者性寒，味苦，入脾、肾经。

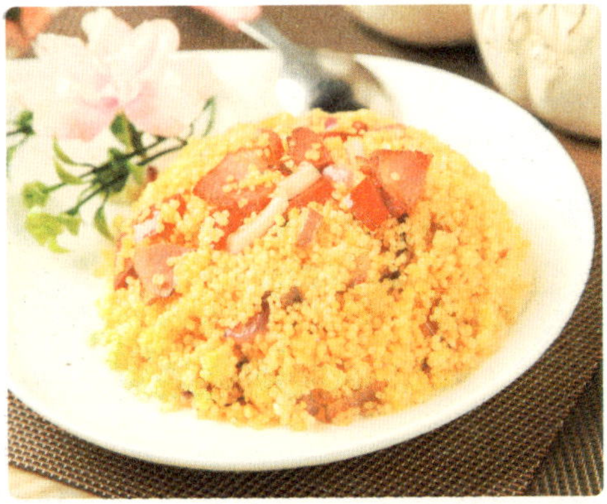

功效解析

补充B族维生素

小米含蛋白质、脂肪、铁和维生素等，消化吸收率高，适合幼儿及老年人食用。此外，B族维生素具有促进新陈代谢、防止口角生疮的作用。

健脾、和胃

小米中富含人体必需的氨基酸，是体弱多病者的滋补保健佳品。

调节睡眠

小米中含有大量的色氨酸，色氨酸有调节睡眠的作用。食用小米可促进胰岛素的分泌，增加进入脑内色氨酸的数量，使人产生困倦感。

食用宜忌

①小米适合病患、产妇、老人及身体虚弱、失眠、反胃、呕吐、腹泻者食用。
②小米宜与肉类或豆类食物搭配食用，以弥补小米中赖氨酸的缺乏。
③小米不宜与杏仁一同食用，易使人呕吐、腹泻。
④脾胃虚寒、怕冷与气滞者应少食小米。

健康食养方

改善痛经必备良品

红糖小米粥

做法：小米100克，红枣5颗，红糖10克。锅中放入适量水、小米、红枣，大火煮沸后小火煮1小时，加入红糖搅拌至溶化，再煮10分钟即可食用。

解析：小米含铁量丰富，易吸收。红糖味甘，性温，能补中缓急、和血行瘀。红糖性温中和了小米凉性，故能促进血液循环，改善痛经症状。

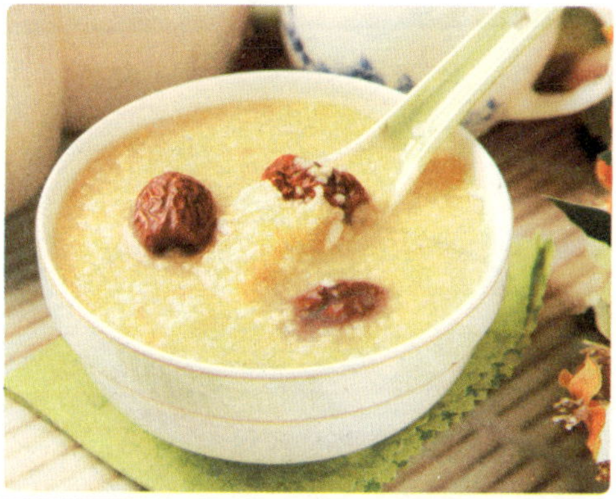

治幼儿消化不良

小米山药粥

做法：小米100克，山药200克。将山药洗净捣碎备用。将山药、小米放入锅中，加适量水，用大火先煮沸，转小火煮50分钟，至粥稠软烂即可。

解析：小米富含B族维生素，易消化，饱腹感强。山药有利于脾胃消化吸收功能。二者配伍成粥，可治疗消化不良、肢体乏力等。

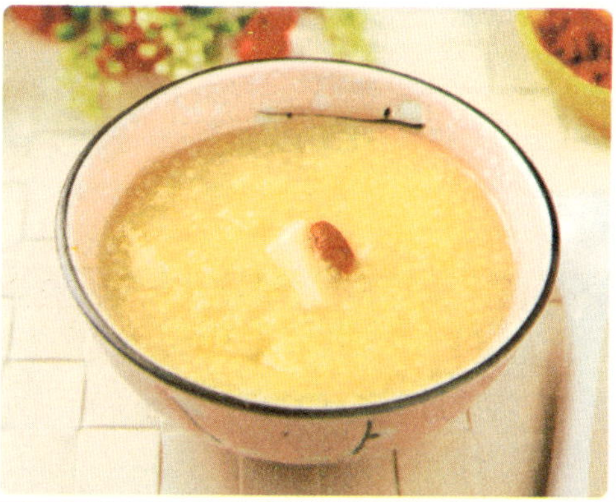

生活妙用方

治尿布疹——小米米汤

做法：用小米煮粥，取上层米汤。用消毒棉球蘸米汤涂抹患处，涂后局部撒一层滑石粉即可。

花草营养液——淘米水

做法：淘洗小米的水放入干净的密封瓶子静置2周，待发酵后浇花。

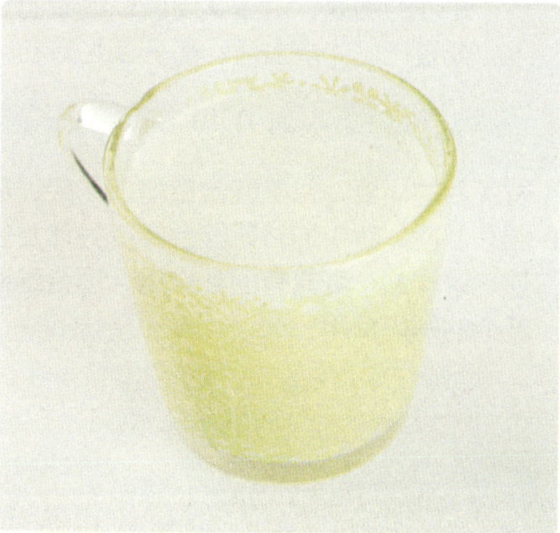

小麦 三大谷物之一

小麦是北方人的主要食材，富含淀粉、蛋白质、脂肪、钙、铁、维生素 B_1、维生素 B_2、烟酸、维生素 A 及维生素 C 等，不仅营养价值极高，而且有一定的药效，可以健脾益肾、止血养心，还有滋润皮肤的美容效果。

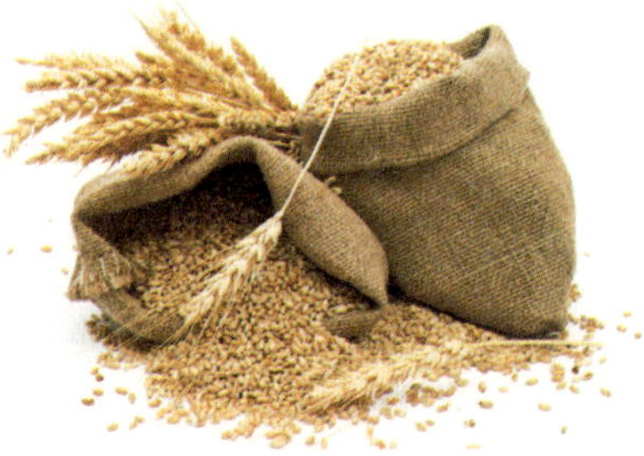

性味·归经

性凉，味甘，入心经。

功效解析

养心安神

小麦麦麸含有丰富的维生素 B_1 和蛋白质，有舒缓神经的作用。

敛虚汗

供药用最多的是小麦干燥轻浮瘪瘦的果实，中医称之为浮小麦。浮小麦具有除虚热、止汗的功效，对于体质虚弱的中老年人，或是产妇体虚多汗、盗汗最为有益。

回乳作用

发芽后的小麦，谷氨酸含量增加，经过高温炒制后，其中的谷氨酸会转变为焦谷氨酸，这样的小麦具有回乳作用，适合给断乳期的妈妈食用。

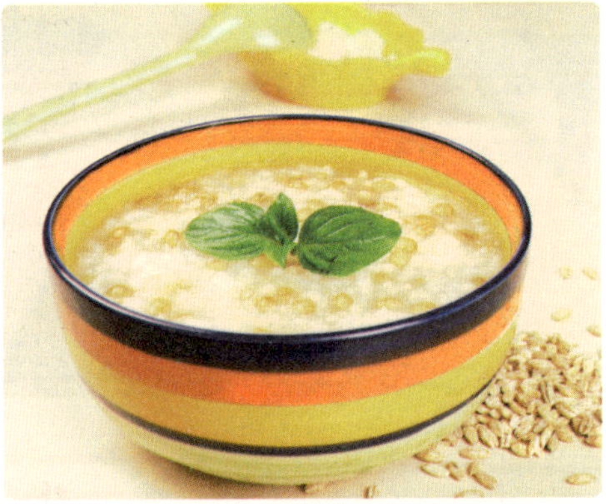

食用宜忌

①小麦与豌豆同吃，有助于肠道健康。
②心悸不安、失眠多梦、喜怒无常等心血不足的人最适合食用。
③更年期妇女食用未精制过的小麦，可缓解更年期的不适症状。
④小麦不宜与枇杷一同食用。

健康食养方

更年期保健经典

红枣小麦粥

做法：小麦30克，红枣6颗，粳米50克。将小麦、红枣洗净，小麦放入砂锅煮至熟烂，取汁与粳米、红枣煮粥。

解析：小麦有止虚汗、生津液、养心气的功效。红枣补血养气，除烦闷。粳米能止烦渴，三者一起煮成粥，可缓解更年期心烦、虚汗症状。

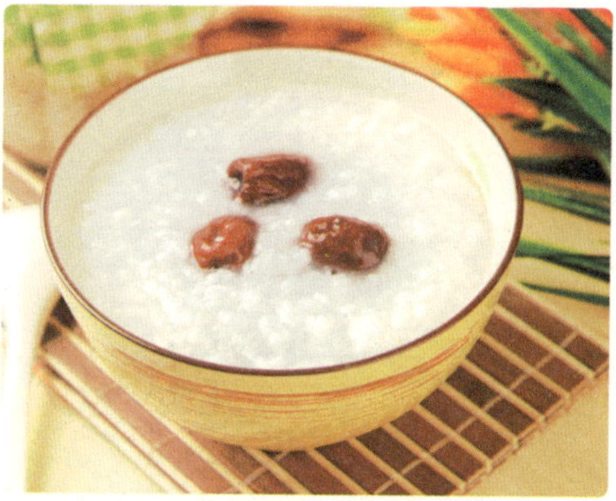

宁心安神配方

小麦甘枣汤

做法：小麦50克，甘草10克，红枣8颗。将所有材料放入砂锅中，倒入500毫升水，以中火煮30分钟至材料析出有效成分，关火后盛出即可。

解析：甘草是应用最广泛的药物之一，能调和诸药、补脾益气，配以红枣补中益气、养血安神，以及小麦的止咳除烦效用，能达到宁心安神作用。

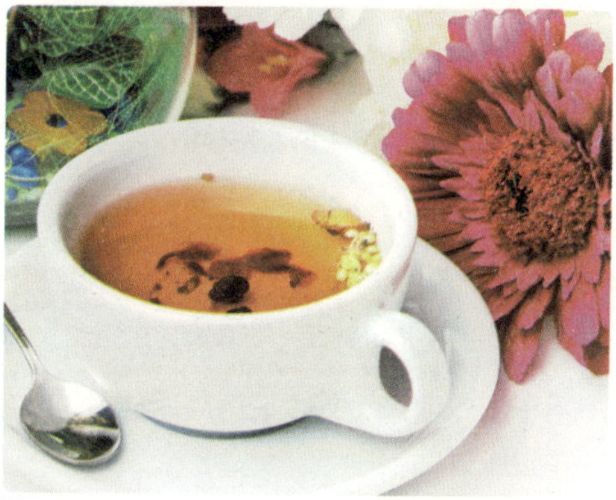

生活妙用方

洗蔬果妙方——小麦粉水

做法：加1大匙小麦粉倒入清水盆拌匀，放入葡萄浸泡5分钟，附着在葡萄表皮的脏东西很容易被清洗干净。

辅助治疗烫伤——陈年小麦粉

做法：将陈年小麦粉炒至黑色，以筛过细，撒于患处。如果患处皮肤已烂，则干敷。若皮肤未破，则用陈菜油拌匀涂。

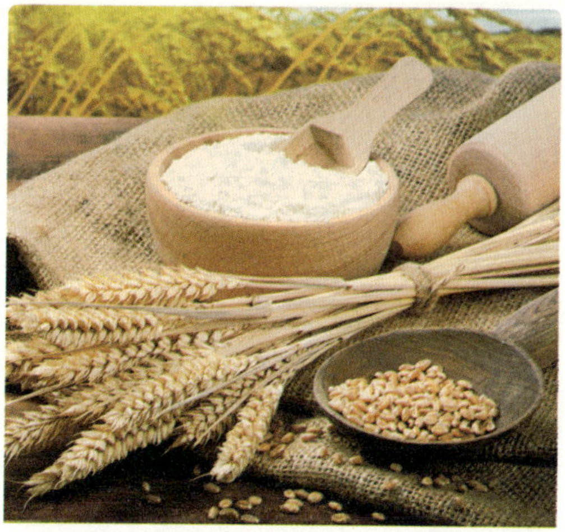

荞麦 有消炎作用的粮食

荞麦含有丰富的蛋白质、维生素，有降血脂、软化血管、降低血糖的功效。中医认为其能健胃、消滞、止汗。同时，荞麦壳杀菌消炎，有“消炎粮食”之称。

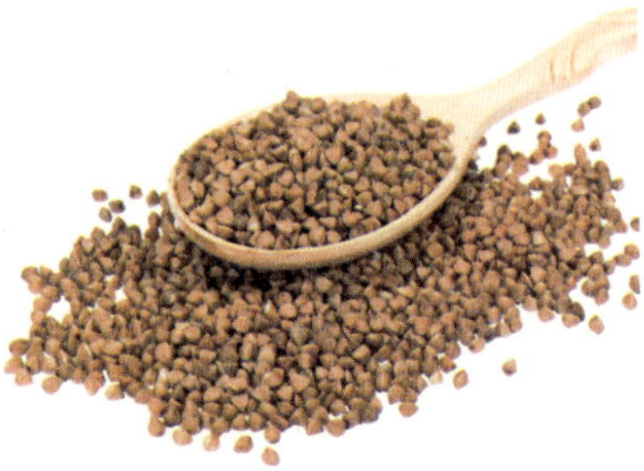

性味·归经

性凉，味甘，入心经。

功效解析

健脾除湿、消积下气

用于湿气泄痢、妇女白带、肠胃积滞、腹痛腹胀等症。

降脂

荞麦含有亚油酸等不饱和脂肪酸，能促进人体对胆酸和胆固醇的排泄，具有明显的降血脂的作用。

补硒、抗氧化

荞麦含有的硒能抗氧化、调节免疫力的功能，有助于排出人体内的有毒物质。

治出血症

荞麦富含芦丁，是治出血症的“仙丹”。芦丁是生物类黄酮物质之一，有降低血脂和改善毛细血管通透性及血管脆弱性的作用，民间把荞麦茎叶视为用于出血症的灵丹妙药。

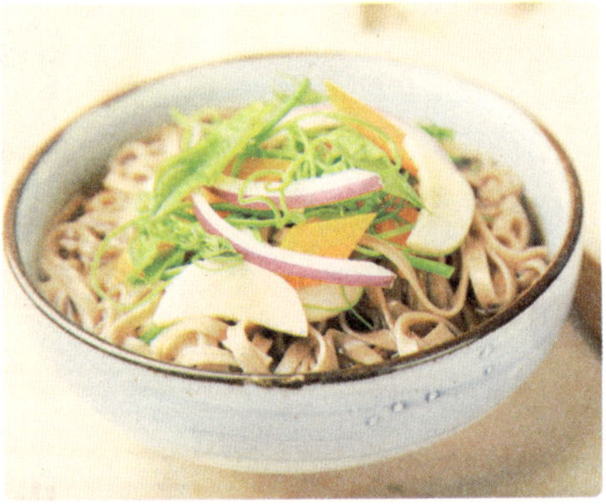

食用宜忌

①食欲不振、肠胃积滞，尿浊者及糖尿病、荨麻疹、心血管疾病患者宜食荞麦。
②消化功能不佳、脾胃虚寒、容易腹泻的人不宜食用。
③荞麦一次不可食用太多，否则易造成消化不良。
④荞麦粉煮开的时间宜短，要做得松软易食用。汤汁里含有芦丁和蛋白质，所以最好把汤也喝完。

健康食养方

治疗自汗盗汗

荞麦茶

做法： 荞麦 5 克。荞麦置于杯中加适量热开水冲泡，盖上杯盖，闷 15 分钟后喝。

解析：《食疗本草》说荞麦"实肠胃，益气力，续精神"；《中国药植图鉴》则记述"可收敛冷汗"。因此，荞麦尤其适合于自汗盗汗等患者食用。

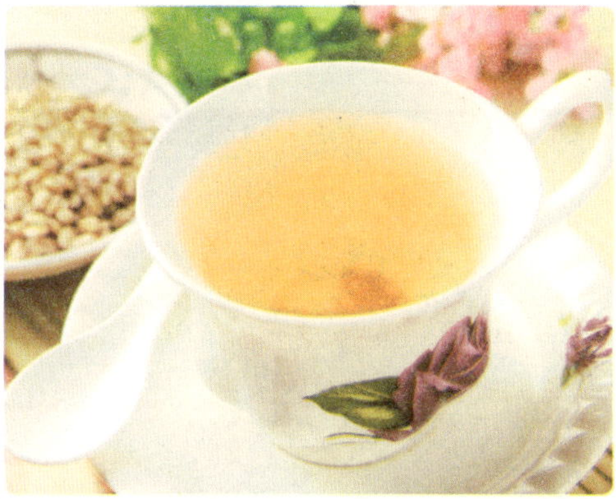

化瘀止血、除热消滞

藕节荞麦叶汤

做法： 荞麦叶 50 克，藕节 3 个。将二者以水煎服。

解析： 藕节可以缩短出血时间，有止血散瘀之效。荞麦富含芦丁，能有效止血、消炎。二者煎服可辅助治疗高血压、毛细血管脆弱性出血和眼底出血等。

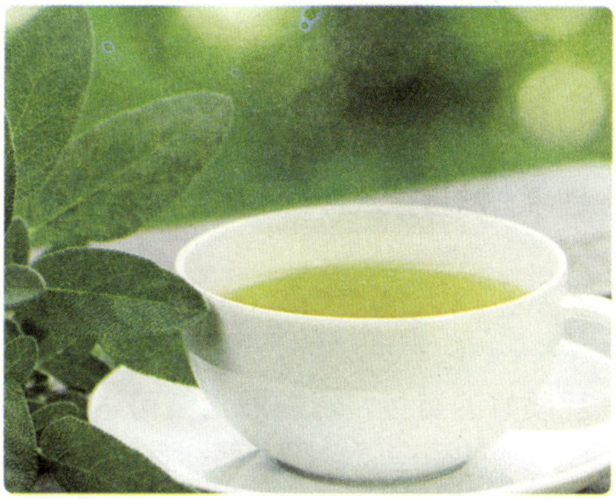

生活妙用方

改善头痛失眠——荞麦枕头

做法： 适量荞麦壳装入枕套中做成荞麦壳枕头。长期使用荞麦壳枕头，可以明显改善偏头痛、失眠、颈椎病等病症。

治水火烫伤——荞麦面

做法： 荞麦面炒黄，用矿泉水调敷烫伤处。

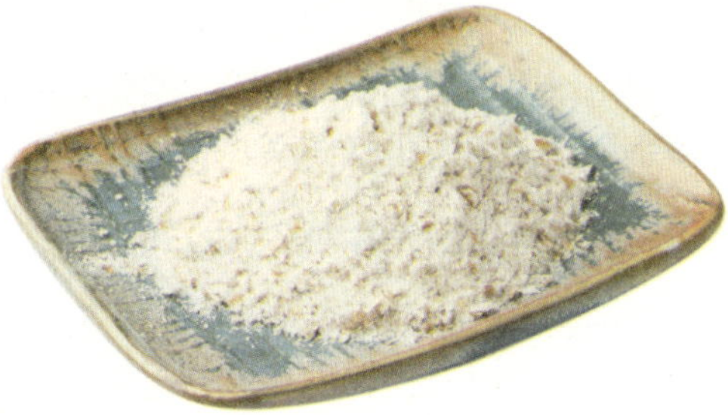

黄豆 植物蛋白之王

黄豆富含植物蛋白，可以增强体质和身体的抗病能力，还有降血脂、降血压和减肥的功效，并能补充人体所需的热量，可以预防便秘，极适宜老年人食用。

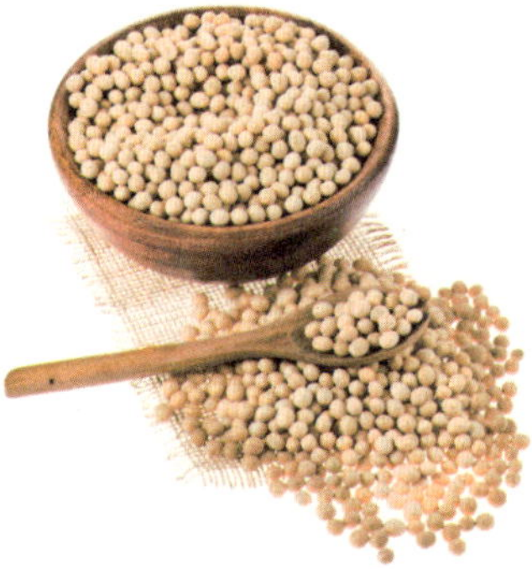

性味·归经

性平，味甘，入脾、大肠经。

功效解析

补充优质蛋白质

品质好的黄豆，蛋白质含量可达 50%，比鸡蛋的蛋白质含量还高，满足人体各种营养所需。

预防缺铁性贫血

黄豆含铁量高，而且容易被人体吸收利用，常吃黄豆制品对缺铁性贫血有食疗作用。

养颜美容

黄豆可以促进肠道蠕动，防止便秘，分解多余脂肪，使人肌肤润泽，气色佳。

预防骨质疏松

黄豆中含有的大豆异黄酮和钙质，对保持骨质、骨密度有益，具有调节骨骼代谢，抑制骨质流失的作用。

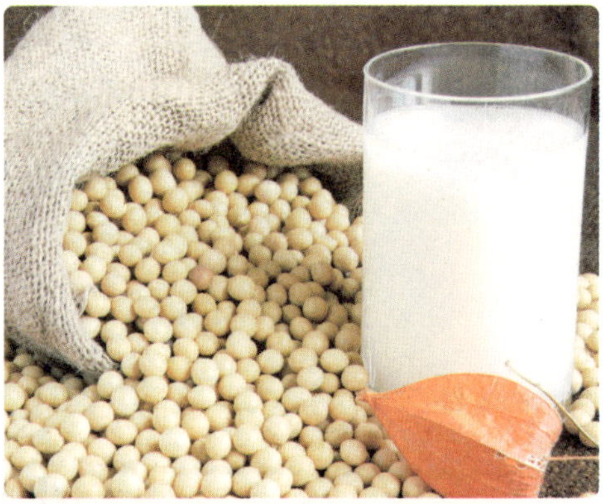

食用宜忌

①黄豆完全煮熟后才可食用，浸泡后产生豆芽，营养价值极高。
②患有糖尿病、高血压、高脂血症、冠心病、癌症、缺铁性贫血者，以及营养不良者、更年期女性、脑力工作者更宜食用。
③黄豆中的嘌呤含量高，患嘌呤代谢失常症和尿酸浓度高者不宜食。
④食用黄豆后易腹胀，肠胃消化功能不良和患有消化道疾病患者应少吃。

健康食养方

美容圣品

醋黄豆

做法： 黄豆若干。黄豆浸泡 4 ~ 5 小时后，将黄豆煮熟，加食用醋泡几天，即可食用。

解析： 黄豆富含卵磷脂、不饱和脂肪酸和异黄酮类物质，醋能促进新陈代谢，是简单的美容良方。

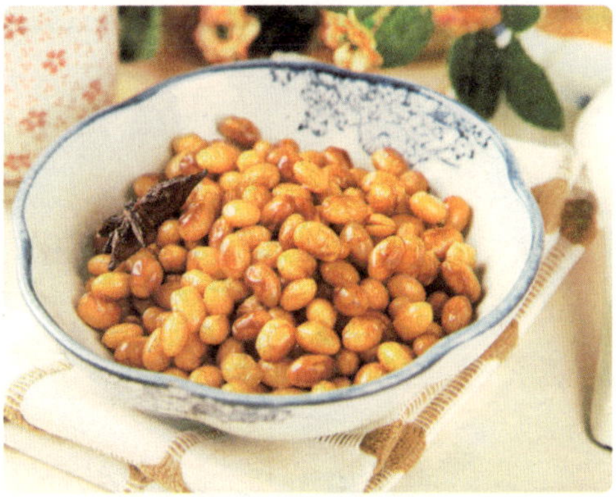

健脾胃

小米黄豆粥

做法： 黄豆 10 克，小米 30 克，白糖 2 克，葱花少许。黄豆洗净捞出煮熟。锅置火上，加入适量水，放入小米，大火煮至水开之后加入黄豆，改小火熬煮。煮至粥稠后加白糖、葱花即可。

解析： 小米和黄豆一起熬煮成的粥具有健脾养胃、止泻的功效，尤其适合脾胃虚寒、呕吐、腹泻的人食用。

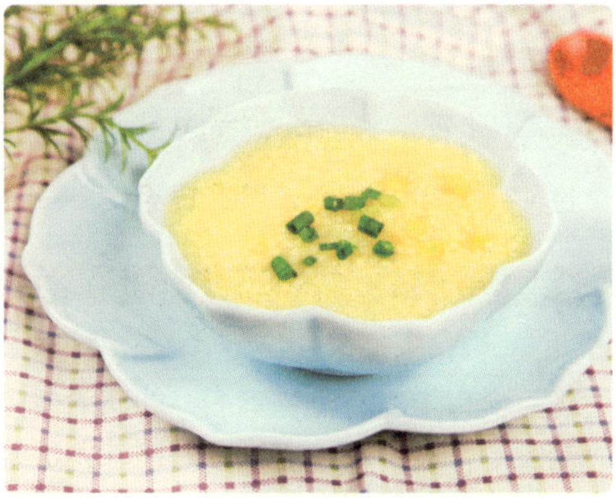

生活妙用方

辅治疖肿疔疮——黄豆白矾

做法： 黄豆适量，白矾少许。将黄豆放入适量水中，加白矾共同捣烂外敷患处。

天然去角质霜——豆渣去角质

做法： 将研磨豆浆剩下的豆渣与鸡蛋蛋白充分拌匀，敷在脸上，顺时针轻轻画圈，放置 20 分钟后洗净即可。

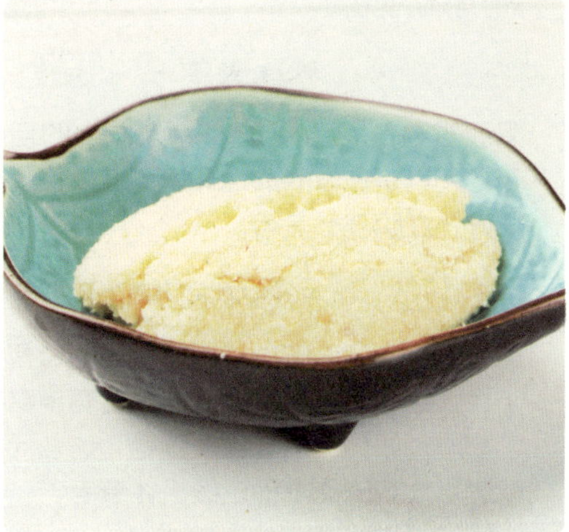

黑豆

豆中之王

黑豆有“豆中之王”的美称，具有活血、利水、祛风、清热解毒、滋养健血、补虚乌发的功效。《本草纲目》说：“黑豆入肾宫多，故能治水、消胀、下气、制风热而活血解毒。”

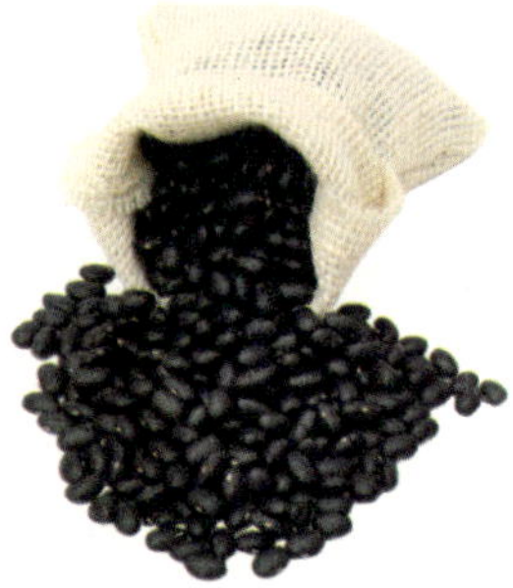

性味·归经

性平，味甘，入心、肝、肾经。

功效解析

防皱祛斑

黑豆含有丰富的维生素 E，能清除体内的自由基，减少皮肤皱纹，对祛除色斑也有一定功效，保持青春健美。

促进排便

黑豆内含丰富的膳食纤维，可促进肠胃蠕动，预防便秘。

养颜美容

黑豆富含的花青素能消除人体内的自由基，尤其是在胃的酸性环境下，抗氧化效果好，滋阴养颜美容。

防止大脑老化

黑豆中约含 2% 的卵磷脂，能健脑益智，防止大脑因老化而迟钝。黑豆含有丰富的矿物质，如钙、磷、铁、锌等，这些元素能满足大脑的需求而延缓机体衰老。

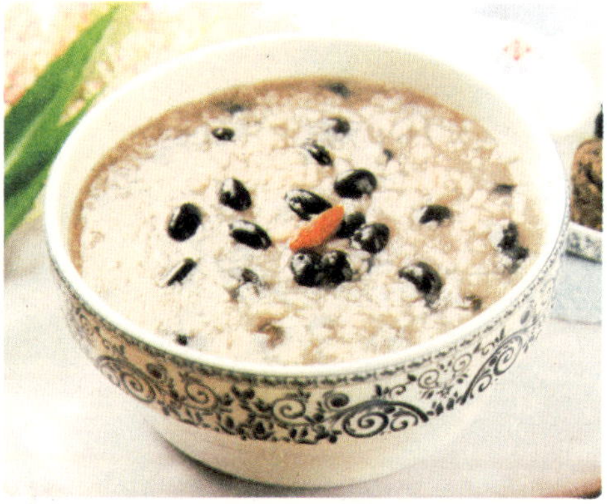

食用宜忌

①脾虚水肿、身体虚弱、肾虚耳聋者及妊娠腰痛、白带频多、产后受风的女性，尤其适合食用黑豆。
②幼儿不宜多食用黑豆，黑豆不易消化，消化不良者应少吃或不吃。
③干黑豆炒熟后性热，不宜多吃，以免上火。
④黑豆不适合生吃，生吃根本不能吃出黑豆的营养，并且对胃不好，不好消化。黑豆一定要煮熟了吃，煮熟的黑豆营养才能全面释放。

健康食养方

养肝补血

黑豆莲藕鸡汤

做法：母鸡1只，黑豆15克，莲藕块300克，红枣8颗，盐、姜片、料酒各适量。将黑豆干炒至豆衣裂开，再洗净，晾干备用。锅中加清水适量，用大火烧沸，放入以上材料，改用中火煮约2小时，加适量盐调味即成。

解析：黑豆、母鸡二者相配成汤，滋阴补虚、止血健胃，对慢性胃炎等有疗效。

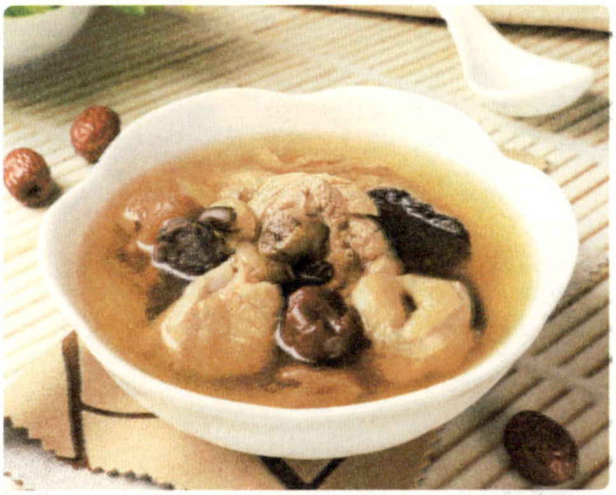

美容养颜

滋补黑豆粥

做法：山药100克，黑豆、糯米、黑米各30克，粳米50克，枸杞5克。黑豆浸泡3小时，山药洗净切块。将以上三种米和适量水入锅大火煮开后，加入黑豆、山药以小火煨煮1小时，再加入枸杞煮15分钟即可食用。

解析：以上食材滋阴养阴，适合女性脾胃吸收，补充体内各种营养素。

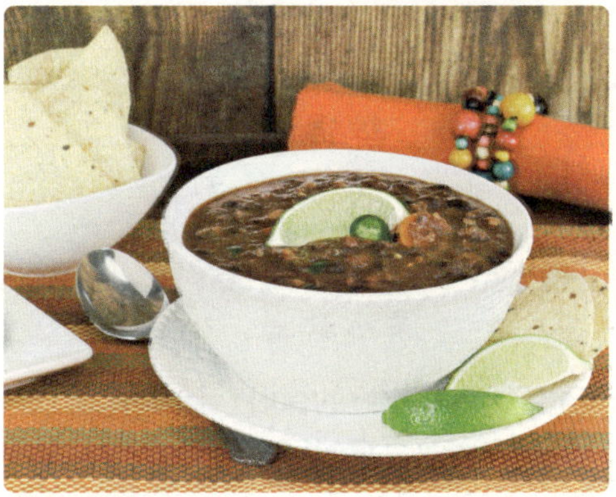

生活妙用方

保湿护肤——黑豆渣面膜

做法：用黑豆渣加一点蜂蜜，均匀地调和，将面膜纸浸泡进去，让面膜纸沾上豆渣和蜂蜜，敷在脸上，15～20分钟后揭掉。

修复压扁的铝壶——黑豆泡水

做法：黑豆装满被压扁的铝制壶中，灌入清水，把壶盖拧紧，利用豆子遇水泡胀的原理，可令压扁的部位重新鼓起。

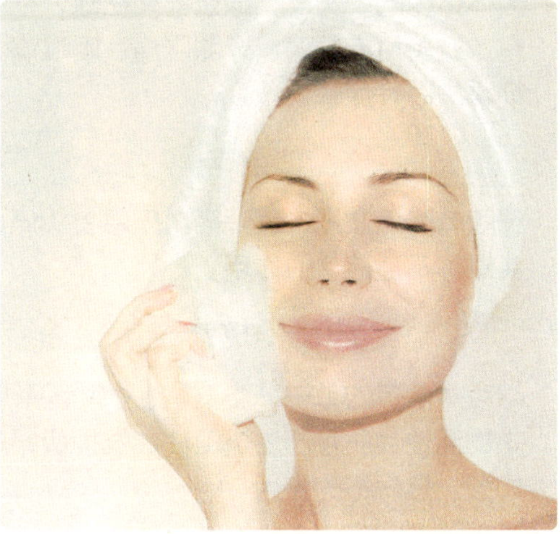

绿豆

济世良谷

绿豆是我国人民的传统豆类食物。在炎热的夏天，我们会吃爽口又消暑的绿豆汤，可见绿豆具有清热解毒、消暑利水的作用。绿豆含有大量蛋白质，B族维生素以及钙、磷、铁等矿物质。《本草纲目》中记载绿豆的花叶和豆皮都可供药用。

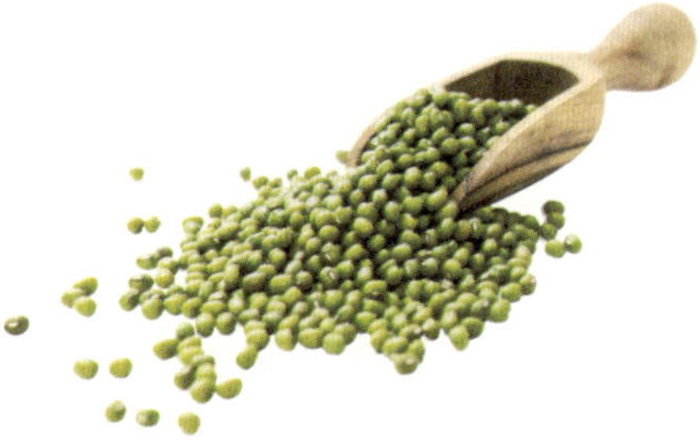

性味·归经

性凉，味甘，入心、胃经。

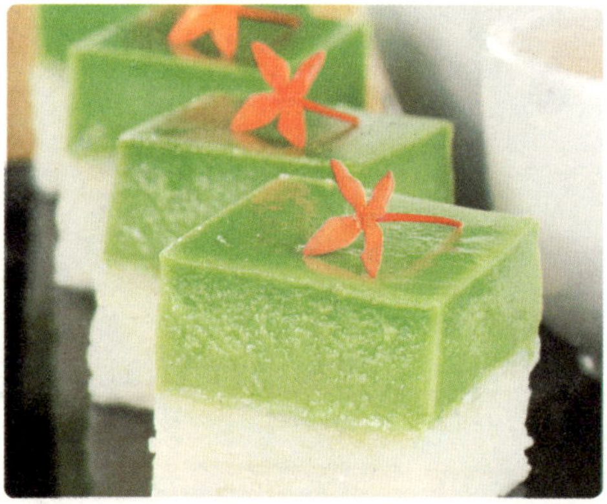

功效解析

清热解毒、消暑

绿豆具有非常好的保肝、清热解毒、消暑止渴的功效，它对治疗暑热烦渴、丹毒痈肿、水湿痢泻、农药中毒、食物中毒等有明显疗效。

祛火

人体体内的“火”，绿豆都能祛除，并能有效改善目赤肿痛、牙龈胀痛、咽喉痛、烦躁失眠等症状。

降血压

绿豆有降低血压，缓解高血压患者头痛、头晕等不适症状的作用。

抑菌、抗病毒

绿豆中含有的单宁、类黄酮、植物固醇等生物活性物质可产生抗菌性，发挥良好的抑菌、抗病毒的作用。

食用宜忌

①高血压、心脏病患者，以及食物或药物中毒者宜食用。

②绿豆性寒，服用黄芪、人参等温补类中药，和桂枝等温经散寒类中药时，不宜食用绿豆；痛风以及肾病患者也不宜食用；怕冷、脾胃虚寒和腹泻者应少食。

③若服用的药物中含有有机磷、钙、钾等成分，应忌食绿豆，绿豆会与这些成分结合成沉淀物，从而分解药效，影响治疗。

健康食养方

消暑止渴常备良方

绿豆汤

做法：水发绿豆100克，冰糖适量。绿豆放入锅中大火煮沸后转中火煮30分钟，加冰糖拌至溶化后将绿豆汤盛出即可。

解析：绿豆具有清热解毒、利水消肿的功效，可消除暑热、止口渴，适合夏季每天饮用。

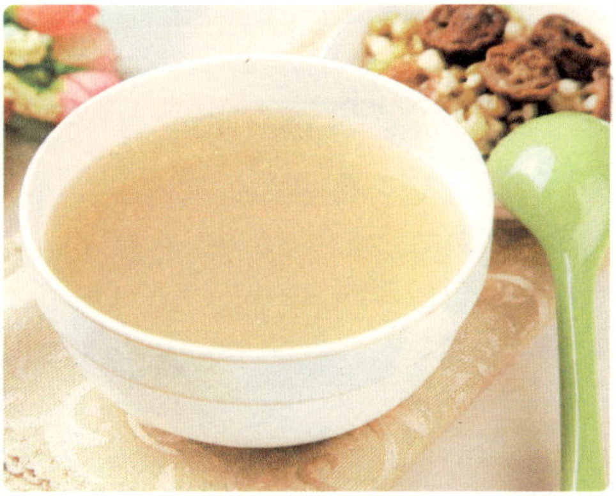

清热解毒

绿豆甘草饮

做法：绿豆100克，甘草20克。绿豆洗净浸泡1小时，和甘草一同下锅，加入适量的清水煮沸后继煮30分钟即可饮用。

解析：绿豆解毒消暑止渴，甘草里的甘草酸有类似葡糖醛酸的解毒作用，二者配伍，可当茶水饮用，清热解毒。

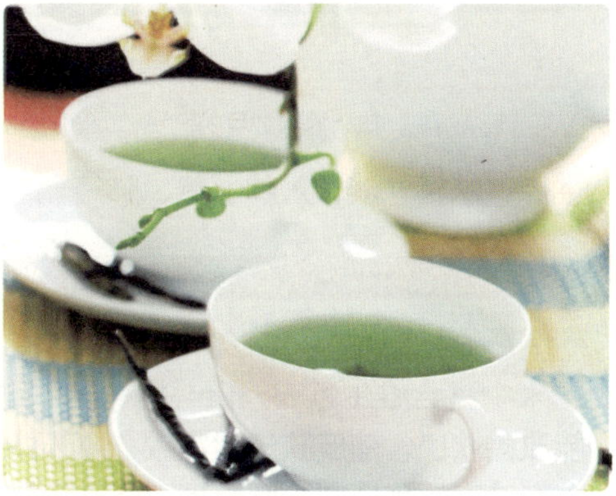

生活妙用方

降血压安眠——绿豆衣枕芯

做法：取绿豆衣、荞麦壳和干菊花若干混合后，做成枕头芯，枕着睡可达到降血压、安眠的作用。

环保祛霉斑——绿豆芽妙用

做法：把绿豆泡入盆中，待长出绿豆芽，以绿豆芽搓洗衣物上的霉斑，即可祛除痕迹。

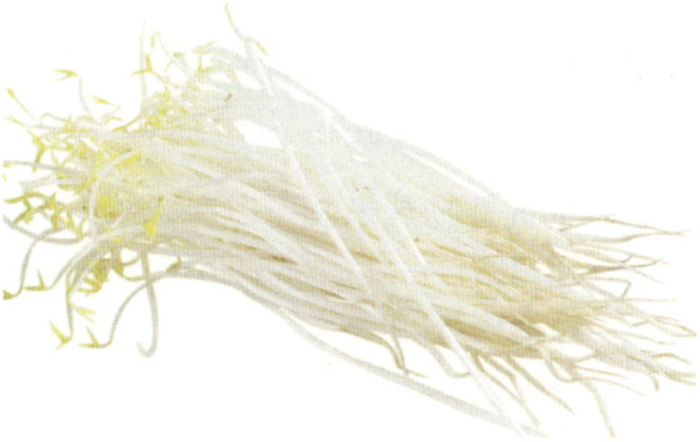

薏米

美容食品

薏米热量不高，食后却有饱足感，是养生食品中具有丰富营养的，能清除体内杂质的食物。薏米为中医常用的利水渗湿的药物，有利水消肿、健脾祛湿、清热排脓等功效。同时薏米还是一种美容食品，常食可以改善皮肤粗糙等状况。

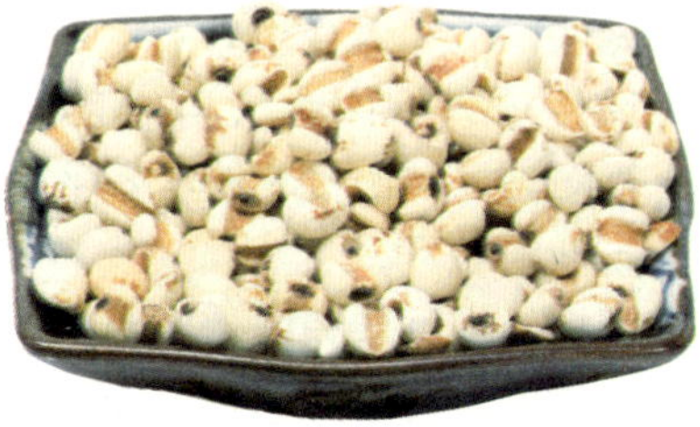

性味·归经

性凉，味甘、淡，入脾、胃、肺经。

功效解析

美肤

薏米中富含维生素 B_1 和维生素 E，常吃能改善肤色，使皮肤光滑紧致。薏米中还含有丰富的蛋白质分解酵素，能使皮肤角质软化。皮肤粗糙者可以长期服用。

减肥、消水肿

薏米是谷类中含有膳食纤维最高的，而且低脂、低热量，是减肥的理想选择。此外薏米还可以促进体内水分的新陈代谢，有利尿、消水肿的功效，可以帮助减轻体重。

预防高血压、高血糖

薏米的提取物薏米油可以有效降低血糖值、血钙值，特别是对高血压、高血糖患者有特殊功效。

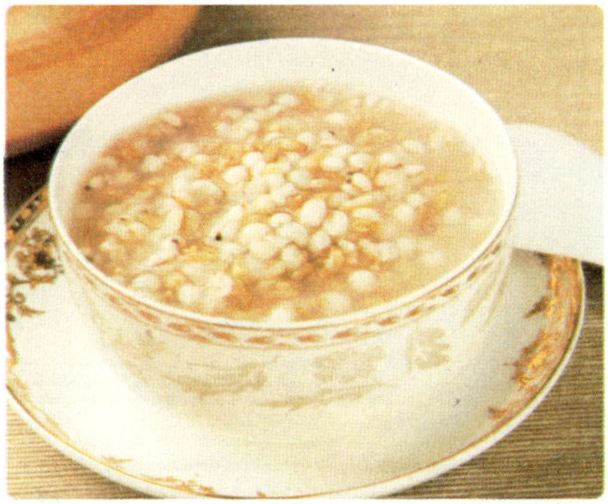

食用宜忌

①癌症、关节炎、急慢性肾炎水肿、扁平疣患者及皮肤粗糙者宜食薏米。
②薏米不易煮熟，过度烹煮也会破坏效果，所以在烹煮之前最好用水浸泡 3 小时以上。
③怀孕妇女、便秘者、汗少者及婴幼儿避免食用。
④脾胃虚弱、脾胃寒凉、经常腹泻者，应将薏米炒至颜色金黄后，再煮粥或煮汤食用。

健康食养方

消水肿、促排毒

山药薏米红豆粥

做法：水发红豆 100 克，水发薏米 200 克，山药 50 克，粳米 100 克，冰糖适量。将所有材料放入锅中，大火煮开转小火熬煮 30 分钟，至所有食材熟烂，关火前加冰糖调味即可。

解析：红豆能消肿、排脓、解毒，适合活动量少的人食用。薏米可促进肠道蠕动，排除体内废物，预防肠道癌的发生。

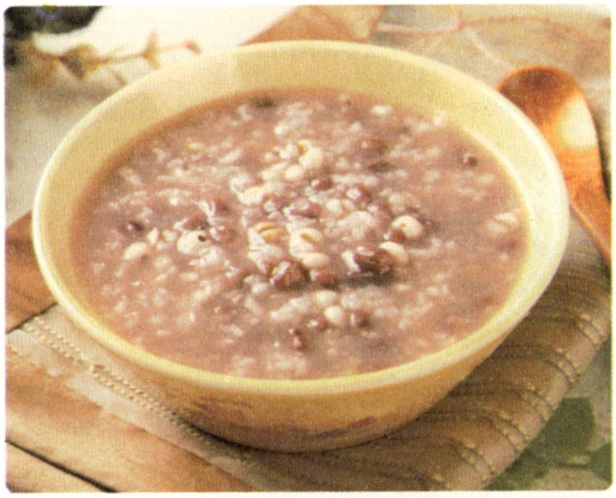

健脾利尿

佛手瓜薏米鸭汤

做法：鸭肉 750 克，佛手瓜 2 只，薏米 150 克，姜、葱、盐各适量。沸水中加姜葱，将鸭块汆去血水及腥味。将薏米、姜片入锅，大火煲 30 分钟。再放入鸭块煲 1 小时，加入切好的佛手瓜再煲 30 分钟，加盐调味即可。

解析：鸭肉、薏米二者煲汤，适合炎炎夏日健脾利尿、排除毒素、止渴。

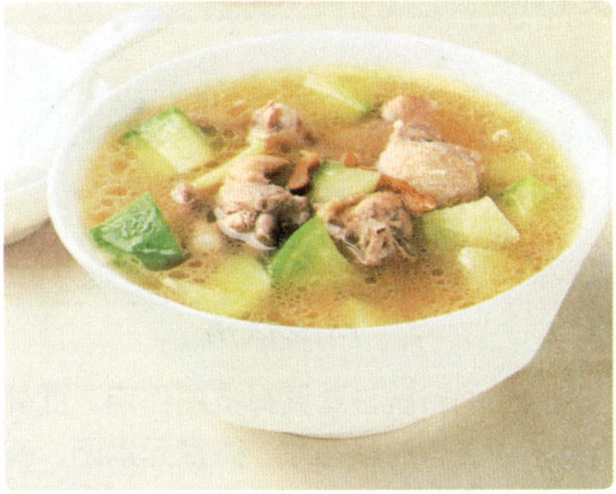

生活妙用方

美白细致肌肤——薏米营养水

做法：100 克薏米洗净，浸泡 4 小时。放入锅中煮 30 分钟，取薏米汁水放凉。将汁水与适量牛奶搅拌均匀，浸湿面膜纸后敷脸上 20 分钟取下，每周 2 次。长期使用可见皮肤粗糙状况明显改善。

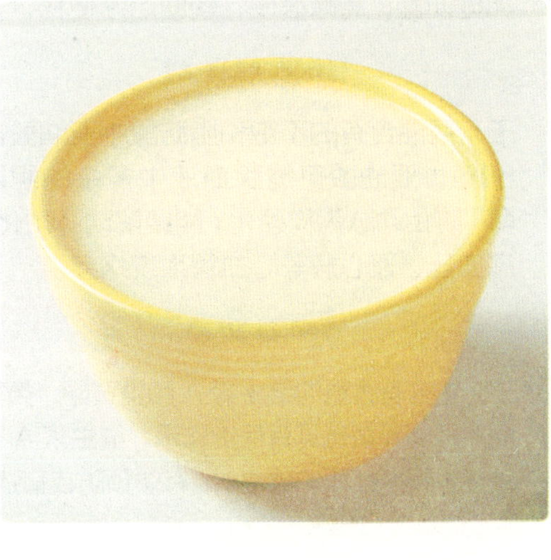

玉米

长寿食品

玉米含有丰富的蛋白质、脂肪、维生素、微量元素、纤维素及多糖等，具有开发高营养、高生物学功能食品的巨大潜力。玉米中的叶黄素和玉米黄质是强抗氧化剂。中医认为玉米有开胃、健脾、除湿、利尿等作用，主治腹泻、消化不良、水肿等。

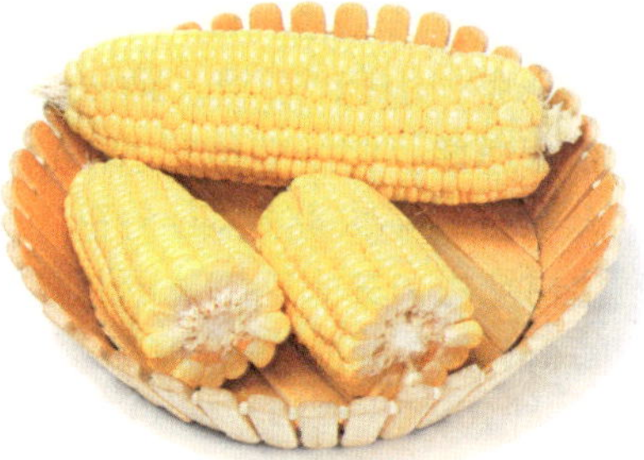

性味·归经

性平，味甘，入脾、肺经。

功效解析

防癌抗癌

玉米中的谷胱甘肽具有抗癌作用。此外，玉米中含有的赖氨酸、微量元素硒，有预防肿瘤的作用。

改善便秘

玉米富含膳食纤维，能促进肠胃蠕动，增加排便量，清除宿便，辅助治疗便秘。

降低胆固醇

玉米胚油含有的不饱和脂肪酸中亚油酸占60%，亚油酸可清除血液中多余的胆固醇，防止动脉粥样硬化，能缓解动脉硬化、高血压、冠心病等心血管系统病症。

明目护眼

玉米中含有大量的维生素A和类黄酮。类黄酮对视网膜黄斑具有保护作用，维生素A有效促进视紫红质的再生，能有效预防夜盲症。

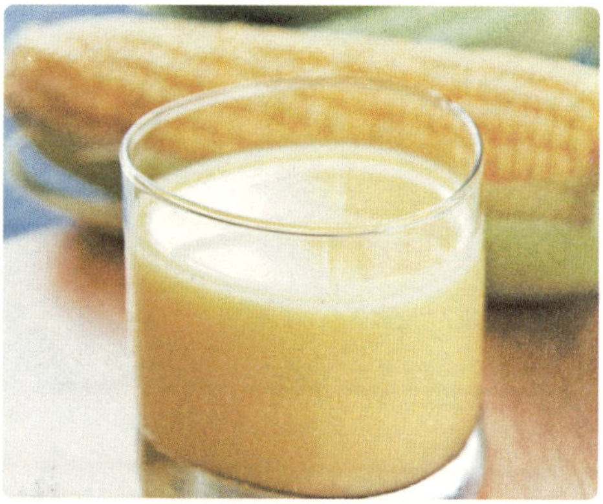

食用宜忌

①玉米对治疗食欲不振、水肿、尿道感染、糖尿病、胆结石等病症有一定的作用。
②脾胃气虚、气血不足、营养不良、动脉硬化、高血压、高脂血症、冠心病、肥胖症、脂肪肝、癌症、习惯性便秘、慢性肾炎水肿、维生素A缺乏症等疾病患者适宜食用。
③患有干燥综合征、糖尿病、更年期综合征且属阴虚火旺之人不宜食用爆玉米花，否则易助火伤阴。

健康食养方

降脂减肥、补益脾胃

玉米须山楂茶

做法：玉米须、山楂各50克，蜂蜜适量。山楂清洗干净，玉米须洗净扎成一小捆。山楂和玉米须放入锅中，倒入适量清水。大火煮沸后转小火再煮10分钟，待水稍凉后加入蜂蜜调味。

解析：山楂、玉米二者配茶，补益脾胃又消减脂肪，是不错的健康瘦身之选。

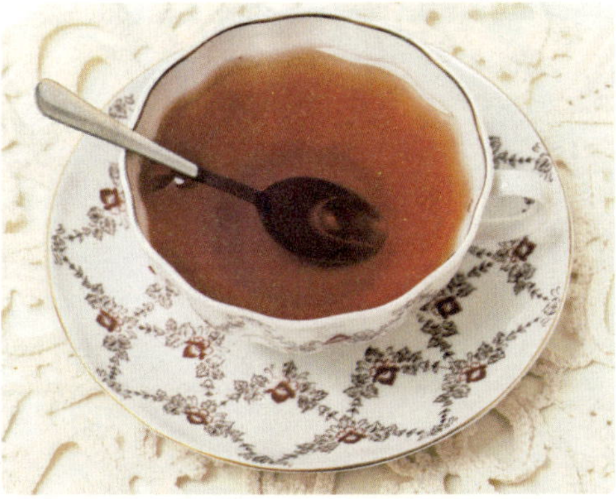

抗氧化佳品

松仁玉米

做法：松仁100克，玉米250克，牛奶45毫升，青椒、红椒各1个，山药50克，食用油、葱末、盐各适量。将所有材料（除牛奶）入油锅翻炒至将熟，加入盐翻炒半分钟，加入牛奶拌匀，待牛奶快收干时关火盛出即可。

解析：这道菜肴能有效补充维生素和微量元素，令人美颜常驻。

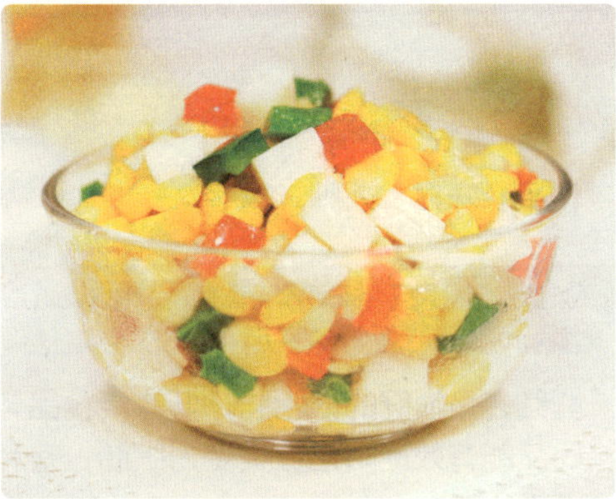

生活妙用方

环保蒸笼布——玉米叶蒸笼布

做法：玉米叶若干片洗净晾干，用时放到蒸笼上，既不粘锅，又带有清香味，实用方便。

天然柴火——玉米芯

做法：干玉米剥去玉米粒，只取芯。干透的芯可当柴火使用，实用方便。烧烤时可带去试试。

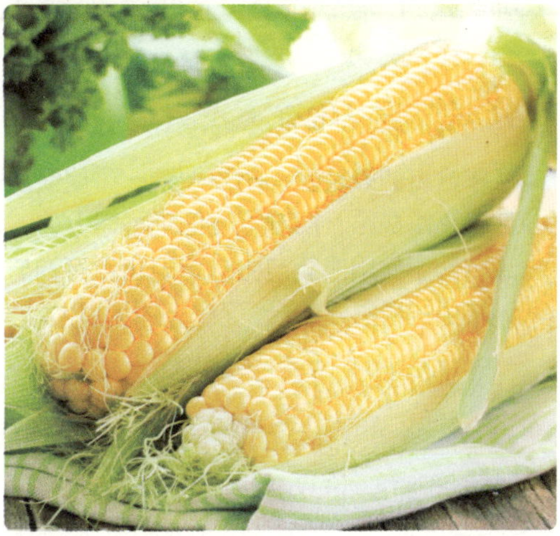

红薯

抗癌之首

红薯能供给人体大量的黏液蛋白、糖类、维生素C和维生素A，因此具有补虚乏、益气力、健脾胃、强肾阴以及和胃、暖胃、益肺等功效。常吃红薯能防止肝脏和肾脏中的结缔组织萎缩，预防胶原病的发生。

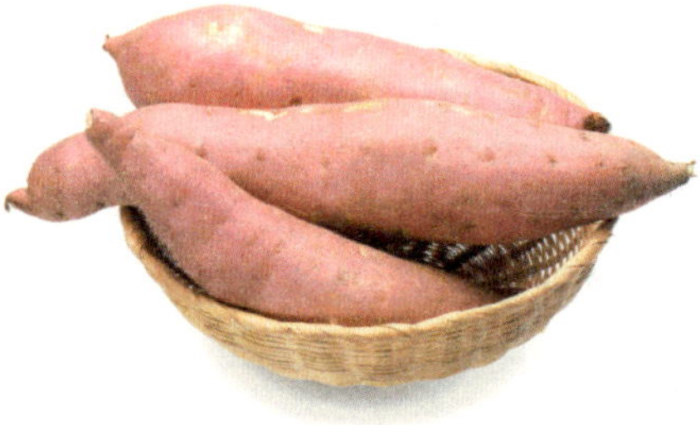

性味・归经

性平，味甘，入脾、胃经。

功效解析

减肥健美

鲜红薯是很好的低脂肪、低热能食品，同时又能有效地阻止糖类变为脂肪，有利于减肥、健美。

宽肠通便

红薯含有大量膳食纤维，能刺激肠道，增强肠蠕动，通便排毒，尤其对老年性便秘有较好的疗效。

增强免疫力

红薯含有的赖氨酸、胡萝卜素，可促使上皮细胞正常成熟，抑制上皮细胞异常分化，消除有致癌作用的氧自由基，阻止致癌物与细胞核中的蛋白质结合，促进人体免疫力增强。

防治肿瘤

具有消除诱发肿瘤的活性氧作用，其抑制肿瘤细胞增殖的效果明显。

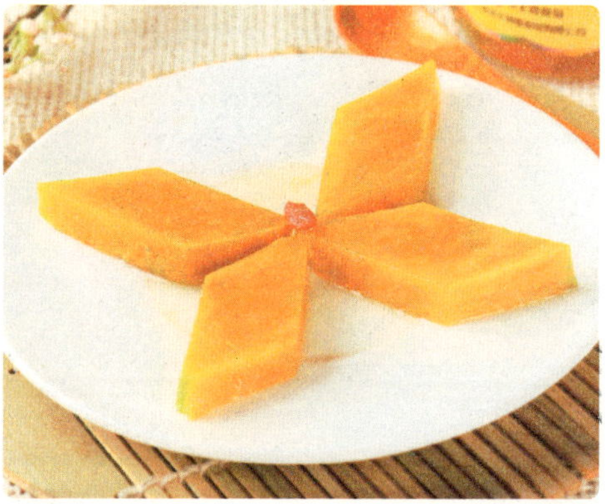

食用宜忌

①红薯一定要蒸熟煮透。因为红薯中淀粉的细胞膜不经高温破坏，难以消化。

②红薯含一种氧化酶，这种酶容易在人的胃肠道里产生大量二氧化碳气体，如红薯吃得过多，会使人腹胀、打嗝、放屁。

③食用红薯后容易胀气和泛酸，胃及十二指肠溃疡和胃酸过多的患者不宜食用。

健康食养方

暖身养胃

红薯板栗排骨汤

做法： 栗子 50 克，红薯 50 克，排骨 300 克，红枣 4 颗，姜 2 片，盐适量。以上材料一同入锅用大火煮开，转小火继煮 1 小时加盐调味即可。

解析： 红薯和栗子都能补虚益气、健脾胃、强肾阴。排骨具有滋阴壮阳、益精补血的功效。这款汤暖身养胃，非常适合冬日食用。

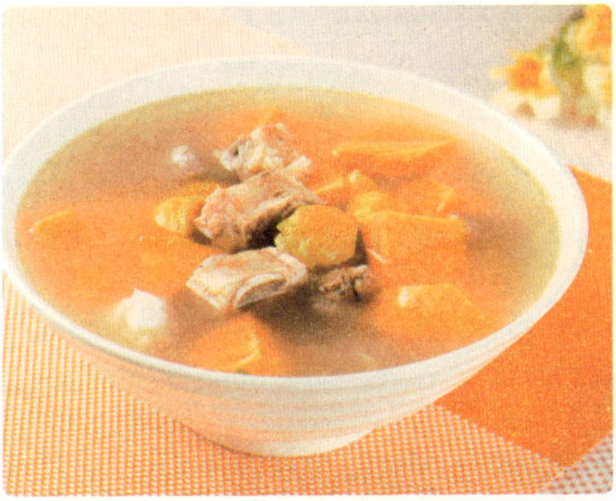

补气安胎

红薯红枣甜粥

做法： 红枣 6 颗，红薯 1 个，粳米 100 克，玉米碎、麦芽糖各适量。将粳米、红薯、切碎的红枣和玉米碎放入锅内，加适量水，大火煮开后转小火煮至红薯熟烂，加麦芽糖调味即可。

解析： 红枣具有益气补血、安神定志的功效，红薯补虚乏、益气力。本品可辅助治疗胎动不安。

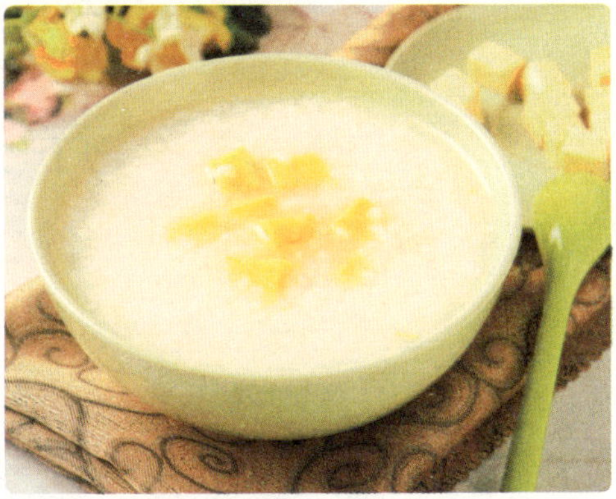

生活妙用方

治疗湿疹——生红薯汁

做法： 生红薯捣烂，挤汁（现挤现用），用纱布浸汁后敷于患处，每天 1 ~ 2 次，有效缓解湿疹症状。

大小便不通畅——生红薯叶红糖汁

做法： 取适量生红薯叶捣烂，加红糖，贴脐部，可治大小便不通畅。

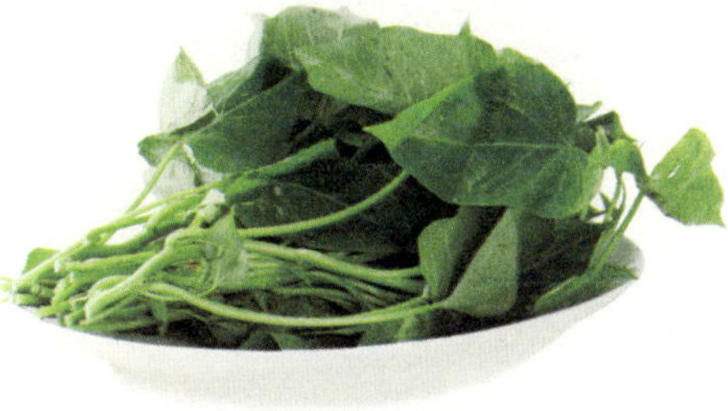

Part 3

常食保健康：鲜蔬类食药养生妙方

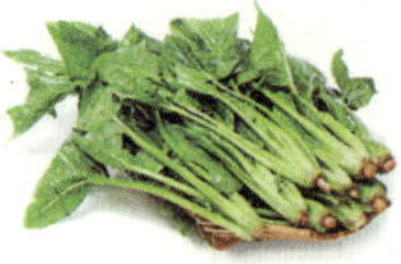
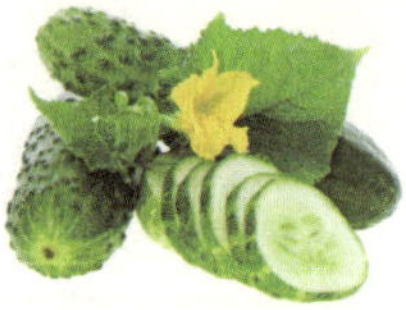
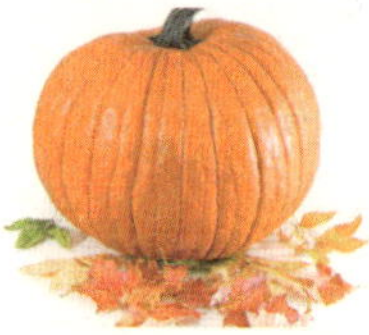

蔬菜除了能制成美味的佳肴，提供人体多种营养物质以促进身体健康之外，一些蔬菜还能治疗身体出现的症状，如冬瓜能利尿消水肿，芹菜降血压，白萝卜消除胀气，韭菜补肾壮阳，等等。

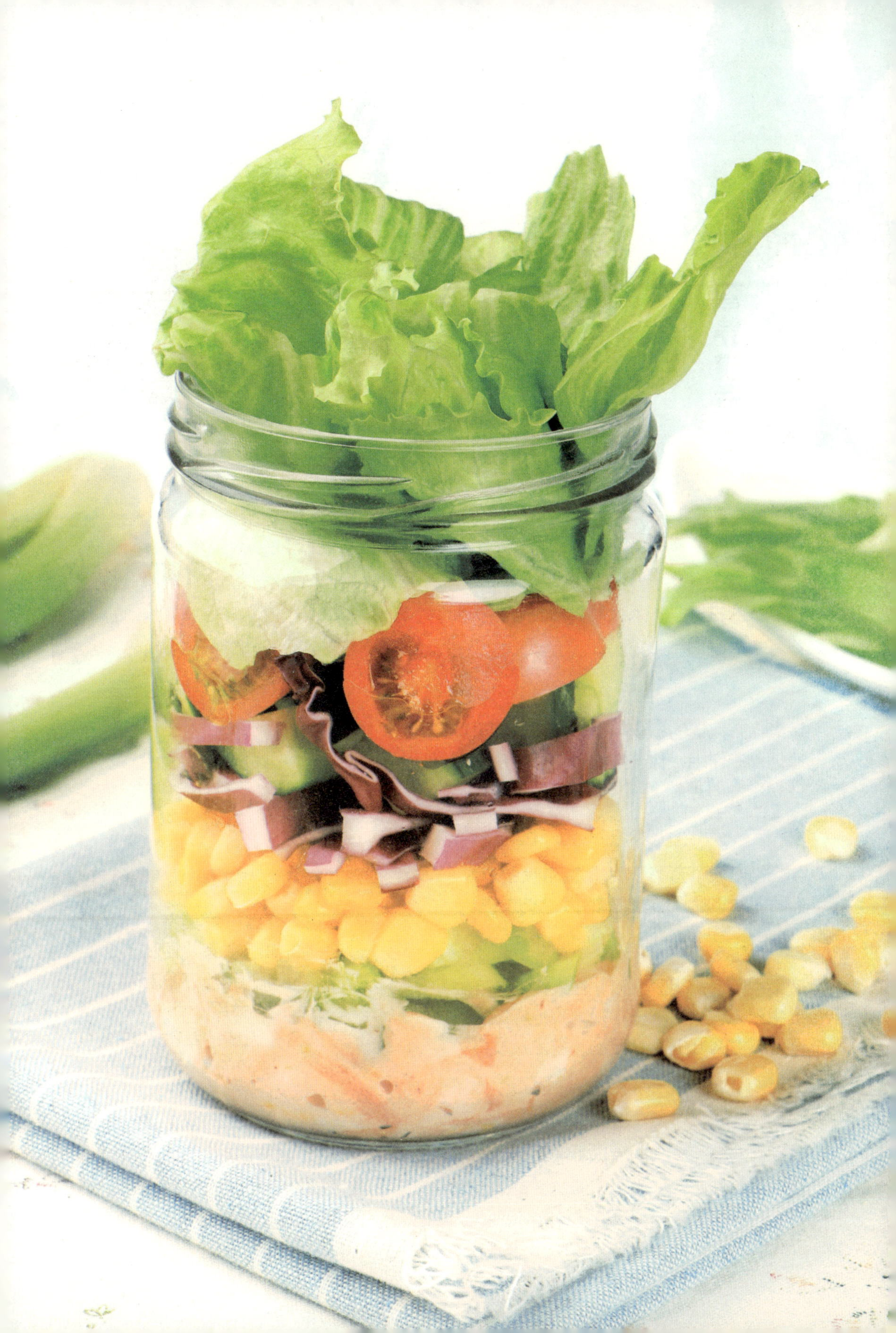

菠菜 营养模范生

菠菜有“营养模范生”之称，它富含类胡萝卜素、维生素、矿物质、辅酶Q10等多种营养素，具有促进肠道蠕动的作用，利于排便，对于痔疮、慢性胰腺炎、便秘、肛裂等病症有食疗作用，能促进生长发育、增强抗病能力、延缓衰老。

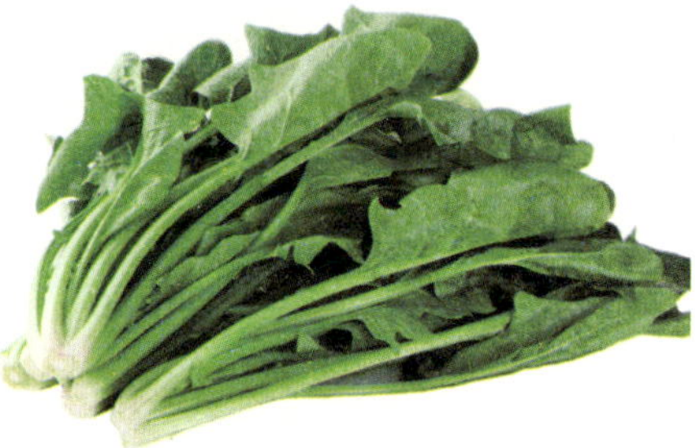

性味·归经

性凉，味甘、辛，入大肠、胃经。

功效解析

通肠胃

菠菜含有大量的植物粗纤维，具有促进肠道蠕动的作用，利于排便，对于痔疮、慢性胰腺炎、便秘、肛裂等病症有治疗作用。

补充叶酸

孕妇常吃菠菜有利于胎儿大脑神经发育，能有效预防胎儿先天性缺陷疾病的发生。

促生长

菠菜中所含的胡萝卜素，在人体内转变成维生素A，能保持正常视力和上皮细胞的健康，增强抵抗力，促进儿童生长发育。

促进新陈代谢

菠菜中的含氟－生齐酚、6－羟甲基蝶陡二酮及微量元素，能促进人体新陈代谢，增进身体健康。经常食用菠菜，可降低脑卒中的危险。

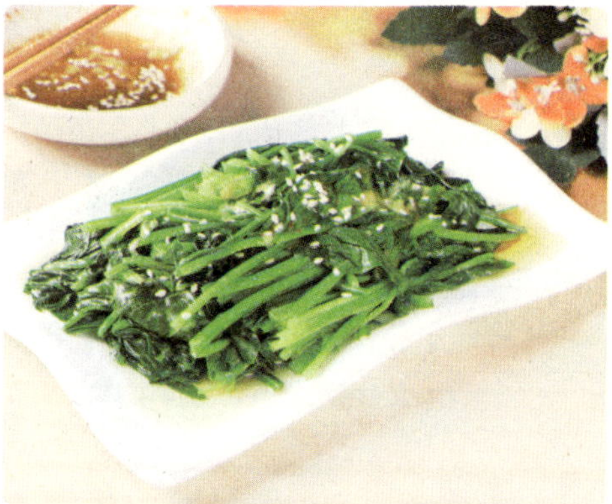

食用宜忌

①电脑工作者、爱美者、糖尿病患者、高血压患者、便秘者、贫血者、坏血病患者、皮肤粗糙者、易过敏者适宜食用。
②菠菜含有大量的草酸，有结石体质的人，烹调前先用沸水焯烫，可降低草酸含量。
③患有尿路结石、肠胃虚寒、大便溏薄、脾胃虚弱、肾功能虚弱、肾炎和肾结石等病症者不宜多食或忌食。

健康食养方

上班族补充营养必备

芝麻洋葱拌菠菜

做法：菠菜200克，白芝麻10克，洋葱半个，盐、香油、醋各适量。菠菜切段烫熟，过水冷却备用；洋葱沸水煮熟；白芝麻小火炒香。将菠菜与芝麻、洋葱、盐、醋、香油拌匀，装盘即可。

解析：芝麻能加速人体的代谢，菠菜含维生素A和矿物质，对上班族补充大脑和视力所需的营养素非常适合。

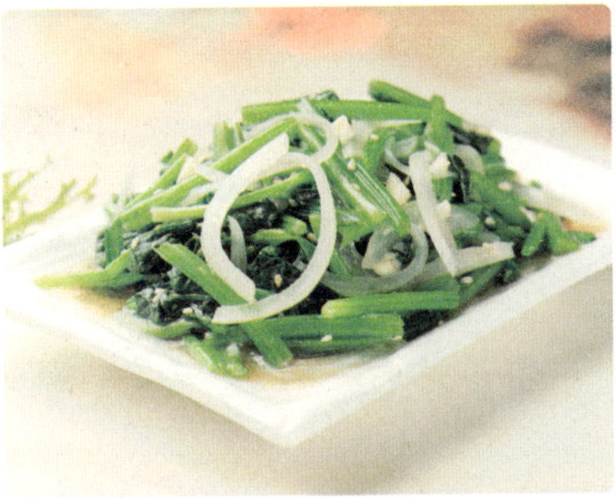

健胃消食

菠菜银耳粥

做法：银耳15克，菠菜50克，大米100克，盐适量。菠菜焯水，沥干切碎；银耳泡发洗净，撕小朵；大米洗净。大米加水煮沸，加银耳，小火熬煮至将熟，加菠菜碎、盐，煮至黏稠。

解析：菠菜含粗纤维，可促进肠道蠕动，有利于通便；助消化。银耳生津润燥。二者相配，能增加胃动力。

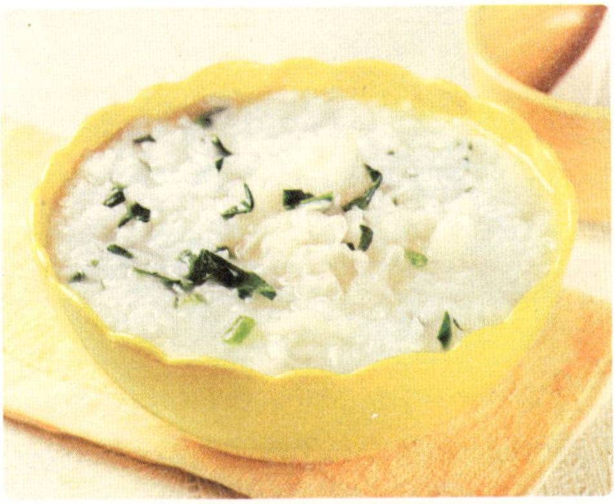

生活妙用方

去皱祛斑妙方——菠菜泥面膜

做法：菠菜200克，洗净捣烂成泥，敷于脸部，再清水冲洗，每周3次，能清洁毛孔、减少皱纹、淡化斑点。

去除污渍——巧用菠菜水

做法：煮菠菜的水冷却后浸湿桌布，再用干布在其两面拍打，可抹掉沾有酱油或食物的水性污渍，再擦拭干净。

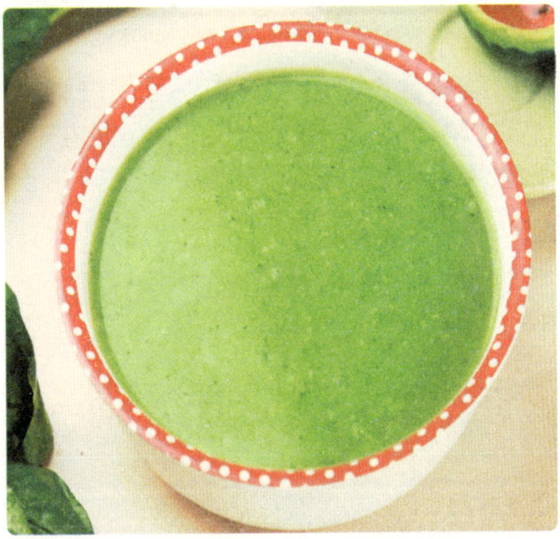

白菜

菜中之王

白菜中含维生素、矿物质。其中微量元素锌的含量非常高。中医认为，经常食用白菜具有养胃生津、除烦解渴、利尿通便、清热解毒之功效。白菜中的纤维不仅能发挥润肠和排毒的作用，还能促进人体对动物性蛋白质的吸收，故民间有“百菜不如白菜”的说法。

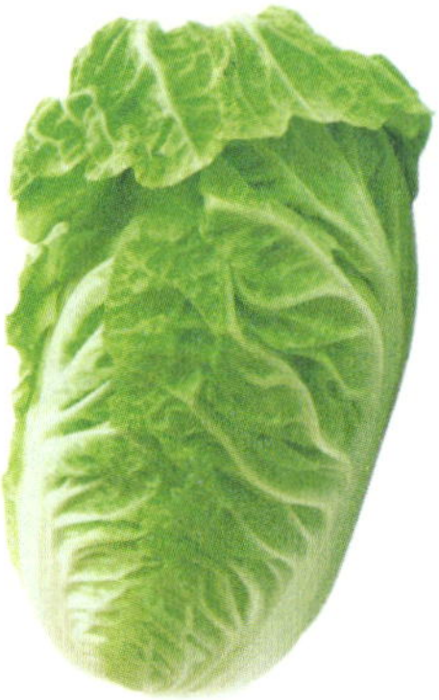

性味·归经

性平，味苦、辛、甘，入肠、胃经。

功效解析

护肤防燥

白菜中含有丰富的维生素C，维生素E，多吃可抵御秋冬季节干燥空气对皮肤的伤害。

增强免疫

白菜含多种维生素及矿物质，常食助于增强机体免疫功能，对减肥健美也有作用。

利肠通便

白菜富含大量的粗纤维，可促进肠壁蠕动，帮助消化，防止大便干燥，促进排便，稀释毒素。既能治疗便秘，又有助于营养吸收。

防癌

白菜中含有微量的钼，可抑制人体内亚硝酸胺的生成，起到一定的防癌作用。

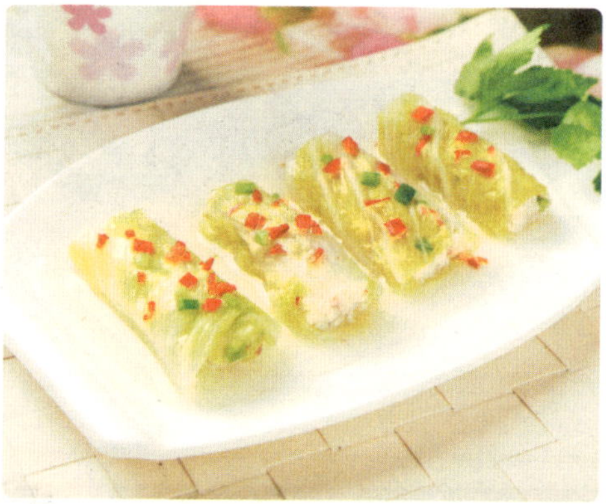

食用宜忌

①特别适合肺热咳嗽、便秘、肾病、伤风感冒、咽喉发炎、腹胀及发热者食用。
②胃寒腹痛、大便溏泻者避免食用白菜。
③隔夜的熟白菜和未腌透的大白菜不宜食用，因二者都会产生亚硝酸盐，有致癌的可能。
④白菜在沸水中焯烫的时间不可过长，最佳的时间为20～30秒，否则烫得太软、太烂，就不好吃了。

健康食养方

清热法宝

腰果葱油白菜心

做法： 白菜半棵，腰果1把，食用油、葱丝、水淀粉、盐、蚝油、白糖各适量。腰果炸至微黄色取出。葱丝入锅煸香，去葱丝留葱油。锅中油烧热下白菜，中火炒软至透，加腰果和调料炒匀，淋入水淀粉勾成薄芡，淋上葱油即可。

解析： 白菜解热除烦，腰果治心烦口渴，二者同食，可清除毒素，解除烦忧。

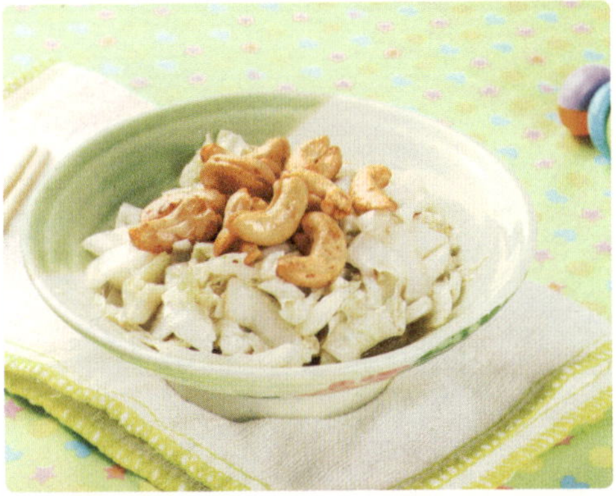

治感冒良方

红糖白菜根汤

做法： 白菜根300克，生姜3片，红糖适量。将白菜根洗净切段，与姜、红糖加适量清水同煮，趁热饮用。

解析： 生姜有发汗解表、解毒的功效，红糖和中助脾，白菜生津，此方可治疗外感风寒之邪引起的恶寒、发热、头痛、无汗等症。宜每天服用3次，每次1碗。

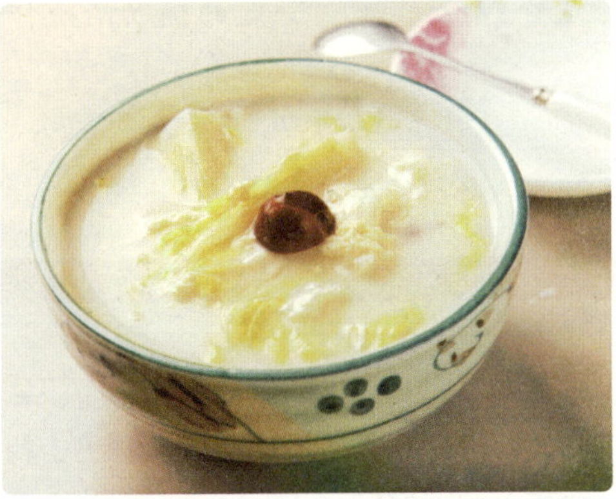

生活妙用方

天然保鲜剂——白菜叶

做法： 吃不完的蒜黄、韭菜、青蒜等新鲜蔬菜，可用较绿的白菜外叶捆好，放阴凉处，不要碰水，能保存一段时间。

祛痘、水嫩肌肤——白菜面膜

做法： 新鲜白菜叶洗净，碾压叶片呈糊状贴在脸上，有祛痘嫩肤功效。每10分钟更换，连换3张，每天1次。

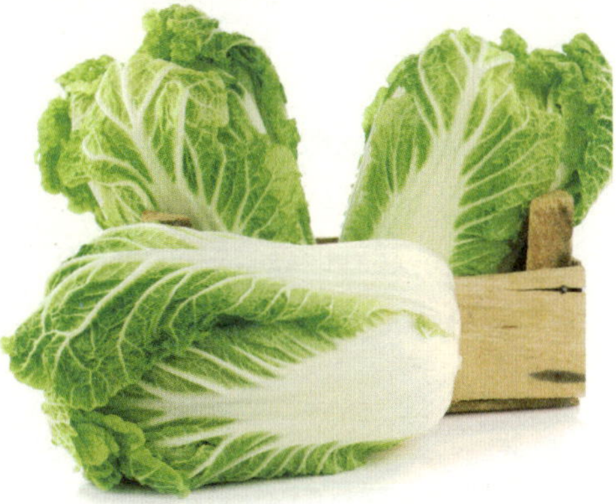

芹菜

保健福星

芹菜有大量的胶质性碳酸钙，易被人体吸收，可补充人体所需钙质，还能预防下身水肿。其叶茎中含有药效成分的芹菜苷、佛手苷内酯和挥发油，具有降血压、降血脂、防治动脉粥样硬化的作用，对神经衰弱、月经失调、肌肉痉挛也有一定的辅助治疗作用。

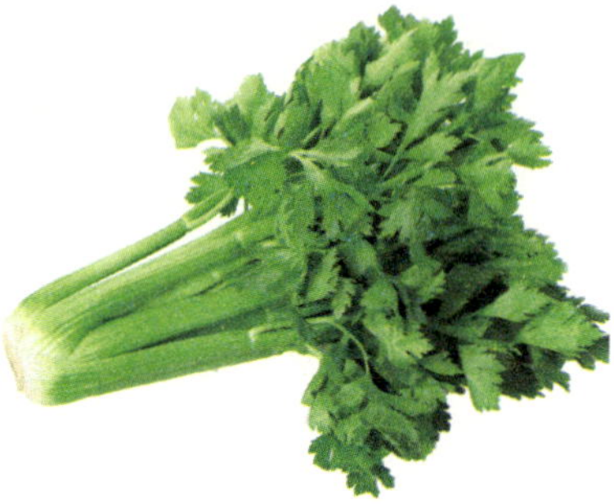

性味·归经

性凉，味甘、辛，入肺、胃、经。

功效解析

补血清热

芹菜含铁量较高，能改善女性贫血，养血补虚。除此之外，芹菜还具有清热、利水解毒、凉血消肿、止血的食疗功效。

醒酒保胃

芹菜属于高纤维食物，可以加快胃内容物的消化和排出，促进胃部的酒精迅速进入血液循环并通过尿液排出体外，起到醒酒保胃的作用。

镇静安神

从芹菜中分离出的一种碱性成分——芹菜素对人体能起到镇静、安神的作用，有利于安定情绪，消除烦躁。

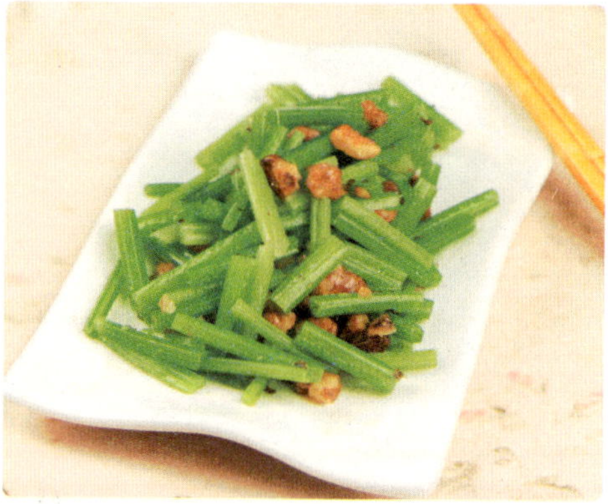

食用宜忌

①高血压患者、动脉硬化患者、缺铁性贫血者及经期妇女适合食用。
②芹菜性凉质滑，脾胃虚寒、大便溏薄者不宜多吃，血压偏低者尽量少吃。
③烹调时勿煮得太熟烂，以免造成多种矿物质和维生素流失。
④芹菜属光敏性强的蔬菜，食之过多，容易导致光敏性物质在体内增加，经日光照射后，易和日光发生反应，引起日光性皮炎等皮肤炎症。

健康食养方

增强体质

芹菜香菇小米粥

做法： 香菇、芹菜各20克，小米50克。芹菜洗净切丁，焯水；香菇洗净切丁。小米入锅中加适量清水，大火烧开转中火，煮至小米粒涨开加香菇丁，转小火将小米煮烂，下芹菜丁煮开即可。

解析： 香菇益气补虚；小米含蛋白质等；芹菜治肝眼头昏，可补充所需钙质。故常食此粥能增强体质。

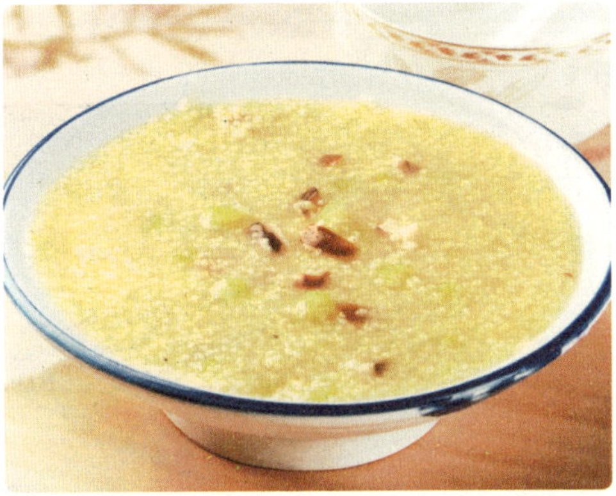

健康饮料

芹菜番茄汁

做法： 芹菜100克，番茄1个，蜂蜜适量。番茄洗净去皮，切丁；芹菜洗净去叶，切小段。将番茄、芹菜榨汁，倒入杯中，加蜂蜜调味即可。

解析： 芹菜含铁量高，多吃能使苍白、干燥的皮肤更加光亮，适宜缺铁性贫血患者食用。芹菜番茄汁富含维生素A、维生素C，具有净化血液的作用。

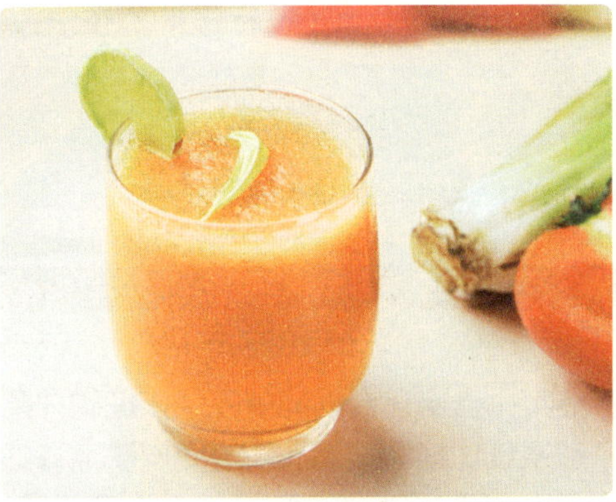

生活妙用方

干面包变新鲜——芹菜段

做法： 芹菜切小段，放到装面包的包袋中，密封，几小时后，干面包就变软了。

巧制爽肤水——芹菜汁

做法： 取芹菜10根切碎、榨汁、过滤后涂抹于脸部，拍打至吸收后洗净。芹菜汁能深层滋润肌肤，增加皮肤弹性。

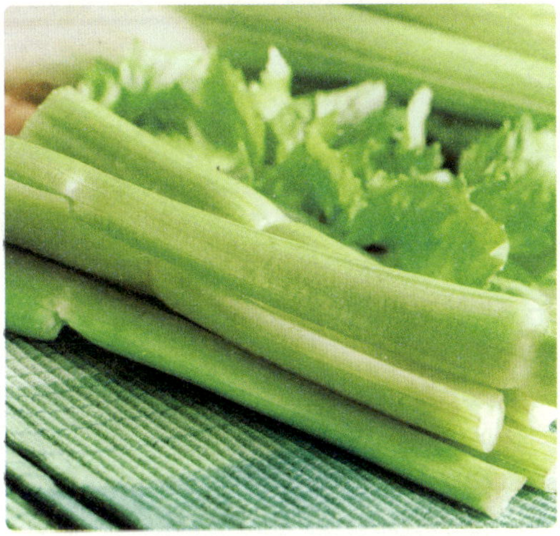

韭菜 现代人的营养菜

韭菜的营养价值很高，含蛋白质、脂肪、糖类，还有大量的胡萝卜素、维生素 B_2、烟酸，韭菜含的矿质元素也较多，如钙、磷、铁。此外，韭菜含有挥发性的硫化丙烯，因此具有辛辣味，有促进食欲的作用。韭菜除制作菜肴食用外，还有良好的药用价值。

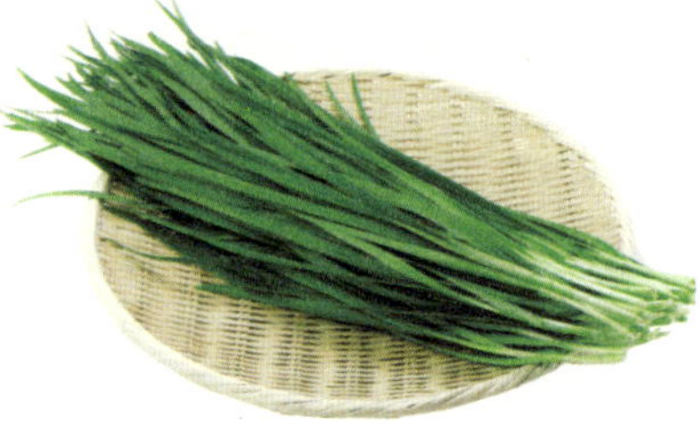

性味·归经

性温，味甘、辛，入肝、肾经。

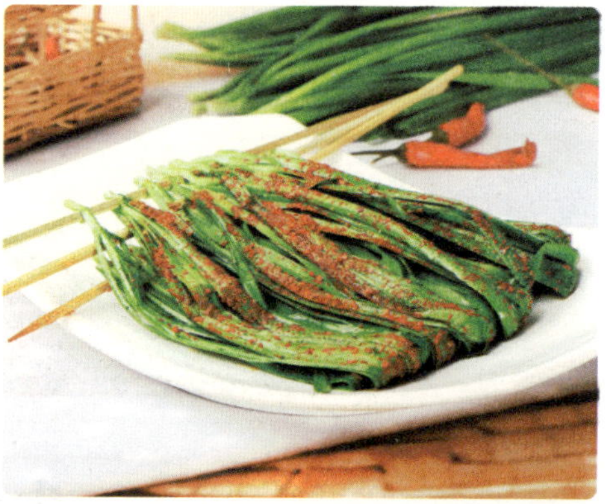

功效解析

乌发亮发

韭菜中含硫化合物能使黑色素细胞内酪氨酸系统功能增强，从而改变皮肤毛囊的黑色素，消除皮肤白斑，并使头发乌黑发亮。

补肾温阳

韭菜又叫起阳草，具有补肾温阳的食疗功效，并能促进生发。

抗疲劳

韭菜中独特气味的来源就是蒜氨酸，其能在蒜氨基酶的作用下转为大蒜素，遇到维生素 B_1 会结合生成蒜硫胺素，加速乳酸的分解，具有抗疲劳的食疗功效。

散瘀活血

韭菜有散瘀、活血、解毒的功效，有益于人体降低血脂，防治冠心病、贫血、动脉硬化。

食用宜忌

①经常手脚冰冷、下腹冷、腰酸、便秘或产后乳汁不足的女性可适量多吃韭菜。

②阴虚火旺、患有眼疾、消化不良、肠胃功能较弱者应少吃韭菜。

③夏季韭菜老化，纤维多而粗糙，不易被消化吸收，加之夏季胃肠蠕动功能降低，食韭菜太多会引起胃肠不适或腹泻，因此夏季不宜多食。

④隔夜的熟韭菜不能吃。

健康食养方

温肾壮阳

韭菜鲜虾粥

做法：粳米100克，韭菜碎50克，鲜虾10只，盐适量。虾挑去虾线、去掉壳和头。粳米入锅中，中火煮至开花后加虾仁煮5分钟，加韭菜碎搅匀，再加盐调好味即可。

解析：韭菜壮阳固精，温中健脾。虾补肾壮阳，熬粥好吸收，适宜脾肾阳虚者长期食用，有壮阳作用。

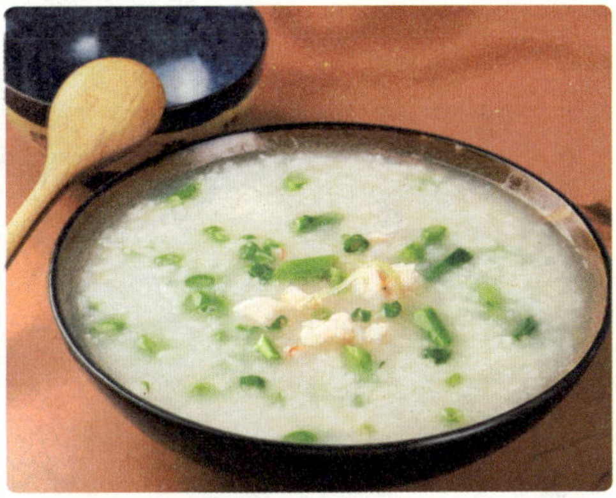

防治心血管疾病

韭菜猪血粥

做法：粳米200克，猪血150克，韭菜100克，葱花、盐各适量。韭菜洗净切碎，粳米入锅加适量清水煮开后放入猪血、韭菜和盐，拌匀，煮10分钟，再撒上葱花即可。

解析：韭菜活血散瘀，猪血可防治缺铁性贫血。此粥对心脑血管患者有很好调养和预防之效，适宜严寒冬季食用。

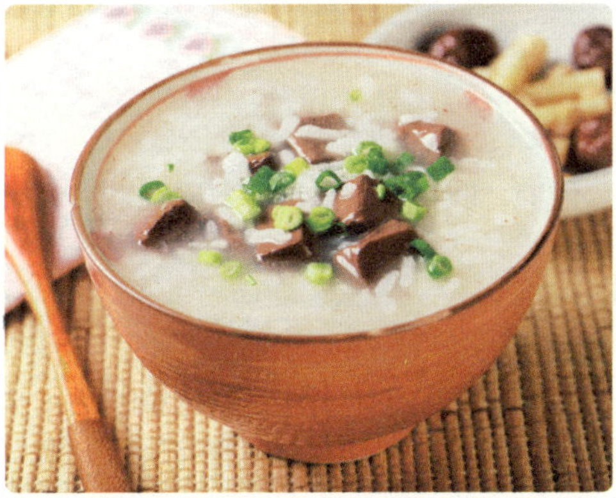

生活妙用方

顽固脚气的克星——韭菜泥

做法：韭菜100克，切段，放入容器捣成泥状，将韭菜泥涂于患处。外涂一段时间，可治疗足癣。

治蜂蜇伤——韭菜敷料

做法：韭菜50克切碎，捣成韭菜泥，敷于患处，勤于更换。用于止痛、消肿、化瘀。

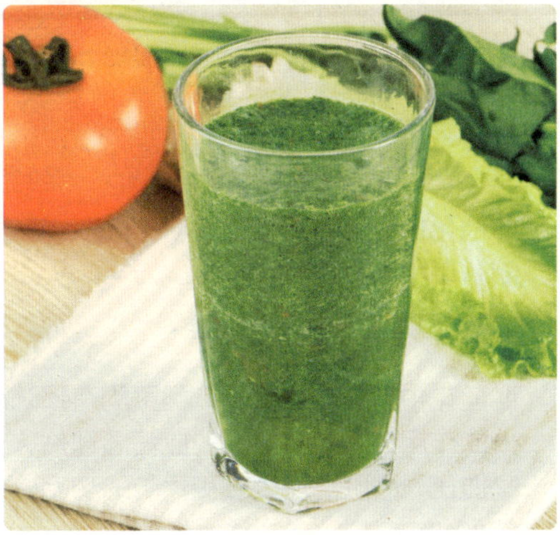

西蓝花 蔬菜皇冠

西蓝花中富含蛋白质、糖类、维生素等。其矿物质成分比其他蔬菜更全面，比同属于十字花科的白菜花高出很多。西蓝花含维生素 C 较多，比大白菜、番茄、芹菜都高，其最显著的功效就是防癌抗癌，尤其是在防治胃癌、乳腺癌方面效果尤佳。

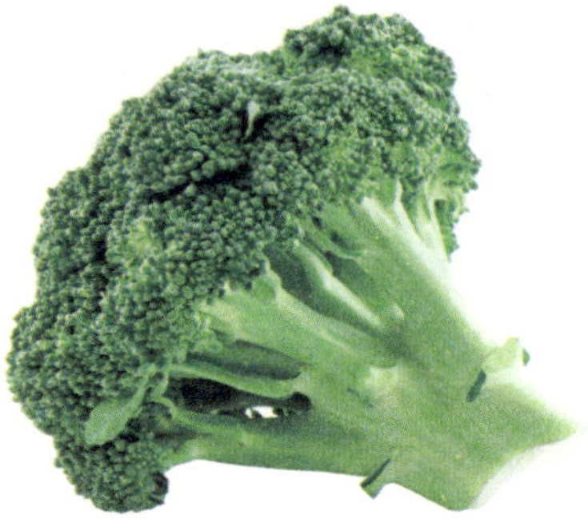

性味・归经

性凉，味甘，入肾、脾、胃经。

功效解析

防癌抗癌

西蓝花不但能给人补充一定量的硒和维生素 C，同时也能供给丰富的胡萝卜素，起到阻止癌前病变细胞形成的作用，抑制肿瘤的生长。

降血糖

西蓝花属于高纤维蔬菜，能有效降低肠胃对葡萄糖的吸收，进而降低血糖，有效控制糖尿病的病情。

提高免疫力

西蓝花含有丰富的维生素 C，能增强肝脏的解毒能力，提高机体免疫力。

保护血管

西蓝花中含有的类黄酮。类黄酮有预防感染的作用，而且是最好的血管清理剂，对高血压、心脏病有调节和预防的功用。

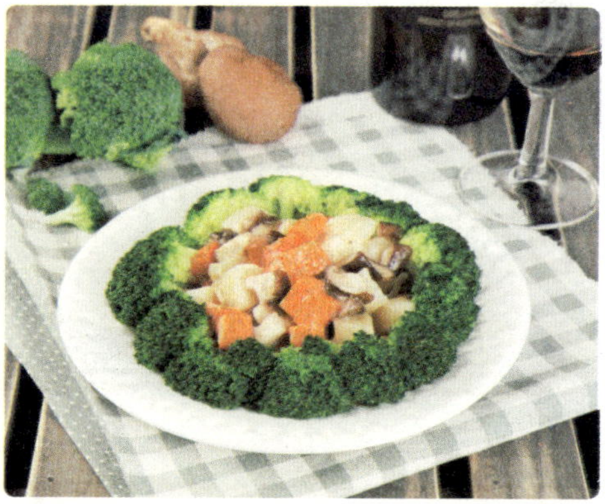

食用宜忌

①西蓝花适宜生长发育期的儿童及口干口渴、消化不良、食欲不振、大便干结者，癌症患者、肥胖者、体内缺乏维生素 K 者食用。
②烹煮西蓝花的时间不宜过长，以免破坏其抗癌防癌的营养成分。
③西蓝花茎部的营养价值比花球部还高，应保留食用。
④西蓝花适合生吃，且要细细地咀嚼，使抗癌物质充分释放。

健康食养方

排毒减脂

双色花菜杂汤

做法: 西蓝花、花椰菜各200克,土豆、胡萝卜块各50克，猪瘦肉150克，食用油、盐各适量。双色花菜掰匀洗净焯水。土豆、胡萝卜入油锅爆炒，加水煮至熟软时倒入双色花菜、猪瘦肉煮开后再加盐调味即可。

解析: 双色花菜都富含维生素C，能增强肝脏的解毒能力。

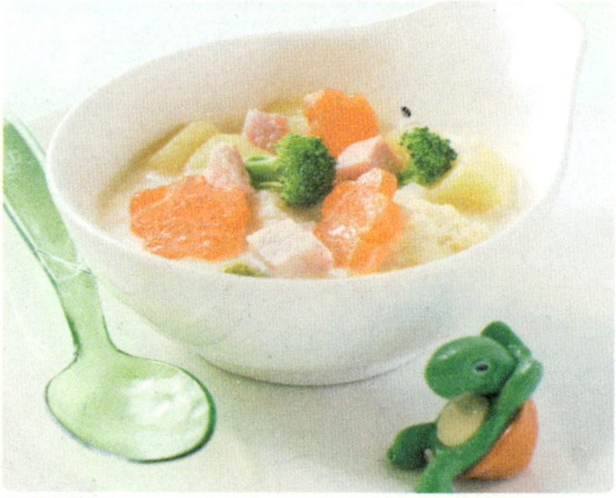

产后恢复

西蓝花芹菜苹果汁

做法: 西蓝花、芹菜各50克，苹果100克，白糖适量。苹果去皮去核，同西蓝花分别切块。将所有材料放入榨汁机中榨成汁后倒入杯中，加入白糖拌匀即可。

解析: 西蓝花富含多种营养素，芹菜能中和体内的钙质和酸性物质。此款果蔬汁热量低,饱腹感强,为减肥佳品。

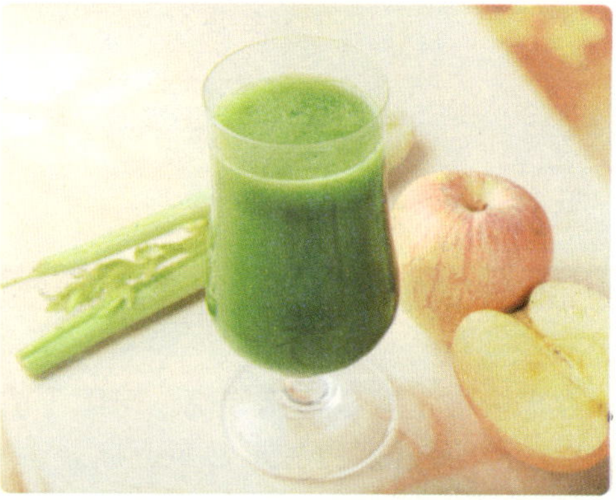

辅助治疗肾阳不足

西蓝花炒虾仁

做法: 西蓝花250克，鲜虾180克，蒜末、食用油、盐各适量。鲜虾去虾线、尾、壳，西蓝花掰朵焯水沥干。锅中热油炒香蒜末、西蓝花，加水煮沸后加虾仁翻炒均匀,最后加盐调味即可。

解析: 虾仁肉质松软、易消化，西蓝花含维生素C，能提高机体免疫力，本道菜适合于辅助治疗肾阳不足的人士食用。

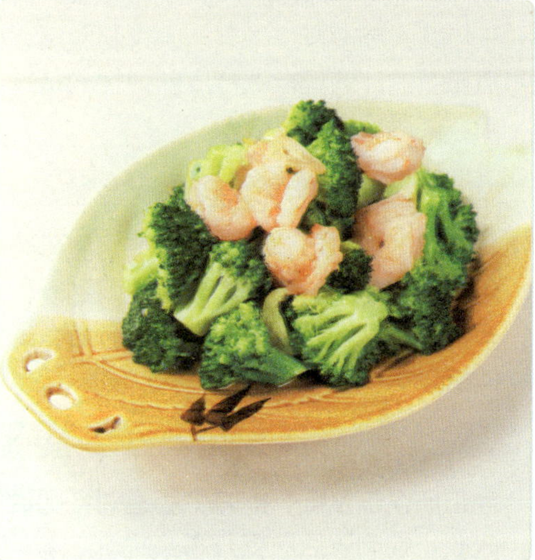

丝瓜 厨房清洁圣品

丝瓜因其老后瓤子网络如丝而得其名，丝瓜中含大量的皂苷和黏液，干燥后的丝瓜可清洁器皿，又称为“洗锅罗瓜”。其含有防止皮肤老化的B族维生素，维生素C等，能保护皮肤、消除斑块，使皮肤洁白细嫩，是不可多得的美容佳品，故丝瓜汁有“美人水”之称。

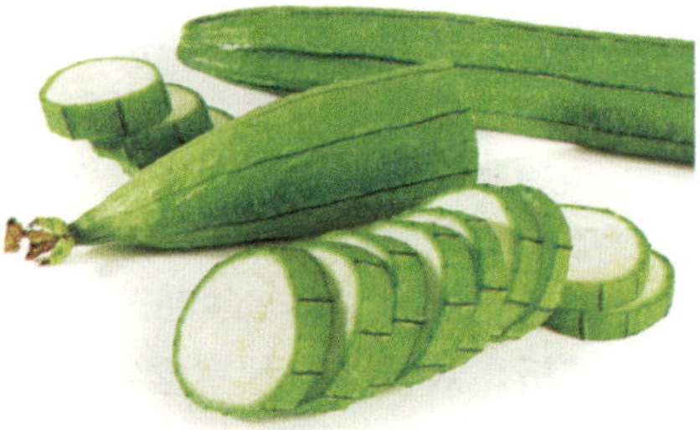

性味·归经

性凉，味甘，入肝、胃经。

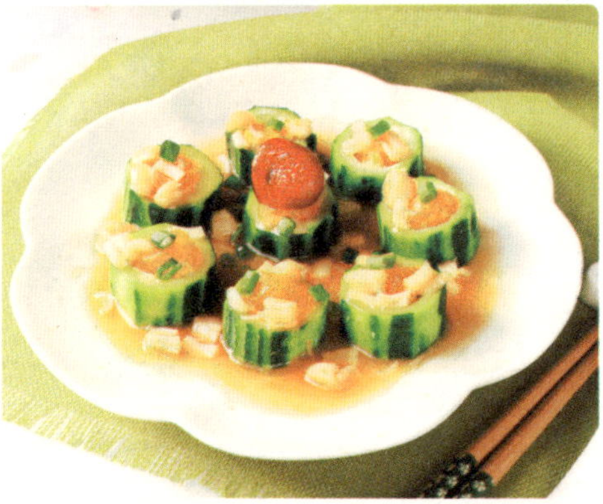

功效解析

抗坏血病

丝瓜中维生素C含量较高，可用于抗坏血病及预防各种维生素C缺乏症。

健脑美容

由于丝瓜中B族维生素等含量高，有利于小儿大脑发育及中老年人大脑健康；丝瓜藤茎的汁液具有保持皮肤弹性的特殊功能，能美容去皱。

抗病毒、抗过敏

丝瓜提取物对乙型脑炎病毒有明显预防作用。在丝瓜组织培养液中还提取到一种具有抗过敏性物质——泻根醇酸，其有很强的抗过敏作用。

调节血糖

丝瓜所含热量低，能减少肠道对葡萄糖的吸收，控制餐后血糖升高。

食用宜忌

①月经不调者，身体疲乏、痰喘咳嗽者以及产后乳汁不通的妇女适宜食用丝瓜。
②食用丝瓜首选嫩瓜，烹调时加入姜调味，中和丝瓜的寒性。
③体虚内寒、腹泻者不宜多食丝瓜。
④丝瓜有凉血寒滑的作用，秋凉时也不宜多吃，以预防腹泻。

健康食养方

夏季滋补养颜汤

丝瓜瘦肉汤

做法： 丝瓜 1 根，瘦肉 100 克，胡萝卜半根，盐适量。丝瓜洗净去皮，切片；猪瘦肉、胡萝卜洗净，切薄片。锅中加适量水及以上食材，大火烧开后改小火多煮约 5 分钟，加盐调味即可。

解析： 丝瓜含多种人体所需营养素，猪肉含优质蛋白。丝瓜瘦肉汤适合夏天水分缺失及中暑者食用。

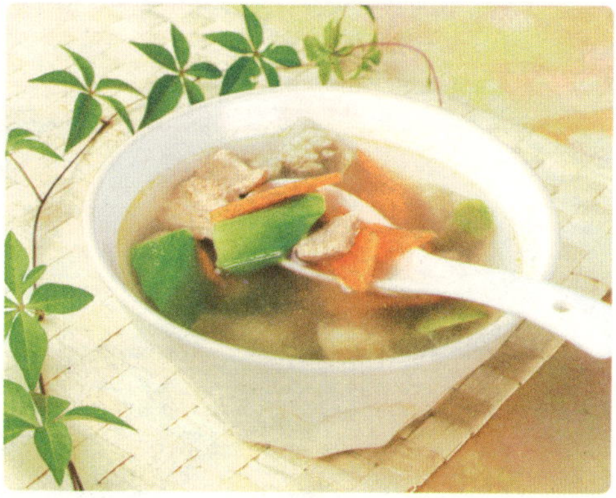

儿童营养佳品

丝瓜排骨粥

做法： 丝瓜、排骨块各 150 克，大米 100 克，香油少许。将材料洗净，大米浸泡半小时，排骨块焯水，丝瓜切片。先煲排骨 1 小时，加大米煮 20 分钟。放丝瓜煮 10 分钟，淋入香油即可。

解析： 丝瓜中富含维生素 C 和 B 族维生素。丝瓜排骨粥具有清热解毒，消炎祛暑的作用，适合夏季食用。

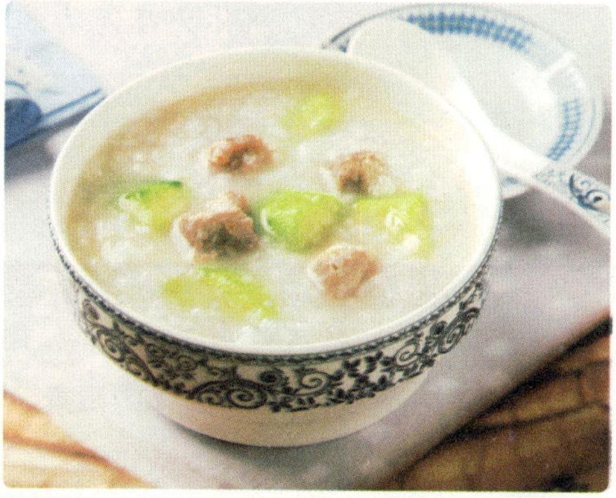

生活妙用方

美人水——丝瓜汁

做法： 将丝瓜榨汁敷脸上，轻拍至吸收。丝瓜能防止皮肤老化和增白皮肤。护肤除斑，为美容佳品。

天然洗洁精——干燥丝瓜络

做法： 老丝瓜洗净晒干去壳和子，可清洁厨房用品。其含有皂苷和大量黏液，像洗洁精一样，具有清洁的功效。

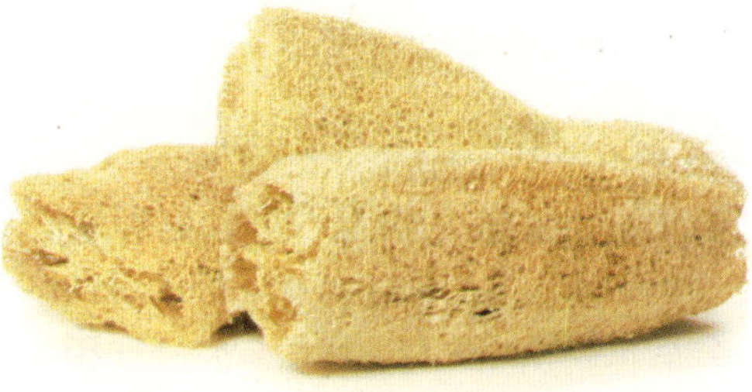

苦瓜

君子菜

民间认为苦瓜与任何食物（如鱼、肉等）同炒同煮，都不会把苦味传给对方，所以有人说苦瓜“有君子之德，有君子之功”，称之为“君子菜”。中医认为苦瓜具有清暑除烦、清热消暑、解毒、明目、降低血糖、补肾健脾、益气壮阳、提高机体免疫能力的功效。

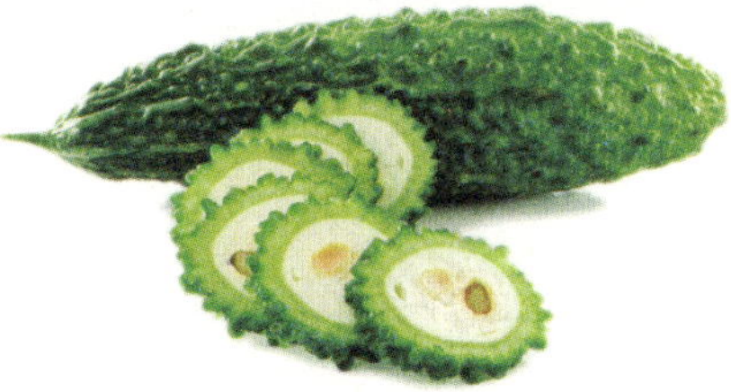

性味·归经

性寒，味苦，入心、肝、脾、胃经。

功效解析

清热解毒

苦瓜能泄去心中烦热，排除体内毒素。

促进食欲

苦瓜含苦瓜苷和苦味素，能增进食欲、健脾开胃。苦瓜植化素中的奎宁有利尿活血、消炎、清心明目的功效。

降血糖

苦瓜的新鲜汁液中含苦瓜苷和类胰岛素物质，有明显的降血糖作用，对糖尿病有一定的食疗功效。

预防心血管疾病

苦瓜的维生素C含量很高，具有预防坏血病、保护细胞膜、防止动脉粥样硬化、提高机体应激能力、保护心脏等作用。

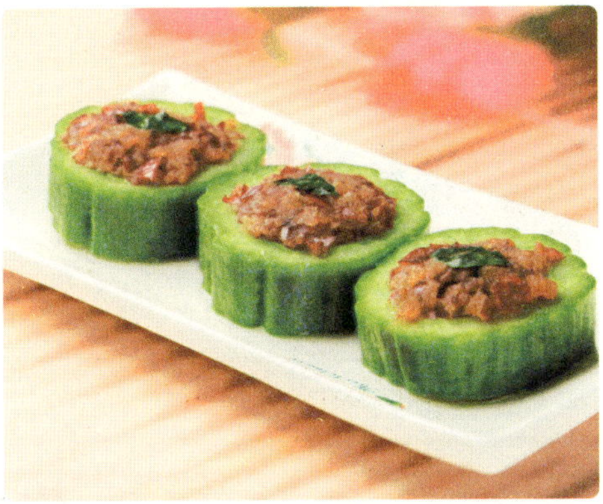

食用宜忌

①糖尿病、癌症、痱子患者适宜食用苦瓜。

②脾胃虚寒者慎服苦瓜。苦瓜含奎宁，会刺激子宫收缩，引起流产，孕妇慎食。

③空腹时不宜吃苦瓜，苦瓜具有一定的降血糖作用，空腹吃苦瓜会使血糖进一步降低，容易出现低血糖。

健康食养方

降火消暑方

苦瓜绿茶饮

做法：苦瓜1根，绿茶适量。将苦瓜剖开顶端，挖出瓤及子，填入适量绿茶茶叶，挂通风处阴干。用时切碎，每次取10克以开水冲泡，闷30分钟，连续饮用。

解析：苦瓜祛暑解热、解疲乏，绿茶清热解毒、增强肝肾功能。本品适合夏季饮用，能预防中暑、烦渴和小便不利。

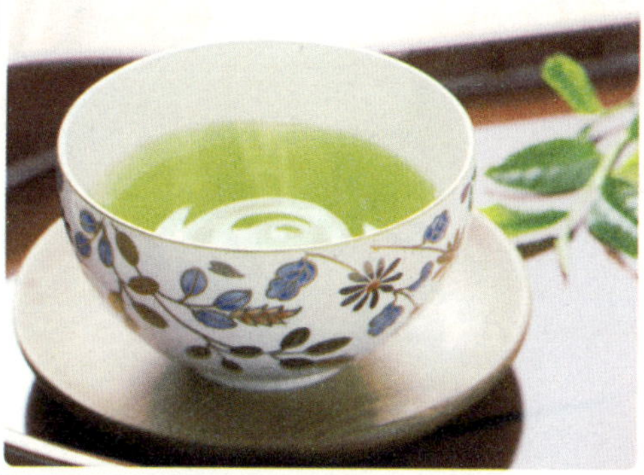

祛湿止痒

苦瓜绿豆豆浆

做法：绿豆、苦瓜各50克，白糖适量。绿豆洗净，浸泡4～6小时。苦瓜洗干净，切成小丁。将两者倒入豆浆机内打成浆，过滤，加白糖搅拌至溶化即可。

解析：绿豆具有清热祛湿的功能，能缓解湿疹发热等症状，而苦瓜中的奎宁，能清热解毒、祛湿止痒，适合夏天及患有湿疹的人士饮用。

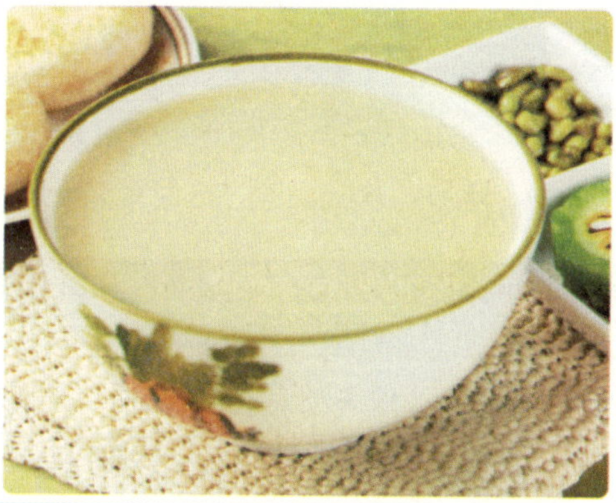

生活妙用方

美白瘦脸——苦瓜面膜

做法：苦瓜100克切碎，捣泥，放冰箱半小时取出均匀敷脸上15分钟，再以水洗净，长期使用可使肤白保湿。

祛痱止痒——苦瓜洗澡水

做法：苦瓜1根，去瓤及子，切块。加适量水和苦瓜煮10分钟，用于洗澡擦身。连续使用数天，可有效祛痱止痒。

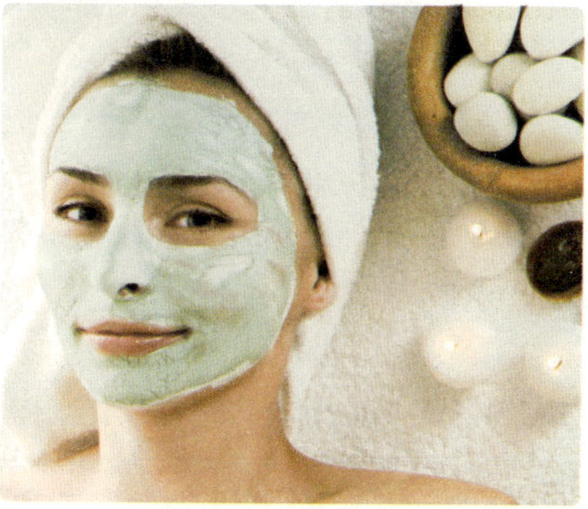

黄瓜 平民蔬菜

黄瓜富含蛋白质、糖类、维生素 B_2、维生素 C、维生素 E、胡萝卜素、烟酸、钙、磷、铁等营养成分。黄瓜具有除湿、利尿、降脂、镇痛、促消化的功效。

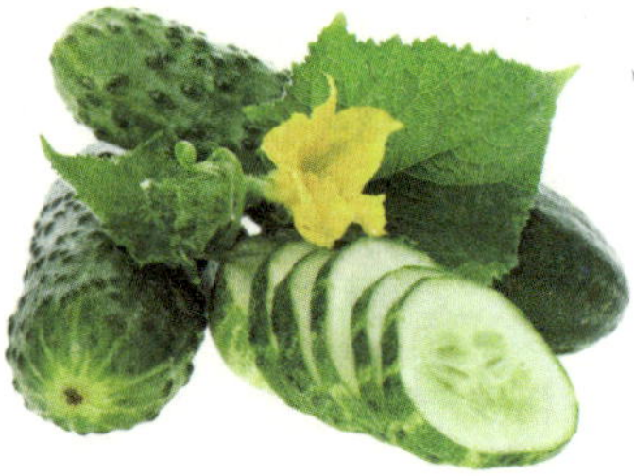

性味·归经

性凉，味甘，入肺、胃、大肠经。

功效解析

顺发亮甲

黄瓜中的硅可使头发更柔顺，指甲更亮更结实。而黄瓜中的硫还有利于刺激头发生长。

美容护肤

研究发现，新鲜黄瓜中的黄瓜酶能有效促进机体的新陈代谢，扩张皮肤的毛细血管，促进血液循环，增强皮肤的氧化还原作用，因此黄瓜具有美容的效果。

清新口气、护肾脏

黄瓜汁对治愈牙龈疾病有益，常吃能使口气更清新。此外黄瓜还可降低体内尿酸水平，对肾脏具有保护作用。

预防糖尿病，降血压

黄瓜中的一种激素有利于胰腺分泌胰岛素，可辅助治疗糖尿病。黄瓜富含的膳食纤维、钾和镁能调节血压水平，预防高血压。

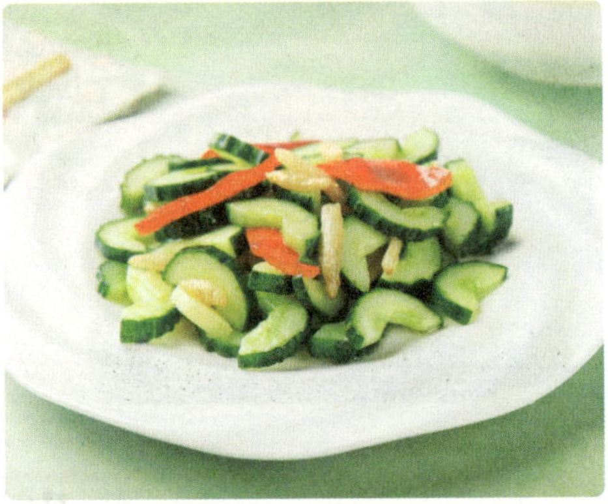

食用宜忌

①热病患者，肥胖、高血压、高脂血症、水肿、癌症、嗜酒者及糖尿病患者适宜常吃黄瓜。

②脾胃虚弱、胃寒、腹痛腹泻、肺寒咳嗽者应慎食黄瓜。

③黄瓜的尾部含有较多的苦味素，有抗癌的作用，不要去掉。

④黄瓜连皮吃，补充维生素的效果更好。

健康食养方

消除四肢水肿

黄瓜水

做法： 颜色略老的黄瓜1根。黄瓜洗净后剖开，备用。锅中加适量清水和黄瓜，煮至黄瓜软烂即可。空腹时将其一次吃完。

解析： 水肿轻的可取老黄瓜的绿皮100克，加水煎成1碗，连续服用利尿的效果更好。

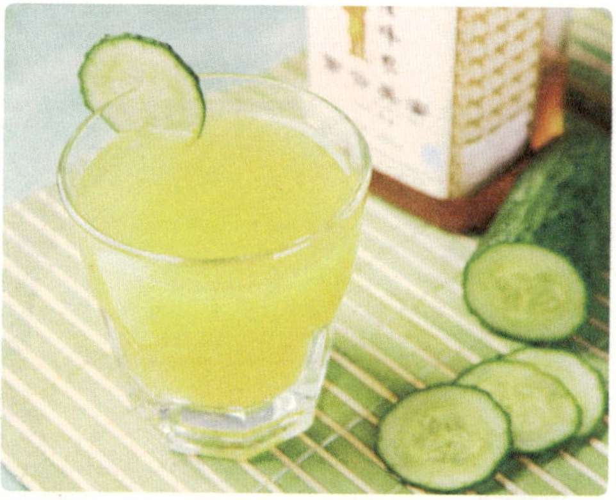

快手营养早点

黄瓜土豆饼

做法： 土豆250克，黄瓜200克，小麦面粉150克，盐、食用油、鸡粉各适量。黄瓜、土豆切丝。将材料和水拌匀制成面糊，加调料调味。锅中热油，烙面糊，煎至两面呈金黄色即可。

解析： 黄瓜含丰富的维生素，土豆润肠通便、增强免疫力，两者结合补充人体多种营养素，开启活力满满的一天。

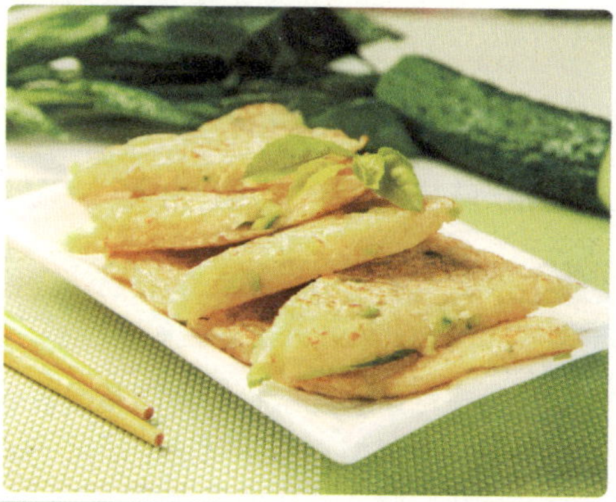

生活妙用方

美容保湿——黄瓜擦脸

做法： 斜切下一片黄瓜薄片在脸上反复打圈涂抹，反复几次，以水洗净。长期使用可使皮肤紧致、保湿。

治口唇裂——黄瓜蒂

做法： 取鲜黄瓜蒂涂抹口唇裂痕处，止痛、愈合见效很快。下一次再用时削去旧的切面即可。

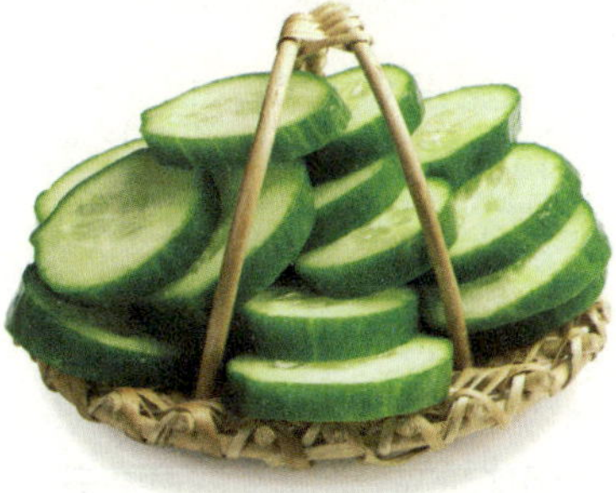

冬瓜

瘦身瓜

冬瓜维生素中以维生素C、维生素B_1、维生素B_2及烟酸含量较高。冬瓜不含脂肪，膳食纤维高，营养丰富而且结构合理。常吃冬瓜有利于身体健康。中医认为冬瓜的肉、皮、子、藤、叶均可入药。冬瓜皮以利尿见长。冬瓜子以健脾养颜、止咳化痰见长。

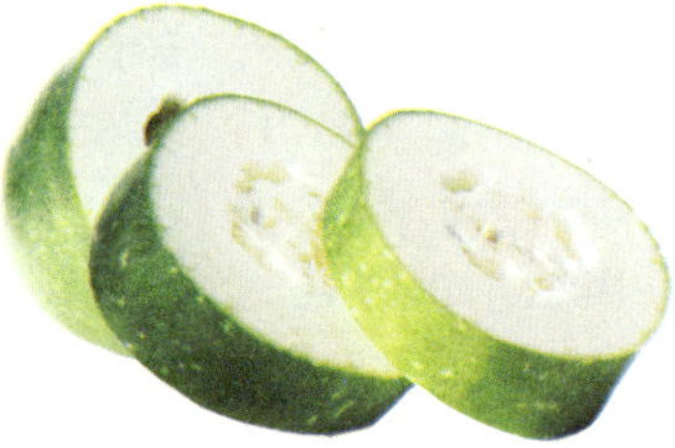

性味·归经

性凉，味甘，入肺、大肠、小肠、膀胱经。

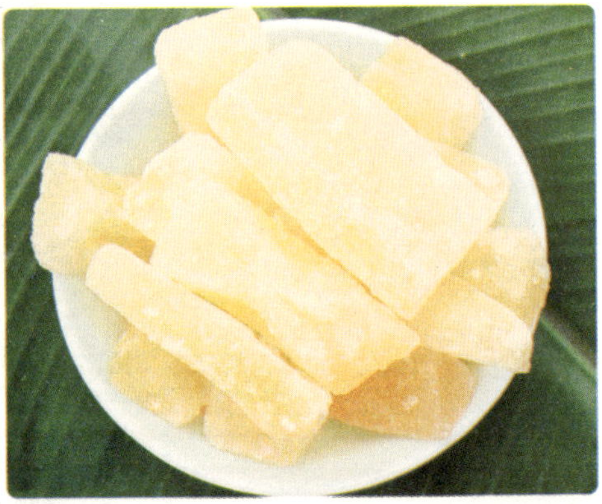

功效解析

降压，护血管

冬瓜含多种矿质元素，其含钾量显著高于含钠量，属典型的高钾低钠型蔬菜，适宜高血压和心脑血管疾病患者食用。

减脂美肤

冬瓜中含丙醇二酸，能有效地抑制糖类转化为脂肪，加之冬瓜不含脂肪，热量不高，可以帮助形体健美。

利尿消肿

冬瓜含维生素C较多，且高钾低钠，高血压、肾脏病、水肿病等患者食之，有助于消肿而不伤正气。

护肾

冬瓜汁及冬瓜提取物能增加排尿量，减轻由升汞引起的肾病病变程度，并具有显著减少血清肌酐含量的作用。

食用宜忌

①肾病、水肿、肝硬化腹水、癌症、脚气病、高血压、糖尿病、动脉硬化、冠心病、肥胖以及缺乏维生素C者宜食冬瓜。

②冬瓜性凉，脾胃虚弱、肾脏虚寒、久病滑泄、阳虚肢冷者忌食。

③烹饪时可加入姜等温热的食材或调味料，中和冬瓜的寒凉属性。

④冬瓜与鲫鱼都是消肿利尿的食材，同食会造成尿量增多，如果不是水肿者，最好不要将两者同食。

健康食养方

健康瘦身餐

冬瓜草菇球

做法：鲜草菇、冬瓜球各 250 克，水淀粉、辣椒、盐各适量。冬瓜和草菇分别煮透捞出。锅中加适量水烧开后加入冬瓜和草菇，加水淀粉勾芡，加盐调味盛出，装盘后码上辣椒即可。

解析：草菇富含维生素 C，提高免疫力，冬瓜清热祛暑、解毒排脓，二者相配，清淡味美，健脾利水、减肥消肿。

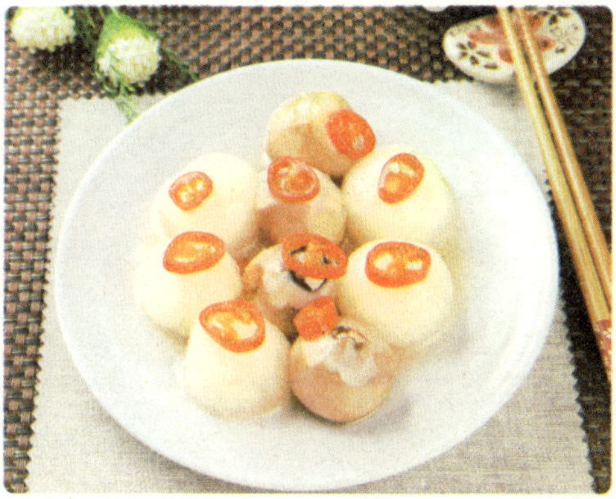

美肤消暑

冬瓜薏米糖水

做法：冬瓜 100 克，水发薏米 50 克，红枣 5 颗，冰糖适量。冬瓜去皮洗净，切块。锅中加水大火烧开加入薏米，改小火煮 30 分钟，加冬瓜块和红枣，再煮 8 分钟，加冰糖调味即可。

解析：冬瓜祛湿解暑，薏米常食可使皮肤光泽细腻。此汤能清热生津，能使肌肤光泽，适合夏季保养皮肤人士饮用。

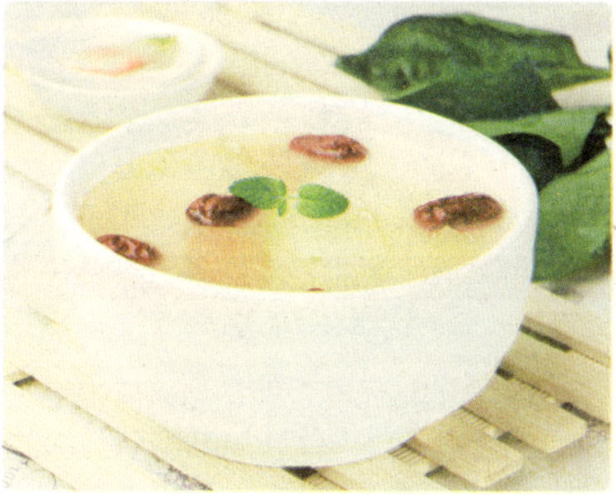

生活妙用方

轻松去汗渍——冬瓜汁液

做法：冬瓜 1 块切碎，捣烂成汁，涂在衣物的汗渍处来回搓洗，之后用水清洗干净即可去除汗渍。

美容佳品——冬瓜汁

做法：冬瓜去皮捣成汁，洗脸后，用其按摩皮肤 5 分钟再洗净。长期用其敷脸可使皮肤细润光滑，减少黄褐斑。

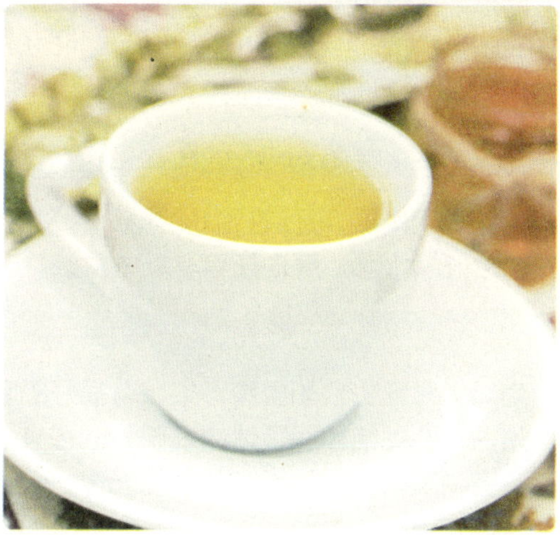

南瓜 优质代粮食品

南瓜产量大、易成活、营养丰富，荒年可以代粮，故又称“米瓜”。南瓜含有淀粉、蛋白质、胡萝卜素、维生素和钙、磷等成分，为农村人经常食用的瓜菜，并日益受到城市人的重视。中医认为其具有润肺益气、消炎止痛、降低血糖、驱虫解毒、美容等功效。

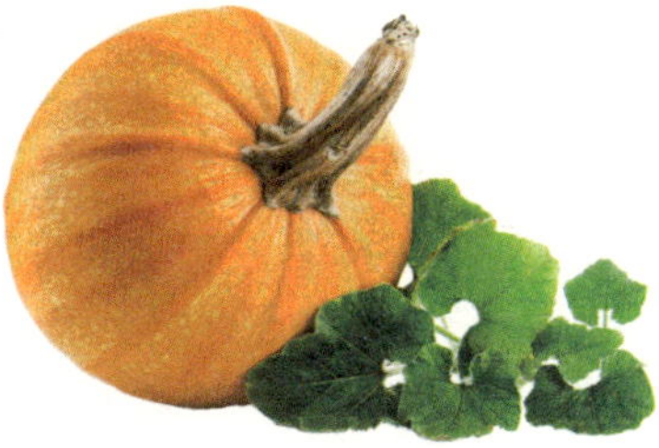

性味·归经

性温，味甘，入脾、胃经。

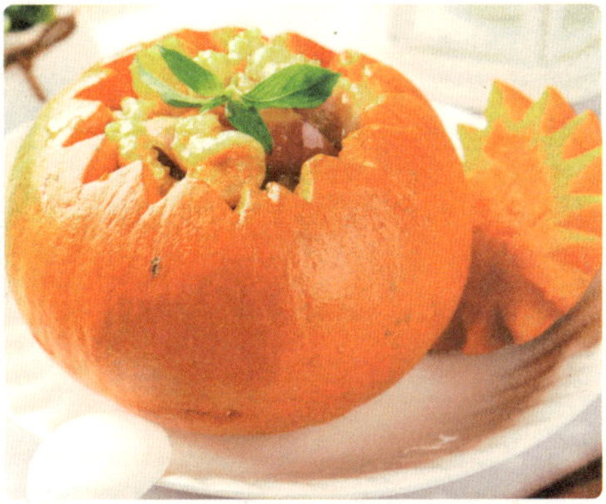

功效解析

防治糖尿病

南瓜富含的钴元素，能参与人体内维生素 B_{12} 的合成，是人体胰岛细胞所必需的微量元素，对防治糖尿病，降低血糖有特殊疗效。

防癌，增强细胞再生能力

南瓜能消除致癌物质亚硝胺的突变作用，有防癌功效；并能帮助肝、肾功能的恢复，增强肝、肾细胞的再生能力。

防治妊娠并发症

孕妇食用南瓜，可促进胎儿的脑细胞发育，防治妊娠水肿、高血压等孕期并发症。

解毒

南瓜内含维生素和果胶，果胶有很好的吸附性，能黏结和消除体内细菌毒素和其他有害物质，如铅、汞和放射性元素，起到解毒作用。

食用宜忌

①糖尿病、动脉硬化、胃黏膜溃疡、痢疾、蛔虫病、脾胃虚弱者、营养不良者、便秘者以及中老年人适宜食用南瓜。
②南瓜性温，体内胃热盛者少食；南瓜性偏壅滞，气滞中满者慎食。发物，服用中药期间不宜食用。
③多吃南瓜会助长湿热，尤其皮肤患有疮毒易风痒、黄疸和脚气病患者皆不宜多量食用。

健康食养方

润燥宁心

百合蒸南瓜

做法： 南瓜 200 克，鲜百合 70 克，冰糖 30 克。去皮的南瓜切块，整齐摆入盘中，再摆上冰糖、百合。蒸锅中放入南瓜盘以大火蒸 25 分钟至南瓜熟软。掀开锅盖，将南瓜取出即可。

解析： 南瓜富含维生素 A，维生素 E，能够增强机体免疫力，有效改善秋燥症状，百合润肺清心安神，有清热宁心作用。

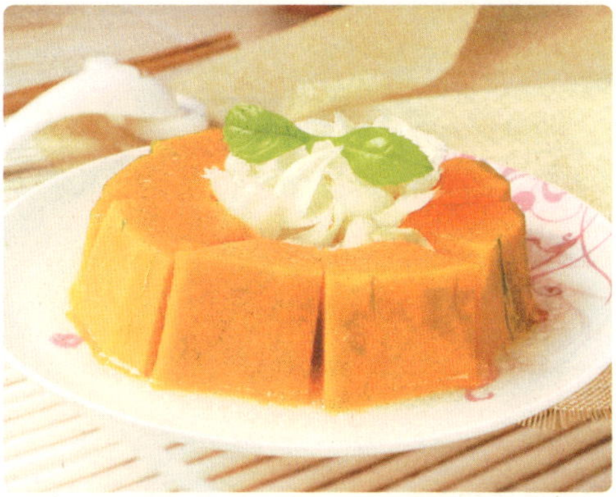

养胃护胃的佳品

南瓜小米粥

做法： 南瓜 100 克，小米 100 克，葱花适量。南瓜洗净切小块。小米放入锅内加适量水煮约 30 分钟，加南瓜块再煮 15 分钟至软烂盛出，撒上葱花即可。

解析： 南瓜清热解毒，且富含膳食纤维。南瓜小米粥不但有很好的饱腹感，而且热量非常低，是养胃清肠的佳品。

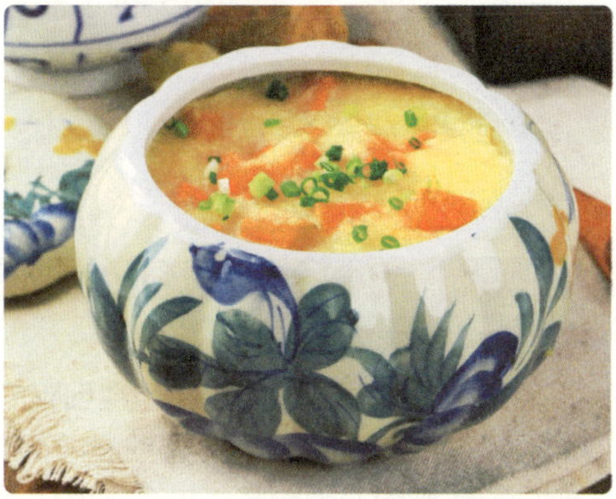

生活妙用方

治刀伤——南瓜叶粉末

做法： 南瓜叶晒干，制成粉末存放，治刀伤时，先消毒再敷，能活血止疼，疗效明显，此方为古代用来止血的偏方。

消炎止痛——南瓜外敷

做法： 南瓜 200 克，三黄散 15 克。将南瓜和三黄散一起捣烂，敷在疼痛部位，消炎止痛，对红肿也有明显改善。

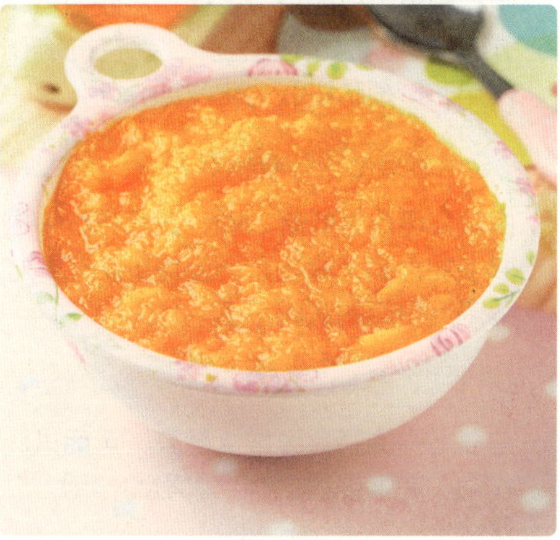

白萝卜 十月小人参

白萝卜是常见的蔬菜，生食熟食均可，其味略辛辣。白萝卜含芥子油、淀粉酶和粗纤维，可促进消化、增强食欲。白萝卜中的矿物质可促进胃肠蠕动，有助于体内废物的排出。因此有“冬吃萝卜夏吃姜，不用医生开药方”的说法。《本草纲目》称之为“蔬中最有利者”。

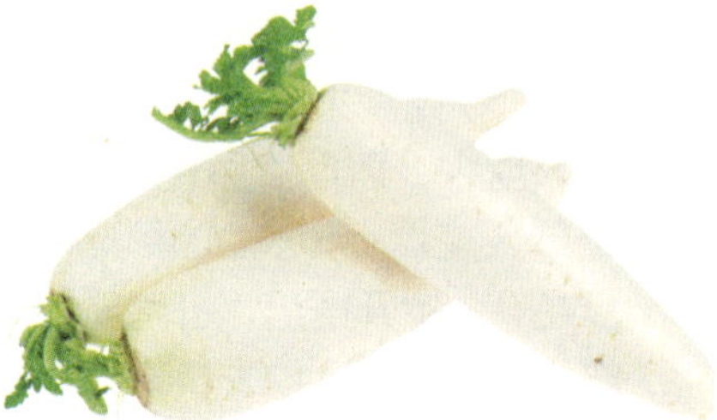

性味·归经

性凉，味辛、甘，入肺、胃经。

功效解析

防癌

白萝卜含有木质素，能提高巨噬细胞的活力，吞噬癌细胞。此外，萝卜所含的多种酶，能分解致癌的亚硝酸胺，具有防癌作用。

嫩肤抗衰

白萝卜中的维生素C能防止皮肤的老化，阻止黑色色斑的形成，保持皮肤白嫩。此外，维生素A和维生素C都有抗氧化的作用，可预防皮肤老化及动脉硬化等。

解酒

白萝卜可改善肝脏功能，缓解宿醉，因白萝卜富含消化酶，可调整胃肠功能，舒缓醉酒后引起的胃肠不适。

清肠排毒

白萝卜中的膳食纤维含量高，可促进肠胃蠕动，消除便秘，起到排毒的作用。

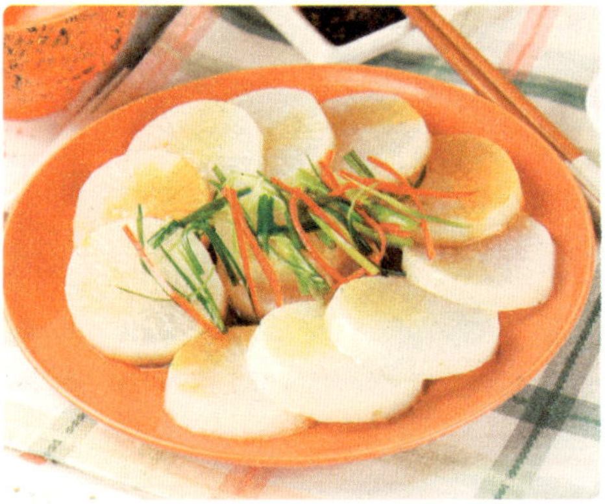

食用宜忌

①头屑多、头皮痒者，咳嗽、鼻出血者，心血管病患者及食欲不振、易感冒者适宜食用白萝卜。

②萝卜性偏寒凉而利肠，脾虚泄泻者慎食或少食；慢性胃炎、单纯甲状腺肿、先兆流产、子宫脱垂等患者忌吃。

③胡萝卜和白萝卜不适合调配在一起食用，白萝卜的维生素C含量极高，而胡萝卜中含有一种叫抗坏血酸的解酵素，会破坏白萝卜中的维生素C。

健康食养方

调理高脂血症

白萝卜丝烧带鱼

做法： 带鱼 250 克，白萝卜 100 克，食用油、黄酒、盐、葱段各适量。带鱼洗净切段，加调料腌制。白萝卜洗净切丝，焯水沥干。将带鱼炸至呈金黄色，放入配料煸香，加白萝卜丝和水至烧开，加盐调味，再撒上葱段即可。

解析： 白萝卜宽中下气，带鱼富含镁元素，对心血管系统有很好的保护作用。

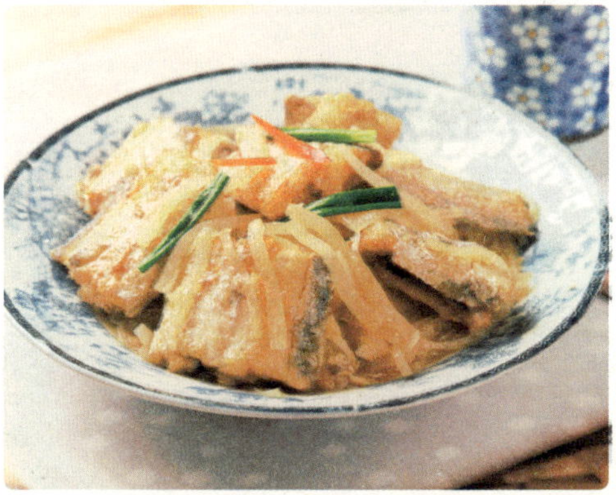

养心安神

白萝卜红枣甘草汤

做法： 白萝卜 50 克，排骨 250 克，红枣 10 颗，甘草 5 克，盐适量。白萝卜切块，排骨加料酒氽水。锅中加适量水烧开加入排骨煮 1 小时，再放入其他材料，续煮 15 分钟，加盐调味即可。

解析： 红枣益气补血，白萝卜清热生津，排骨滋阴壮阳、益精补血，此汤具有养心安神的功效。

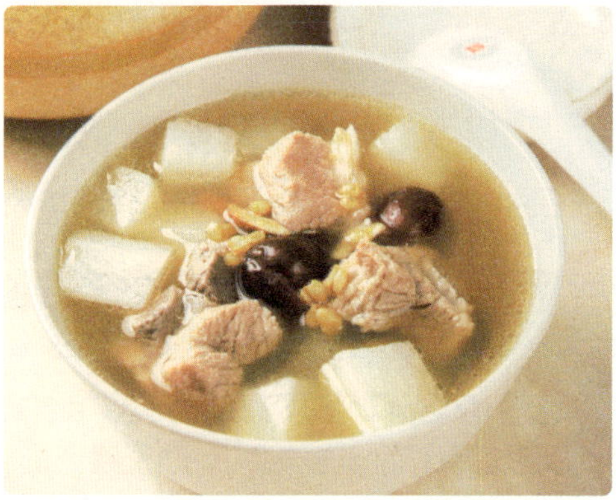

生活妙用方

去除腥味——白萝卜除味

做法： 将白萝卜戳几个孔，在炖牛羊肉时放进去 5 分钟，可去除腥味。其含有的白萝卜素能去腥。

缓解头痛——白萝卜汁滴鼻

做法： 白萝卜洗净捣汁。滴入鼻内，可缓解各种头痛。其含芥子油，滴入鼻腔通过鼻黏膜迅速吸收，能通窍活血。

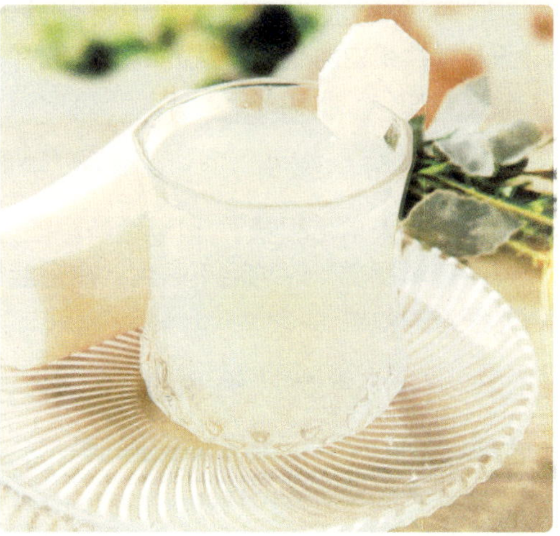

胡萝卜 护眼蔬菜

胡萝卜富含糖类、胡萝卜素、B族维生素等。中医认为它可补中气、健胃消食，治疗久痢、夜盲症等。β-胡萝卜素存在于胡萝卜的细胞壁中，细胞壁由纤维素构成，人体无法直接消化，唯有通过煮熟等方式使其细胞壁破碎，β-胡萝卜素才能释放出来，为人体消化吸收。

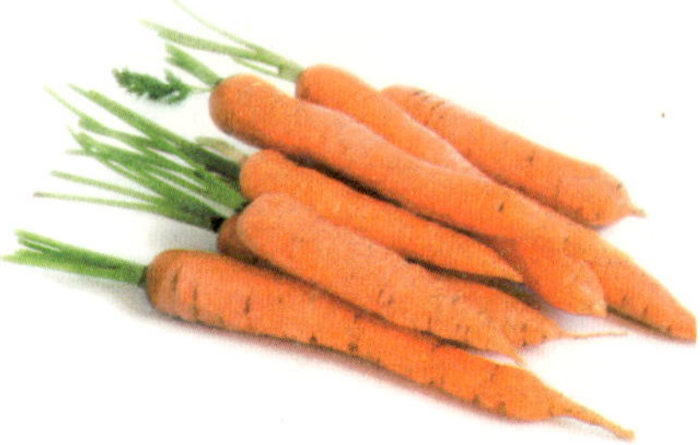

性味·归经

性平，味甘、涩，入心、肺、脾、胃经。

功效解析

促进心血管健康

胡萝卜富含降糖物质，如槲皮素、山柰酚，可增加冠状动脉血流量，有助于降低血脂，促进冠心病、高血压患者心血管健康。

祛斑，保持皮肤的弹性

胡萝卜含丰富的维生素A，具有抗氧化功能，可以预防肌肤衰老，还可以促进骨胶原及弹性蛋白的生长，从而令皮肤的弹性增强，加强锁水功效。

缓解眼疲劳，防治眼病

常用眼的人常吃胡萝卜，可以缓解眼疲劳，维持正常视觉，对防治干眼病、夜盲症具有很好的效果。

促进肠道健康

胡萝卜中的植物纤维具有很强的吸水性，可以起到通便润肠的作用。

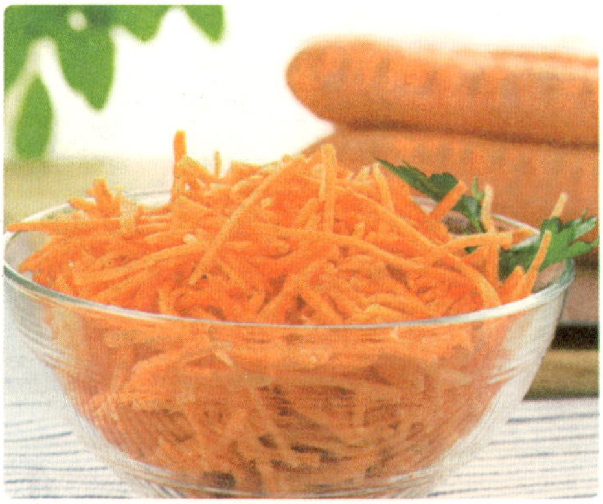

食用宜忌

①癌症、高血压、夜盲症、干眼症、营养不良、食欲不振、皮肤粗糙者适宜常吃胡萝卜。
②脾胃虚寒者忌食胡萝卜。
③食用胡萝卜应用少许油或与肉炒熟后再吃，有助于吸收β-胡萝卜素。
④胡萝卜不宜与富含维生素C的蔬菜、水果同食，如菠菜、油菜、番茄、柑橘、柠檬、草莓等，以免破坏维生素C，降低营养价值。

健康食养方

婴幼儿辅食

胡萝卜豆腐泥

做法：胡萝卜1根，嫩豆腐50克，鸡蛋1个。胡萝卜洗净剁碎，放锅内煮熟，加入嫩豆腐边捣碎边煮。5分钟后，汤汁变少时，打鸡蛋入锅煮熟即可。

解析：胡萝卜富含维生素A与β-胡萝卜素，可预防夜盲症、加强眼睛辨色能力。豆腐富含钙质，有益于齿、骨骼的生长发育。

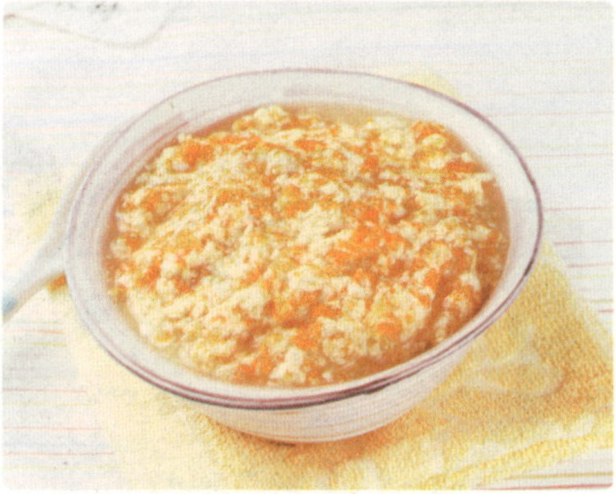

缓解伤风感冒

蜂蜜胡萝卜汁

做法：胡萝卜1根，蜂蜜适量。胡萝卜洗净榨汁，入蜂蜜调匀，即可食用。

解析：蜂蜜味甘，性平，具有补中缓急、润肺止咳的功效，胡萝卜健脾和胃，里面含有的木质素能够提高机体的免疫力，所以对伤风感冒，有一定的辅助疗效。

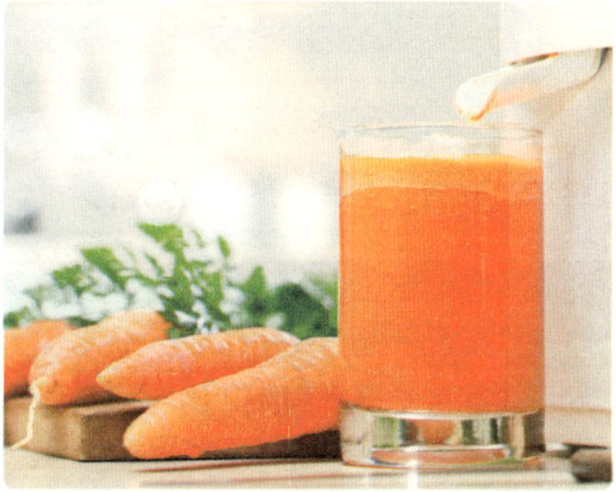

生活妙用方

去除血渍——胡萝卜汁和盐

做法：胡萝卜20克，将盐与捣烂的胡萝卜混合搅拌，涂在衣物沾染的血迹上，再用清水洗净，血迹即掉。

淡化斑点——胡萝卜汁

做法：胡萝卜捣烂取汁，取10～30毫升，每天早晚涂于面部，待略干后，用涂有植物油的手轻拍脸部，可淡化面部斑点。

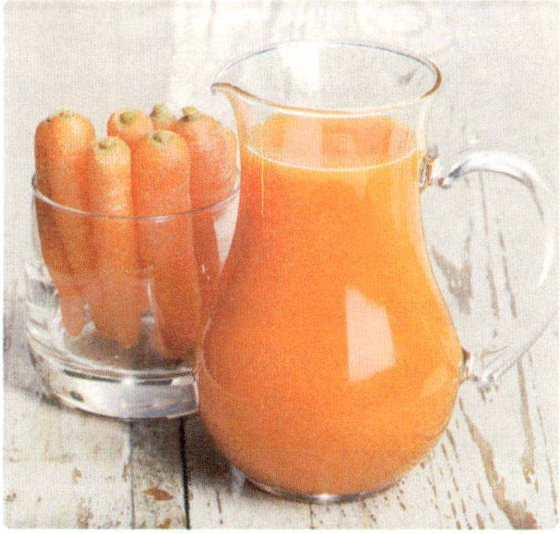

茄子 富含维生素P

中医认为茄子果、根、茎、叶可入药，为收敛剂，有利尿之效。叶可以做麻醉剂，果生食可解食菌中毒。茄子含蛋白质、维生素P，脂肪、糖类以及矿物质等。茄子富含的维生素P就在它的皮里，能防止维生素C被氧化而受到破坏，增强维生素C的效果。

性味·归经

性凉，味甘，入脾、胃、大肠经。

功效解析

抗衰老

茄子中的维生素E有防止出血和抗衰老功能。常吃茄子，对延缓人体衰老具有积极的意义。

保护心血管、抗坏血病

茄子富含维生素P，维生素P能增强人体细胞间的黏着力，增强毛细血管的弹性，减低毛细血管的脆性及渗透性，防止微血管破裂出血，使心血管保持正常的功能。

降低胆固醇

茄子含有皂草苷，可促进蛋白质、脂质、核酸的合成，提高供氧能力，改善血液流动，防止血栓，提高机体免疫力。此外，医学上常用这种成分降低体内胆固醇。

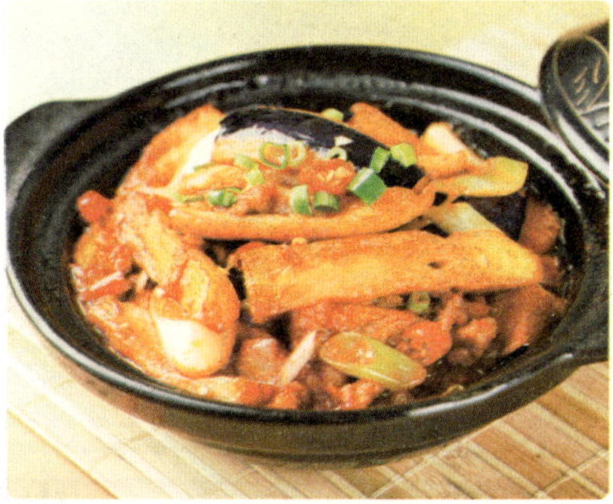

食用宜忌

①发热、咯血、便秘、高血压、动脉硬化、坏血病、眼底出血、皮肤紫斑症患者及容易内出血的人，容易长痱子、生疮疖的人可以多吃茄子。

②身体有消化不良、容易腹泻、脾胃虚寒、便溏症状的孕妇朋友不宜多吃茄子。

③吃茄子最好不要去皮，茄子去皮后易被空气氧化，很容易发黑，会影响人体对铁的吸收。

健康食养方

对抗自由基

肉末蒸茄子

做法： 茄子250克，猪肉末120克，洋葱碎20克，料酒、蚝油、葱末、盐各适量。猪肉末加洋葱碎、调味料拌匀腌渍，茄子切小段挖空，将腌好的肉末填入。锅内烧开水蒸10分钟即可。

解析： 洋葱可中和茄子的寒性，茄子皮富含维生素P，可防止维生素C被氧化，对抗自由基的入侵。

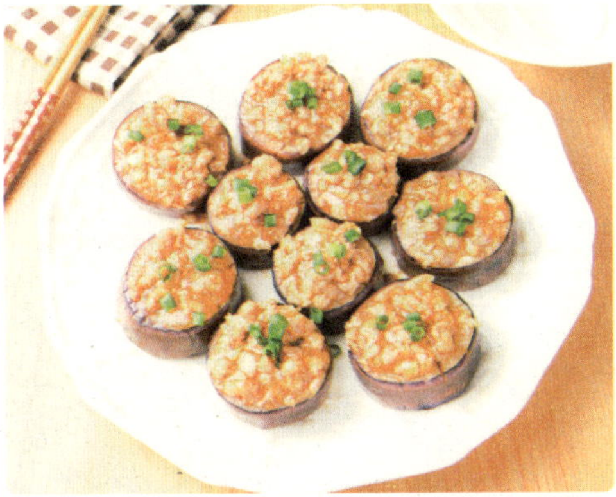

开胃下饭菜

酱扒茄子

做法： 茄子350克，猪里脊肉150克，食用油、葱、盐、甜面酱、味精、白糖、酱油各适量。茄子斜切加盐略腌，挤水后整齐摆盘蒸熟。猪肉、葱切丝。肉丝用热油炒熟，加配料调味勾芡，淋茄子上，再撒上葱即成。

解析： 茄子含多种营养成分，这道菜特别下饭，口感很好且酱香味十足。

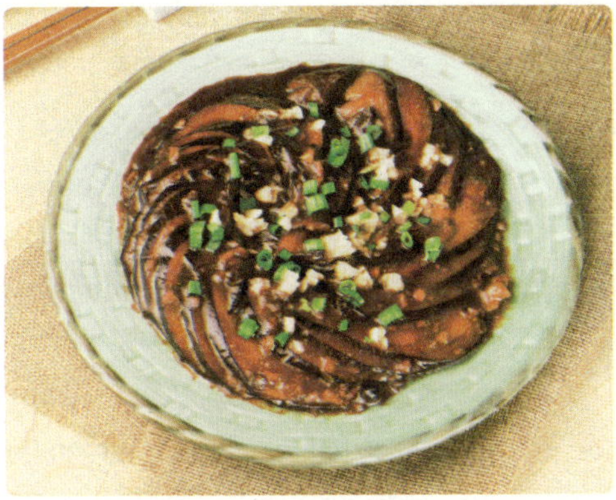

生活妙用方

祛痘——茄子皮

做法： 将茄子皮晒干研末，与蜂蜜搅拌成泥，均匀涂抹在有青春痘的部位，可以祛除青春痘及红肿，每天使用更佳。

治冻疮方——茄蒂煎水

做法： 茄子蒂200克放入锅中，加水500毫升煮20分钟，趁热泡洗冻疮患处。每晚浸泡，2～3天有明显效果。

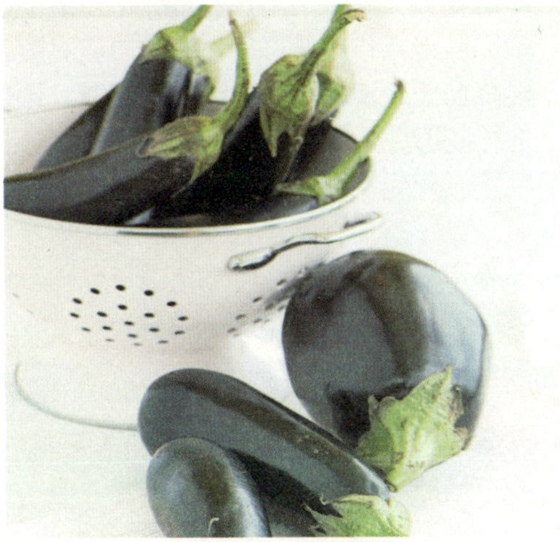

洋葱

蔬菜皇后

洋葱肉质柔嫩，汁多辣味淡，适合生食。洋葱供食用的部位为地下的肥大鳞茎（即葱头）。在国外它被誉为“菜中皇后”，营养价值较高。洋葱富含粗纤维及胡萝卜素、维生素等，还含有咖啡酸、芥子酸、桂皮酸、柠檬酸盐和多种氨基酸。

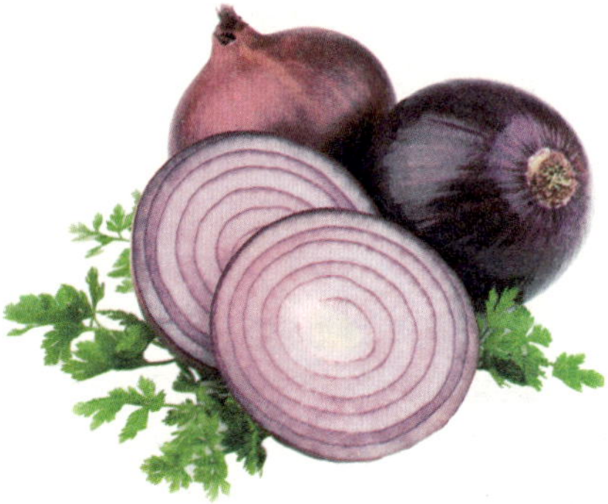

性味·归经

性温，味甘、微辛，入肝、脾、胃经。

功效解析

预防癌症

洋葱富含硒元素和槲皮素。硒是一种抗氧化剂，能刺激人体免疫反应，从而抑制癌细胞的分裂和生长。槲皮素则能抑制致癌细胞活性，阻止癌细胞生长。

维护心血管健康

洋葱是所知唯一含前列腺素 A 的蔬菜。前列腺素 A 能扩张血管、降低血液黏度，能降血压、增加冠状动脉的血流量，预防血栓的形成。

增进食欲

洋葱含有葱蒜辣素，这特殊气味可刺激胃酸分泌，增进食欲。

杀菌，预防感冒

洋葱中的植物杀菌素，有很强的杀菌能力，能有效抵御流感病毒、预防感冒。

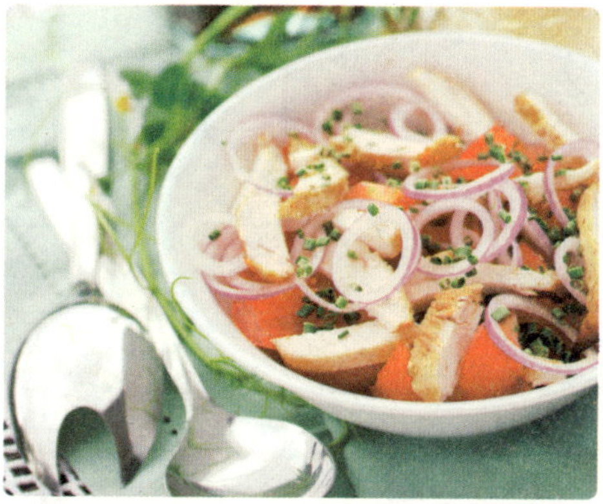

食用宜忌

①高血压、高脂血症、动脉硬化、糖尿病、癌症、急慢性肠炎、痢疾等病症患者以及消化不良、汁食减少和胃酸不足者适宜常吃洋葱。

②皮肤瘙痒性疾病、眼疾以及胃病、肺胃发炎者、热病患者不宜多食洋葱。

③洋葱生吃最好，但胃肠不适者应熟食。

④过食洋葱容易导致上火，造成腹胀、排气。

健康食养方

天然降压药

洋葱炒鸡蛋

做法: 洋葱1个，鸡蛋1个，食用油、盐、胡椒粉各适量。将洋葱切粗丝，鸡蛋加盐打匀。油起锅，加鸡蛋翻炒盛出，余油炒香洋葱，再加入鸡蛋翻炒，最后加盐、胡椒粉调味即可食用。

解析： 洋葱具有明显降压作用，能抑制高脂肪饮食引起的血脂升高，是三高患者降低血糖、血压、血脂的佳品。

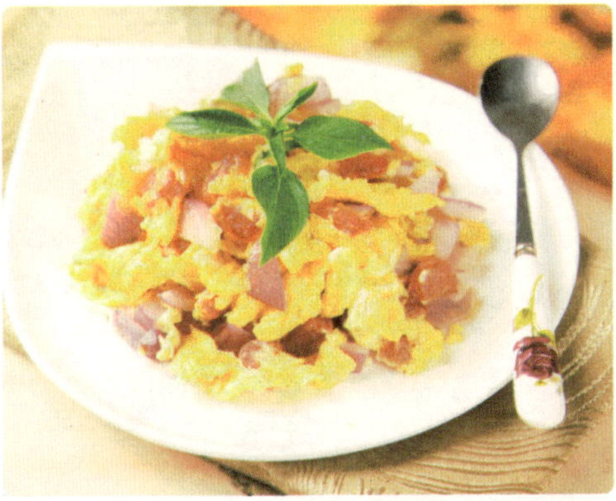

营养均衡佳肴

洋葱小米蒸排骨

做法： 小米200克，排骨块300克，洋葱丝35克，姜丝少许，盐适量。将所有食材拌匀装入蒸碗，腌渍20分钟。大火蒸35分钟至食材熟透即可。

解析： 小米易消化，洋葱有明显的降血脂、增强纤维蛋白溶解活性的作用，排骨含有蛋白质等营养物质，三者同食，是家常营养美味的菜肴。

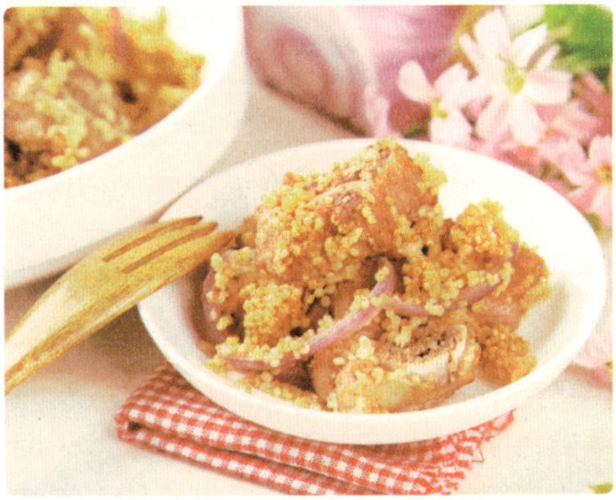

生活妙用方

安神助眠——枕边放洋葱

做法： 洋葱少许切碎装盘，置于枕边，其特有的刺激成分，能发挥镇静神经、诱人入眠的神奇功效。

清洁玻璃——洋葱片擦玻璃

做法： 洋葱剥开成片，用洋葱片反复擦拭玻璃即可，此法同样适用擦拭刷油漆的家具。

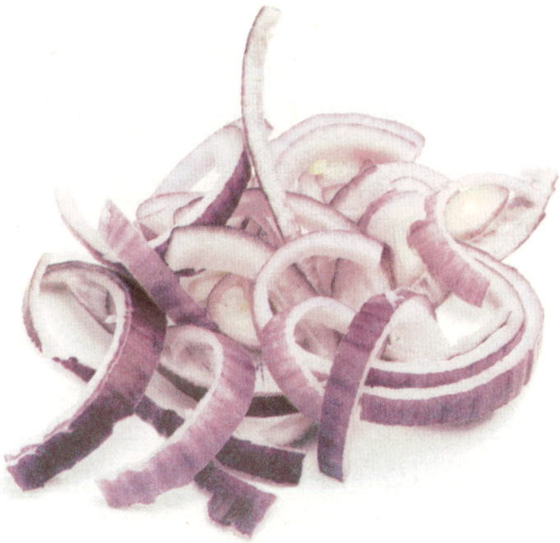

番茄 蔬菜中的神奇果实

番茄营养丰富，又有多种功用，被称为神奇的菜中之果。其含有蛋白质、糖类、有机酸、纤维素等多种元素。吃生的能补充维生素C，吃煮熟的能补充抗氧化剂。中医认为其具有止血、降压、利尿、健胃消食、生津止渴、清热解毒、凉血平肝的功效。

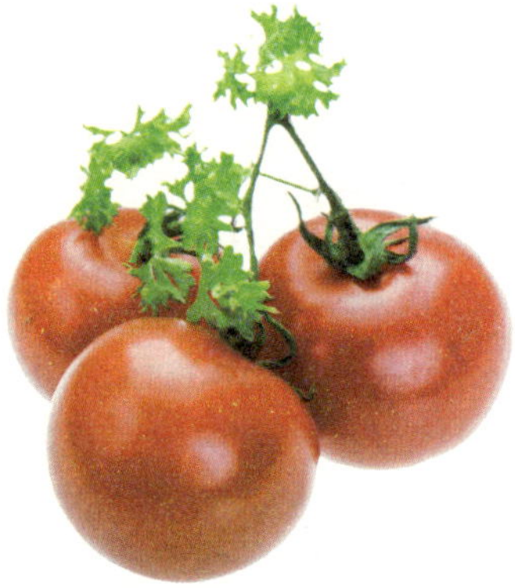

性味·归经

性凉，味甘、酸，入肺、肝、胃经。

功效解析

止渴生津

番茄中的番茄红素，具有止渴生津、健胃消食的作用，可防治胃热口苦、发热烦渴、中暑等症，是益气生津、健脾和胃的佳品。

帮助消化

番茄中的苹果酸和柠檬酸可帮助胃液对脂肪物质进行消化，有调整胃肠功能的作用。

保护肝脏

番茄含糖量适度，含有一种叫氯化铜的物质，常食番茄对冠心病患者和肝脏病人有辅助治疗的作用。

增强免疫力

番茄中的木质素能够提高机体的免疫力，所含的胡萝卜素转化为维生素A还有助于增强机体的免疫功能，起到间接消灭癌细胞的作用。

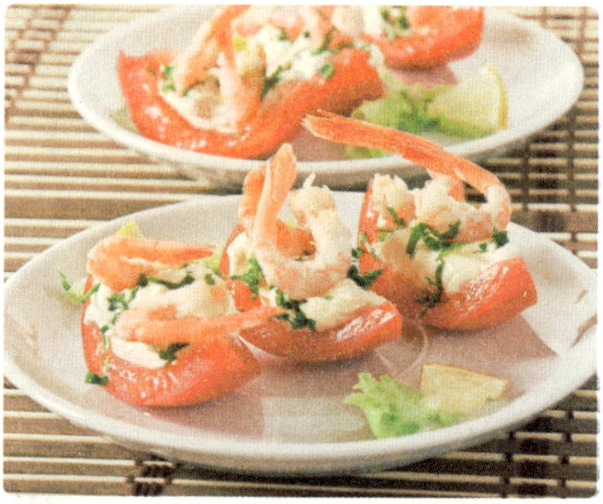

食用宜忌

①热性病、口渴、食欲不振、习惯性牙龈出血、心悸、高血压、急慢性肝炎、急慢性肾炎、夜盲症和近视眼患者适宜常吃。
②急性肠炎、菌痢者及溃疡活动期病人忌吃。
③脾胃虚寒者及月经期间的妇女不宜生吃，空腹不宜多吃。
④不宜长时间高温加热，因番茄红素遇光、热和氧气容易分解，失去保健作用。

健康食养方

健脾开胃

番茄土豆汤

做法： 土豆1个，番茄3只，食用油、盐、葱花各适量。土豆洗净切片，番茄切块。锅中热油，放入土豆片翻炒，加适量清水用大火煮3分钟，放入花椒粉、酱油，再加入番茄煮2分钟，加盐调味，最后撒上葱花即可。

解析： 土豆能健脾和胃、益气调中，番茄开胃、促进食欲，适合一般人群食用。

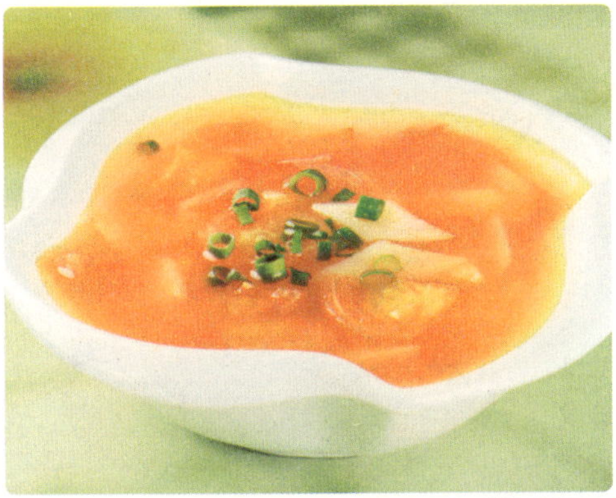

退热良药

番茄西瓜汁

做法： 大番茄1个，西瓜适量。将番茄、西瓜切小块，放入果汁机搅拌打成浆后饮用，每天喝1杯。

解析： 西瓜除烦止渴，番茄生津止渴、清热解毒、凉血平肝，对发热烦渴或急性病高热不退有一定的辅助疗效。

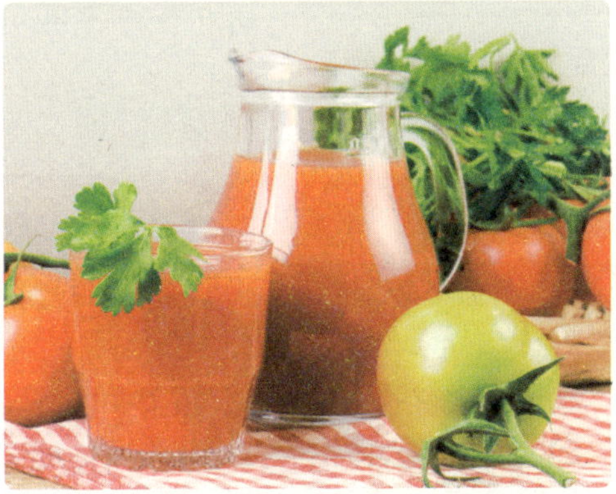

生活妙用方

去除塑料保鲜盒臭味——番茄汁

做法： 先在海绵上倒适量的番茄汁，再用海绵蘸取，抹在容器内侧，然后用添加清洁剂的温水清洗容器和盖子，再用清水冲净。放在阴凉通风处自然风干，2天后，塑料容器里的臭味便会消失。

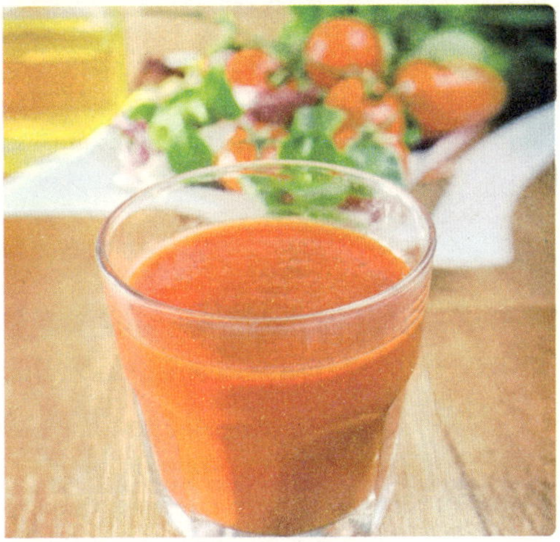

马蹄 地下雪梨

马蹄，别名荸荠，口感甜脆，营养丰富，含蛋白质、脂肪、粗纤维、胡萝卜素、维生素、铁、钙、磷和糖类。可以生吃，也可以用来烹调，可制淀粉，还可作为中药。马蹄具有清热解毒、凉血生津、利尿通便之效，对黄疸、痢疾、小儿麻痹、便秘等疾病有食疗作用。

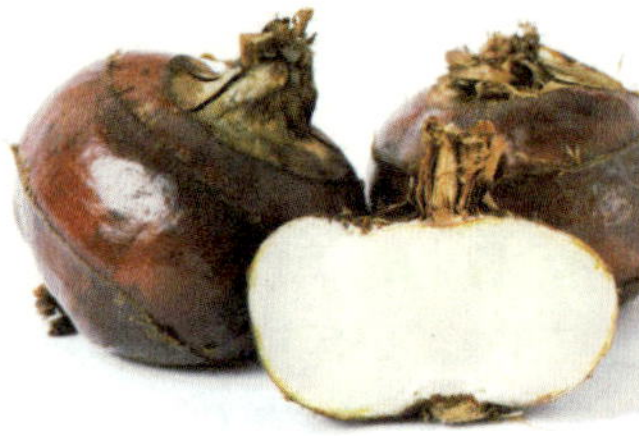

性味·归经

性微凉，味甘，入肺、胃、大肠经。

功效解析

促进生长发育

马蹄中含有的磷是根茎类蔬菜中含量较高的，能促进人体生长发育和维持生理功能的需要，对牙齿和骨骼的发育有很大好处，同时可促进体内的糖类、脂肪、蛋白质三大物质的代谢，调节酸碱平衡。

抑制细菌

马蹄中含有“荸荠英”，这种物质对金黄色葡萄球菌、大肠杆菌、产气杆菌及绿脓杆菌均有一定的抑制作用，对降低血压也有一定效果。

利水消肿

常吃马蹄能利尿排淋，对于小便淋沥涩通者有一定治疗作用，为尿路感染患者的食疗佳品。

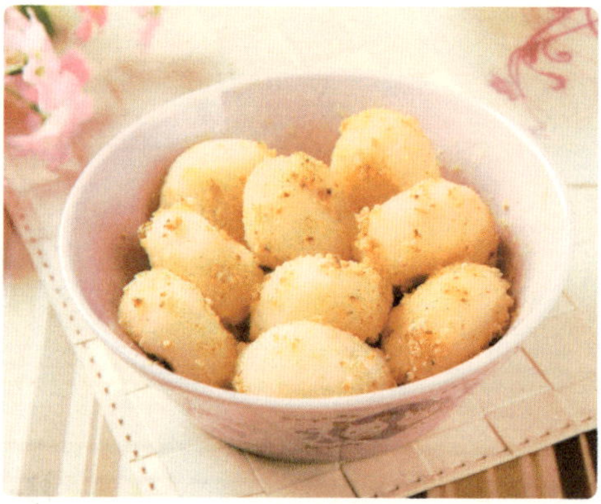

食用宜忌

①儿童和高血压、便秘、尿路感染患者，发热病人，肺癌及食管癌患者适宜常吃。
②马蹄性寒，消化力弱的幼儿及脾胃虚寒、有血瘀者不宜食用。
③马蹄富含淀粉，糖尿病患者尽量少吃或不吃。
④马蹄的表皮极易带菌，烹制前必须洗净、去皮，最好用开水烫一下。

健康食养方

巧治鼻出血

马蹄莲藕胡萝卜汁

做法： 马蹄 200 克，莲藕 100 克，胡萝卜 70 克。将所有材料洗净、去皮、切片，放入锅中煮 30 分钟，服汁即可。

解析： 马蹄清热解毒、凉血生津，莲藕生食能清热润肺、凉血行瘀，胡萝卜可降低血脂、软化血管、稳定血压，三者一起煎服可以活血化瘀、畅通鼻腔。

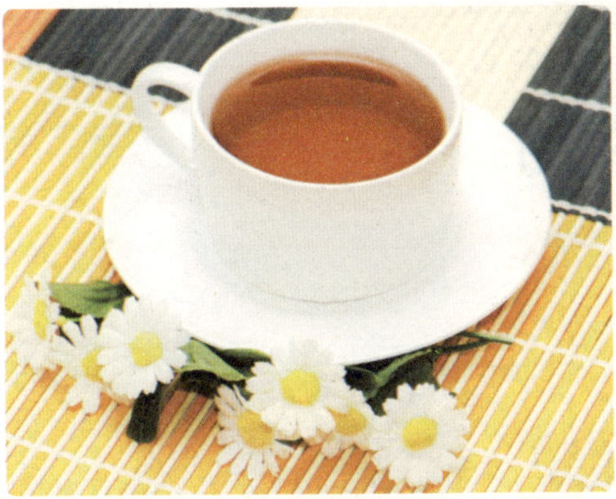

治疗咽喉肿痛

马蹄雪梨汁

做法： 马蹄、雪梨各 100 克，冰糖 20 克。将马蹄、雪梨去皮及核，切块，将处理好的马蹄、雪梨放入锅中，加入适量水及冰糖，以大火煮开后转小火煮至雪梨软烂即可食用。

解析： 马蹄凉血生津，雪梨止咳化痰、清热降火、养血生津，两者一起同食对缓解咽喉肿痛有明显的功效。

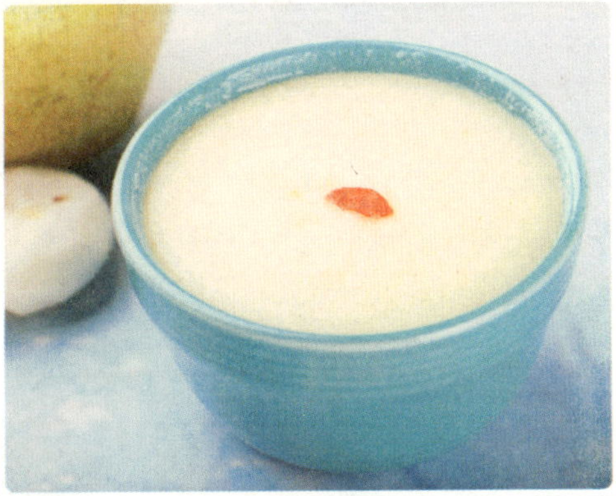

生活妙用方

有效治疣——马蹄外擦

做法： 马蹄去皮，用果肉摩擦疣体。每天 3 次，连续 10 天即可见效。

巧治带状疱疹——马蹄蛋清敷泥

做法： 马蹄 6 个，鸡蛋 1 个。马蹄去皮、捣烂成泥，鸡蛋取蛋清与马蹄泥调匀，涂抹患处。

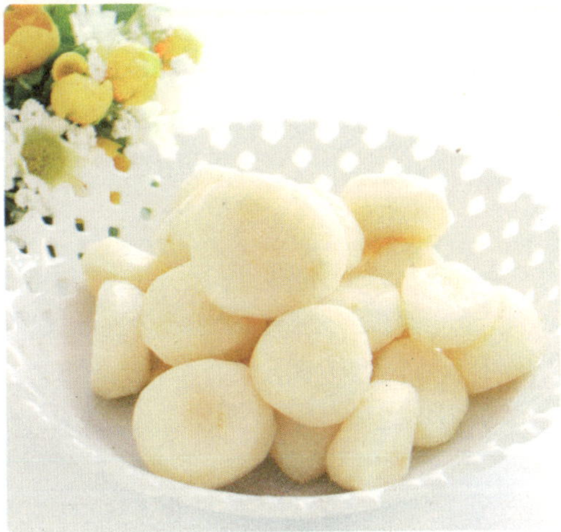

Part 4

美颜润肤：水果类食药养生妙方

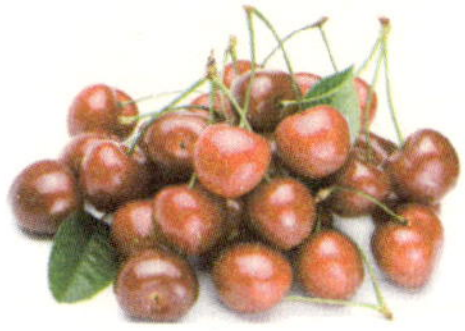
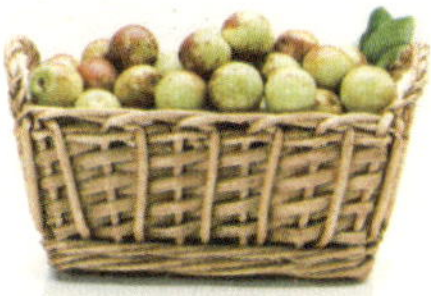

水果酸酸甜甜的味道让人开心、留恋不已。其实，水果不仅营养丰富，还易被人体消化吸收。最难能可贵的是，水果也是养生的一把好手。例如，猕猴桃榨汁可以治疗消化不良，香蕉皮煮水可以解酒，苹果皮煮水治疗胃酸、痰多……只要我们巧用这些水果，疾病就会远离我们！

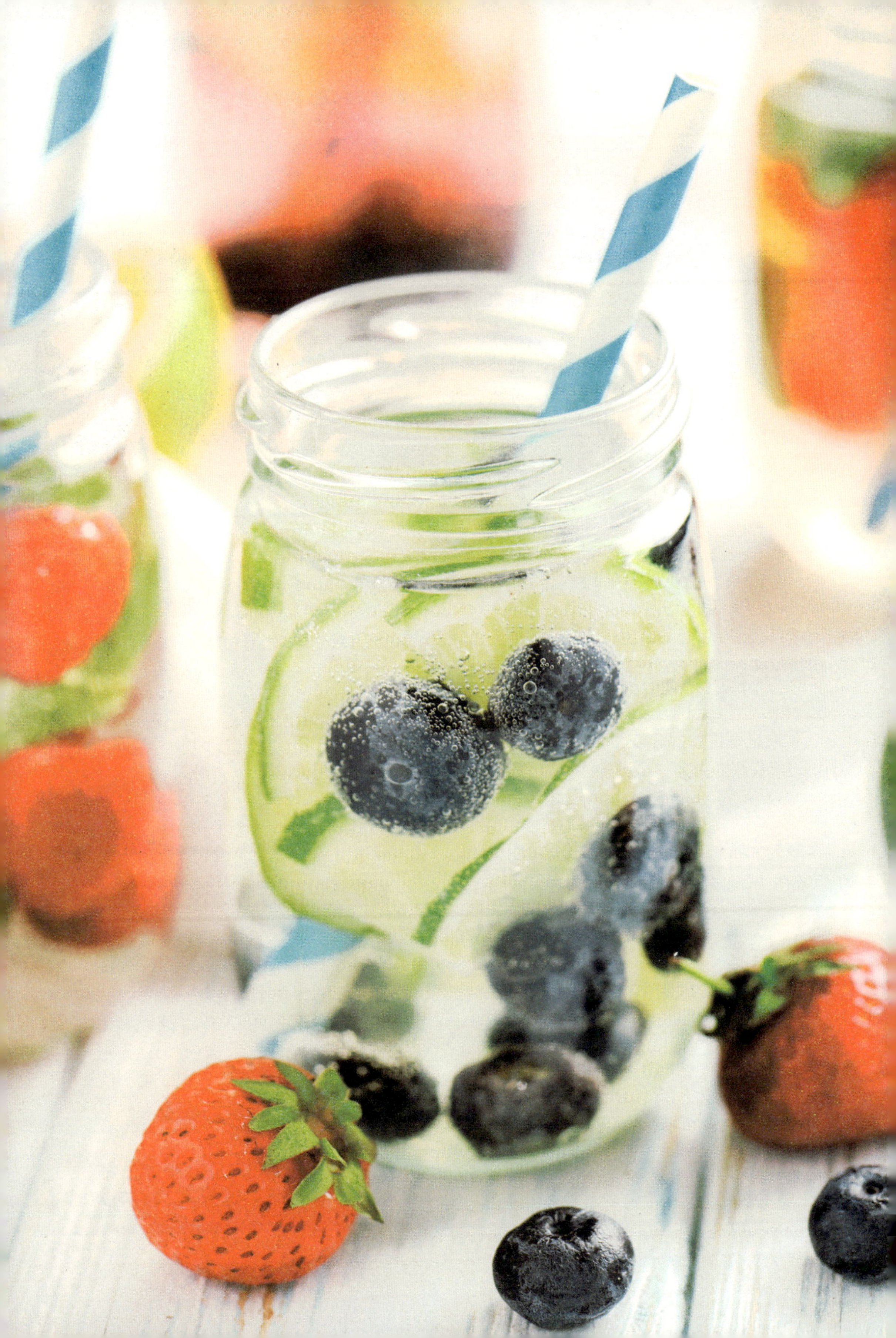

苹果

智慧之果

苹果是一种低热量食物，其中的营养成分可溶性大，易被人体吸收，故有“活水”之称，有利于溶解硫元素，使皮肤润滑柔嫩。苹果具有润肺、健胃、生津、止渴、止泻、消食、顺气、醒酒的功能，而且对于癌症有良好的食疗作用。

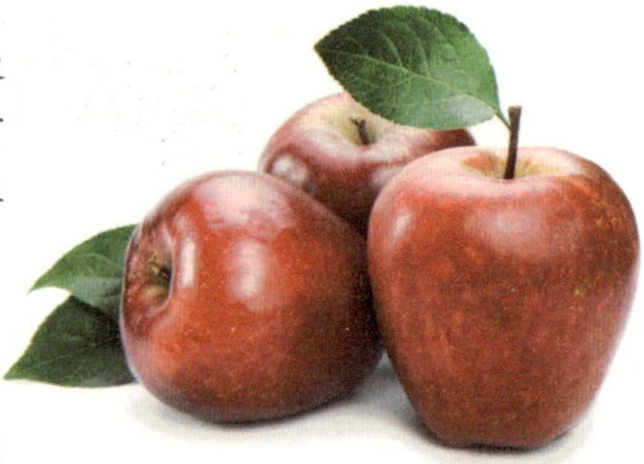

性味·归经

性凉，味甘、微酸，入脾、肺经。

功效解析

维持酸碱平衡

苹果是碱性食品，吃苹果可迅速中和体内过多的酸性物质，增强体力和抗病能力。

抗抑郁

苹果的香气是治疗抑郁和消除压抑感的良药。研究发现，苹果的香气对人的心理影响最大，精神压抑患者嗅到苹果香气后，情绪会变得和缓。

增进记忆

苹果富含锌元素，锌是人体内许多重要酶的组成部分，是构成与记忆力息息相关的核酸与蛋白质的必不可少的元素。

强化骨骼

苹果中含有能增强骨质的矿物元素硼、锰。硼可以大幅度增加血液中雌激素和其他化合物的浓度，这些物质能够有效预防钙质流失。

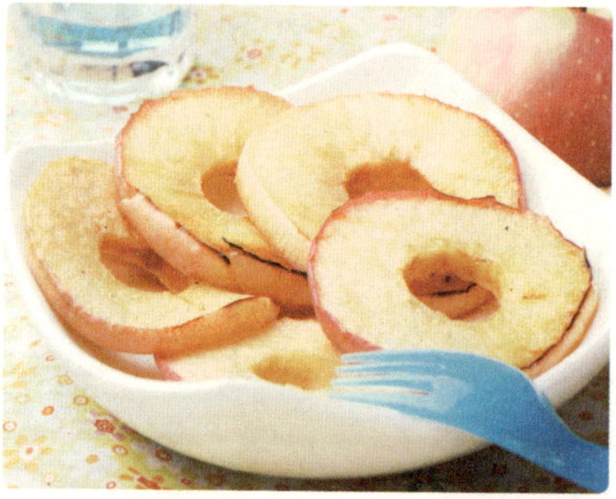

食用宜忌

①慢性胃炎、消化不良、气滞不通、慢性腹泻、神经性结肠炎、便秘、高血压、高脂血症、肥胖症、癌症、贫血患者和维生素C缺乏者适宜食用。

②不要在饭后马上吃苹果，以免影响正常的消化，建议在饭后2小时之后吃苹果。

③溃疡性结肠炎、白细胞减少症、前列腺肥大、胃寒病、糖尿病患者不宜多食或忌食生苹果。

健康食养方

改善哮喘

苹果蒸蛋

做法： 苹果 2 个，鸡蛋 5 个。鸡蛋打进蒸盘中搅拌均匀，苹果切片放入搅拌好的鸡蛋液中，盖上盖。放进蒸笼，水开后再蒸 30 分钟，取出趁热吃。

解析： 苹果润肺、生津、顺气，鸡蛋中的氨基酸易为人体吸收，滋阴润燥，可缓和气急、胸闷和咳嗽的症状。每天食用 1 次，连服 3 天效果更佳。

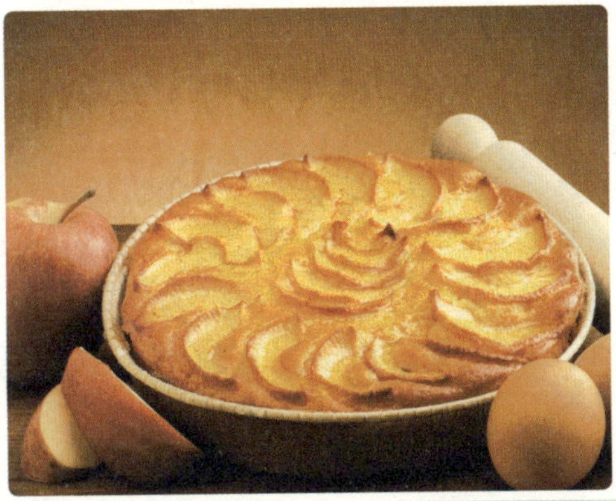

治腹泻

熟苹果泥

做法： 苹果 1 个，红薯 1 个。苹果去皮去核切块，红薯去皮切块。苹果和红薯隔水蒸熟后，取出捣成泥即可。

解析： 煮过的苹果其果胶具有收敛、止泻的功效，其中的膳食纤维又能起到通便作用。果胶在果肉内，近果皮处更丰富，在吃煮熟的苹果时，最好连皮一起吃，这样治疗腹泻的效果更佳。

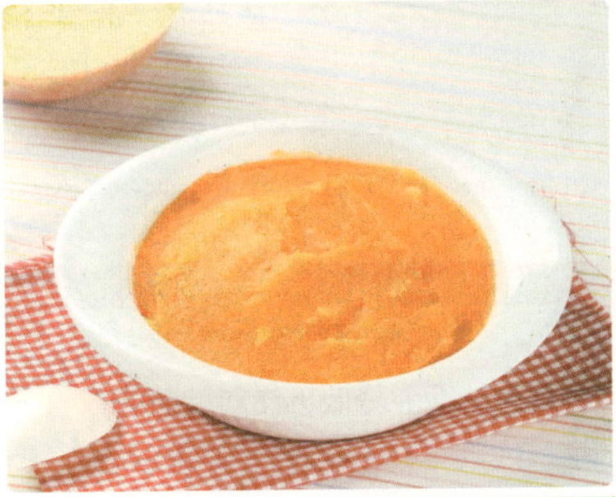

生活妙用方

天然催熟剂——苹果催熟法

做法： 成熟的苹果和生香蕉放在塑料袋里，扎紧袋口，第二天香蕉即可食用。成熟的苹果产生乙烯，是一种催熟激素。

淡化黑眼圈——苹果片敷眼

做法： 温水洗净脸部，取出水分较多的苹果，洗净后切成薄厚适中的片状，敷在黑眼圈的地方，15 ~ 20 分钟后取下。

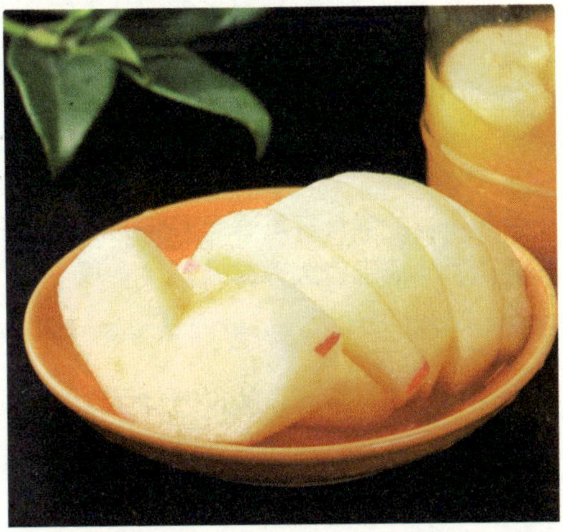

香蕉 让人快乐的水果

含钾元素丰富的香蕉是食物中排名第一的"美腿高手"，它内含丰富的钾元素，能帮助你伸展腿部肌肉和预防腿抽筋。它还富含维生素和膳食纤维，易于被人体消化吸收，老少皆宜。中医认为香蕉具有清肠胃、治便秘、清热润肺、止烦渴、填精髓、解酒毒等食疗功效。

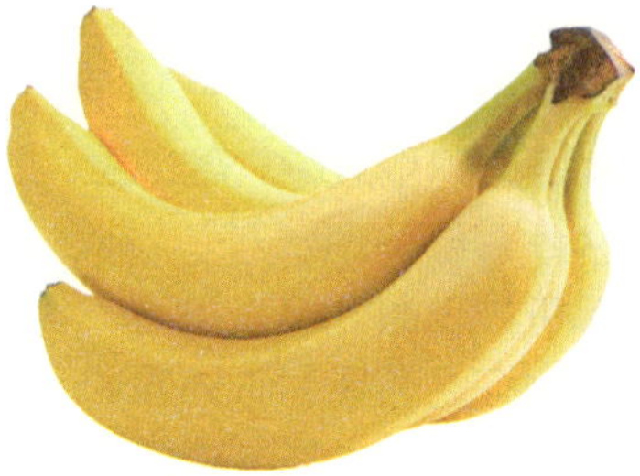

性味·归经

性寒，味甘，入脾、胃、大肠经。

功效解析

降血压

香蕉中的钾能降低机体对钠盐的吸收，故其有降血压的作用。

愉悦心情

香蕉中含有一种能帮助大脑产生 5- 羟色胺的物质，愉快的情绪与大脑中的 5- 羟色胺有关，这种物质既能够促使人的心情变得快活和安宁，甚至可以减轻疼痛，又能使引起人们情绪不佳的激素大大减少。

润肠通便

香蕉所含的膳食纤维素可润肠通便，对于便秘、痔疮患者大有益处。

解酒

香蕉有清热、滑肠、解毒的食疗功效，对饮酒过多所致的烦渴有不错的改善作用，还能加速机体排出酒精。

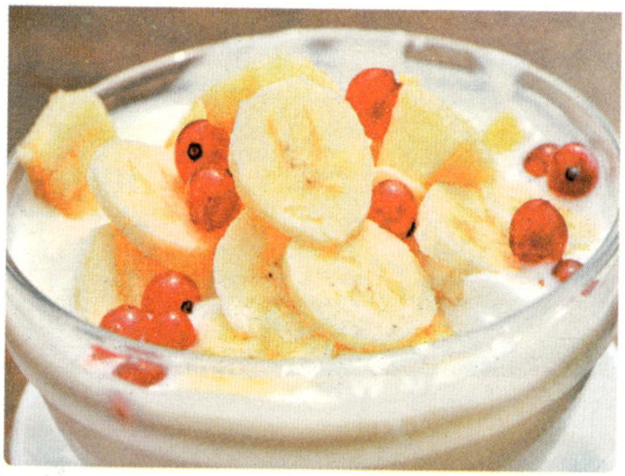

食用宜忌

①减肥者、脑力工作者以及发热、口干烦渴、便秘、高血压患者适宜食用。
②空腹时不宜吃香蕉，因为其会加速肠胃蠕动，增加心脏负担。
③慢性肠炎、虚寒腹泻、经常大便溏薄、急慢性肾炎、风寒感冒咳嗽、糖尿病患者，胃酸过多、关节炎或肌肉疼痛者，女子月经来潮期间及有痛经者不宜多食、生食或应忌食。

健康食养方

解酒不伤身

香蕉茶

做法：香蕉果柄 50 克。香蕉果柄切成小条，锅中加入适量水和香蕉果柄，煮 15 分钟后代茶饮。

解析：《本草纲目》中记载，香蕉“生食可以止咳润肺，通血脉，合金疮，解酒毒”。香蕉茶有助于改善酒后头痛。

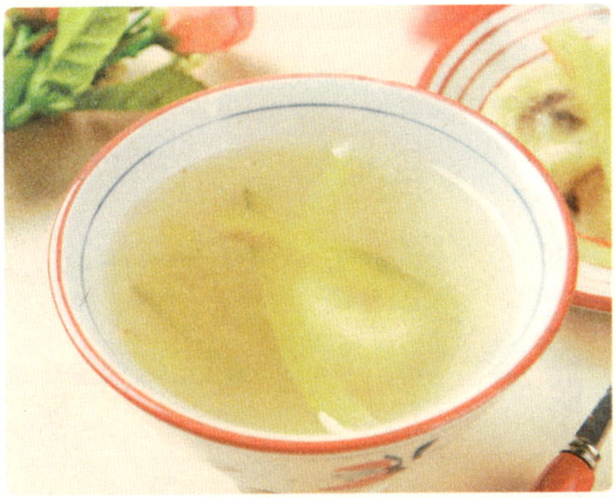

补钙促发育

香蕉牛奶汁

做法：牛奶 250 毫升，香蕉 2 根，白糖适量。香蕉去皮、切丁，放入打浆机打成汁，加入牛奶和白糖拌匀即可。

解析：牛奶富含钙质，香蕉含有维生素 B_{12}，能促进红细胞的发育和成熟，使机体造血功能处于正常状态，促进人体生长发育。故极适合儿童与青少年食用。

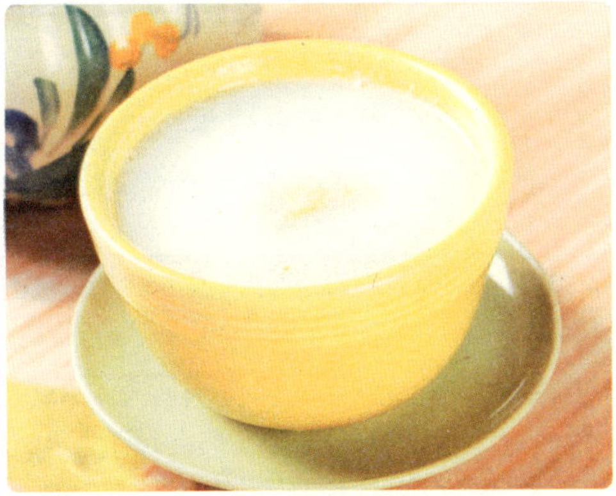

生活妙用方

安全止痒药——香蕉皮外用

做法：取新鲜的香蕉皮，以内侧在皮肤瘙痒处反复摩擦，香蕉皮中含有蕉皮素，能抑制真菌和细菌的滋生。

花肥——香蕉皮

做法：香蕉皮剪碎后均匀地埋在土壤里，一层土一层皮，埋 2 ~ 3 层。香蕉皮富含营养物质，可当肥料。

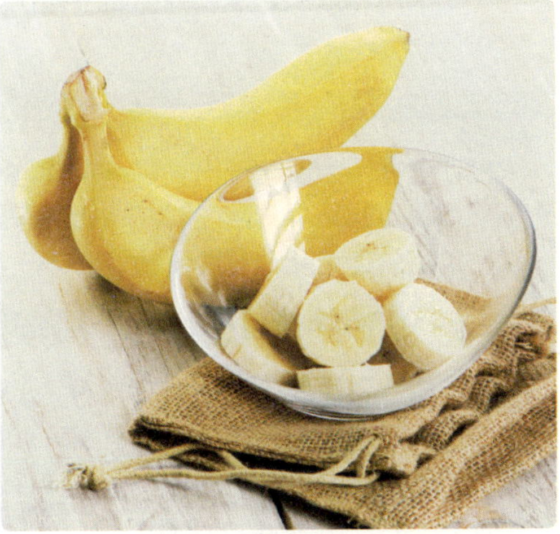

西瓜 解渴大王

西瓜堪称“盛夏解渴之王”，甘味多汁，是盛夏佳果。西瓜除不含脂肪和胆固醇外，含有大量葡萄糖、果糖、番茄红素及维生素C等。西瓜皮及其种子壳所制成的西瓜霜，能够治疗口疮、口疳、牙疳、急性咽喉炎及其他喉症。西瓜果皮、果肉、种子都可食用、药用。

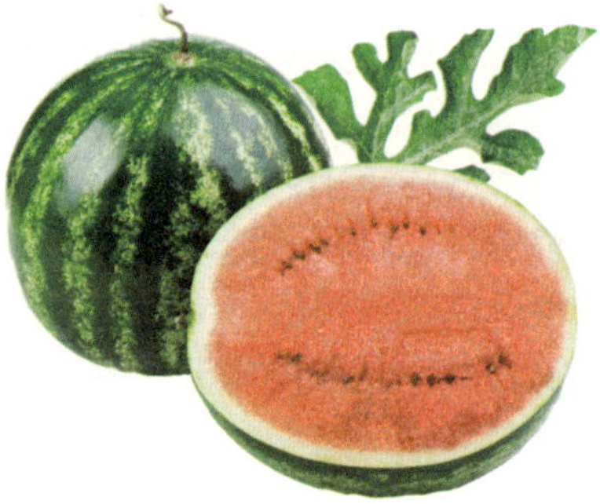

性味·归经

性寒，味甘，入心、胃、膀胱经。

功效解析

润喉利咽

西瓜皮具有清热解暑、泻火除烦、降血压等作用，对咽喉干燥、唇裂、膀胱炎、肝腹水、肾炎患者均有一定疗效。

降低血压

西瓜苷成分有降低血压的作用，西瓜皮也有不错的降压效果，建议高血压患者在夏季可多吃。

祛暑热

人们在夏季因大量流汗而食量减少时，食用西瓜既可补充水分又能解渴、供给营养，帮助维持生理功能，有助于预防暑热病。

美容护肤

西瓜肉中含有极高含量的维生素A、B族维生素和维生素C，这些全部是保持肌肤健康和润泽所必需的养分。

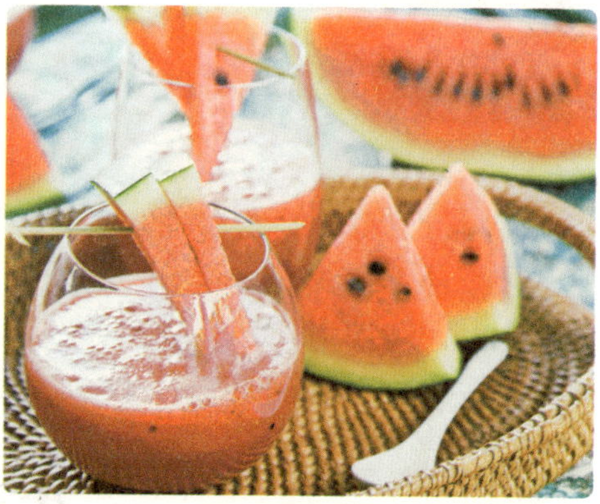

食用宜忌

①肾病患者和烦热口渴、口鼻生疮或中暑者及儿童适宜食用。

②西瓜是生冷之物，吃多了易伤脾胃，刚从冰箱里拿出来的西瓜不要吃，因对肠胃刺激大，食用后易使人腹泻，饭前也不宜吃西瓜，以免其大量水分冲淡消化液，影响吸收消化。

③出血及体虚者、脾胃虚寒者、腹胀者、腹泻便溏者不宜多食、生食或应忌食。

健康食养方

辅助治疗糖尿病

西瓜翠衣冬瓜汤

做法： 西瓜皮200克，冬瓜175克，盐、鸡粉各1克。冬瓜洗净切块，西瓜皮切小块。锅中加适量水大火烧开，倒入西瓜皮、冬瓜拌匀。烧开后转小火煮约30分钟。加盐、鸡粉调味即可。

解析： 西瓜皮清热除烦、解渴利尿，冬瓜属高钾低钠型食材，二者为汤，是“三高”人士的食材首选。

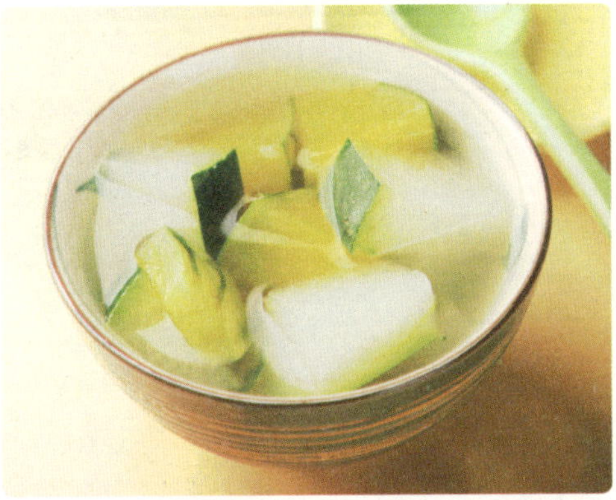

解暑除烦

西瓜绿豆粥

做法： 大米200克，西瓜300克，绿豆50克，白糖适量。绿豆洗净，浸泡4小时；西瓜去皮及籽，切成小丁备用。将大米、绿豆煮至粥稠，再放入西瓜丁、白糖煮匀即可。

解析： 西瓜具有清热利湿的作用，绿豆具有防暑解毒之功效，是适合人们在夏季食用的粥品。

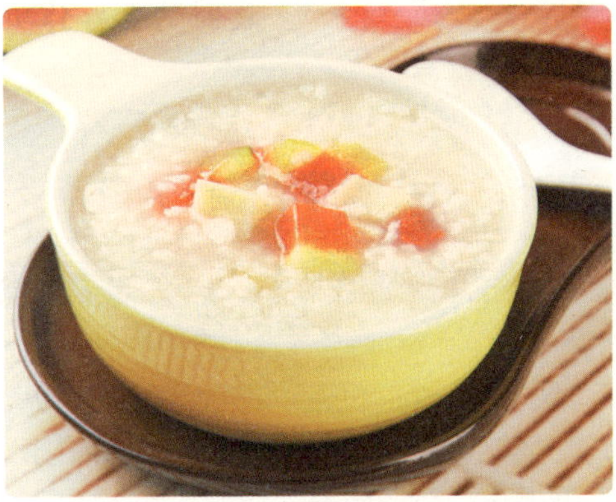

生活妙用方

祛痱——西瓜皮外用

做法： 取新鲜瓜皮1块，削至略微泛青，沐浴后将其涂在长痱子的部位，涂至感觉清凉，每天3次，一般2天见效。

油渍去无踪——西瓜皮去渍

做法： 将西瓜皮在衣物油渍处涂抹，静置2～3分钟后，轻轻揉搓，如此反复二三次，再用水洗净，能轻松除去油渍。

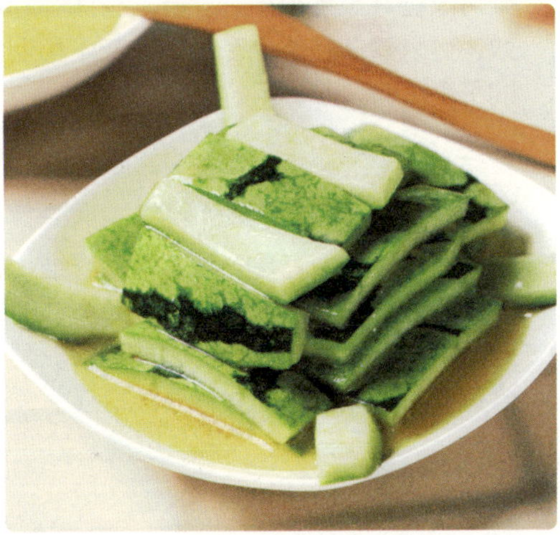

梨

天然矿泉水

梨多汁，可食用，也可入药，为“百果之宗”，绞为汁，则为“天然矿泉水”。梨含有蛋白质、糖类、多种微量元素、膳食纤维等。中医认为，梨有止咳化痰、润肺去燥、镇静安神等功效。对高血压、心脏病、口渴便秘、头昏目眩、失眠多梦患者有良好的食疗作用。

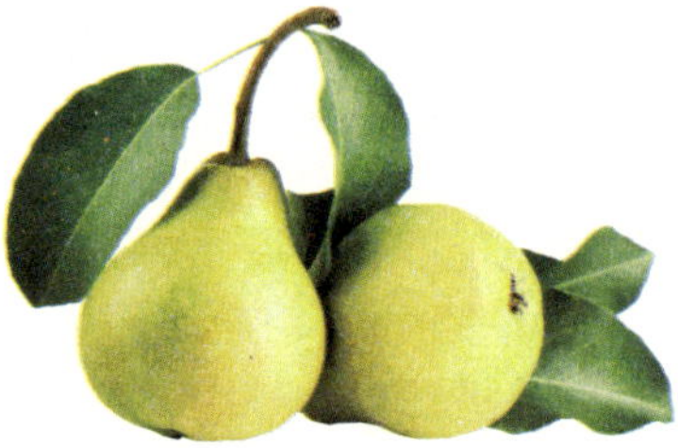

性味·归经

性寒，味甘、微酸，入肺、胃经。

功效解析

滋阴润燥

梨肉有生津、润燥、清热化痰的功效，生吃梨能明显改善上呼吸道感染者所出现的咽喉干、痒、痛等症状。

抵抗空气污染

梨可改善呼吸系统和肺功能，有润肺的功效，可以降低肺部受空气中的灰尘和烟尘的不良影响。

预防骨质疏松

梨含有木质素，它是一种不可溶纤维，能在肠道中溶解，形成像胶质的薄膜，能在肠道中与胆固醇结合而使之被排除。梨中含有硼，可以预防妇女骨质疏松症。

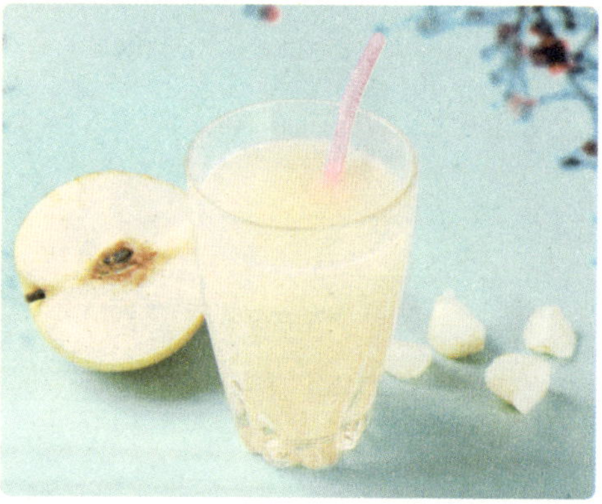

食用宜忌

①肺热咳嗽、咽喉发痒干痛、音哑、急慢性支气管炎、肺结核、肝炎、肝硬化、习惯性便秘、小儿百日咳、呼吸道癌症患者适宜食用。

②梨属性凉多汁水果，脾虚便溏、胃寒病、寒痰咳嗽或外感风寒咳嗽以及糖尿病患者，妇女生产之后，女子有经来潮期间以及寒性痛经者忌食生梨。

③用以止咳化痰者，不宜选择含糖量太高的甜梨。

健康食养方

止咳化痰

北杏仁梨汤

做法： 梨1个，北杏仁15克，白糖10克。将梨洗净去蒂去核，切块。梨、北杏仁和白糖同入炖盅，加适量水炖1小时，吃梨喝汤。

解析： 梨清热解渴，在治疗温热病的名方“五汁饮”中，就是以梨汁为主做成“秋梨膏”用于辅助治疗慢性支气管炎、哮喘等，效果很好。

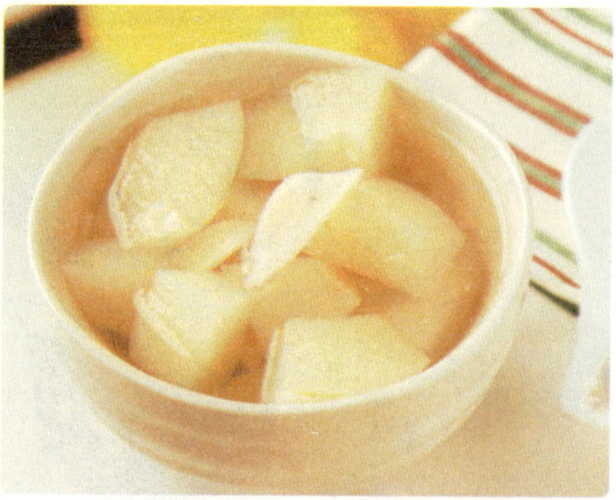

清热去火

清梨粥

做法： 梨1个，大米75克。梨去核去蒂，切块备用。锅中放入适量水煮开，放入大米大火烧开，再转小火煮25分钟，加入梨块煮至米粒稀烂成粥即可食用。

解析： 在冬天有“生吃萝卜熟吃梨”的说法，熟的梨具有清热祛火的功效，能缓解冬季身体干燥的问题。

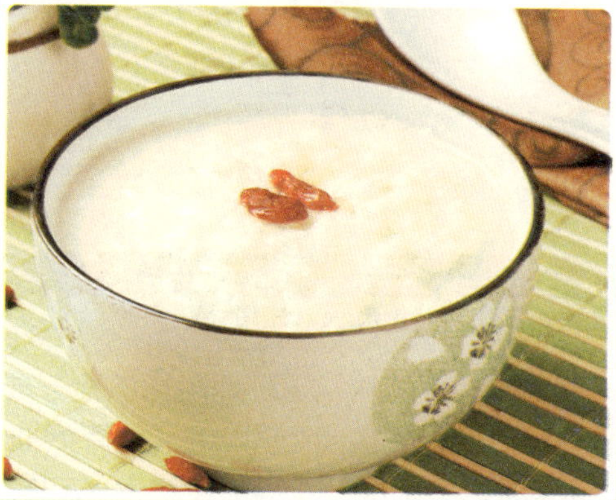

生活妙用方

涩柿子变甜——和梨一起摆置

做法： 将柿子放进干燥洁净的器皿内，每1千克的柿子放100克的梨，分层叠放，放好后密封好开口，大约5天后柿子就能变软。刚从树上摘下的柿子通常比较硬，而且脱涩不完全，很难下咽，只有在脱涩处理后，吃起来才香甜。

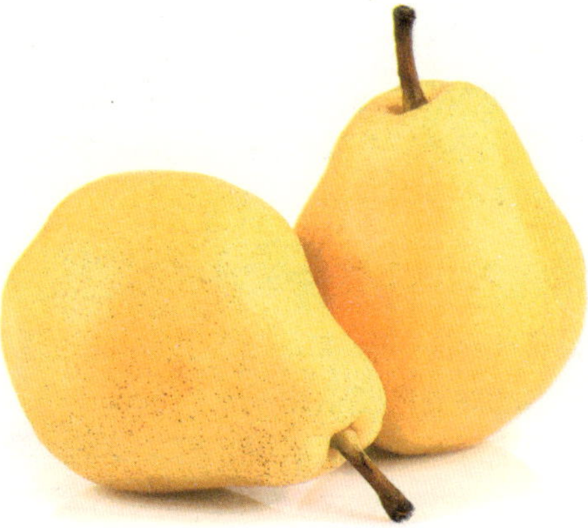

葡萄

水果之神

葡萄含有各种维生素、果胶、钾及叶酸，有“水果之神”的美誉。成熟的浆果中葡萄的含糖量很高，以葡萄糖为主。葡萄中的多种果酸有助于消化，适当吃些葡萄能健脾和胃。中医认为葡萄有补气血、益肝肾、生津液、强筋骨、止咳除烦、补益气血、通利小便的功效。

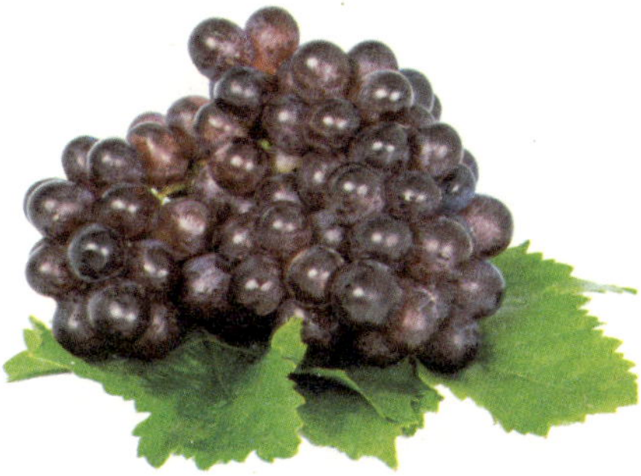

性味·归经

性平，味甘、酸，入肺、脾、肾经。

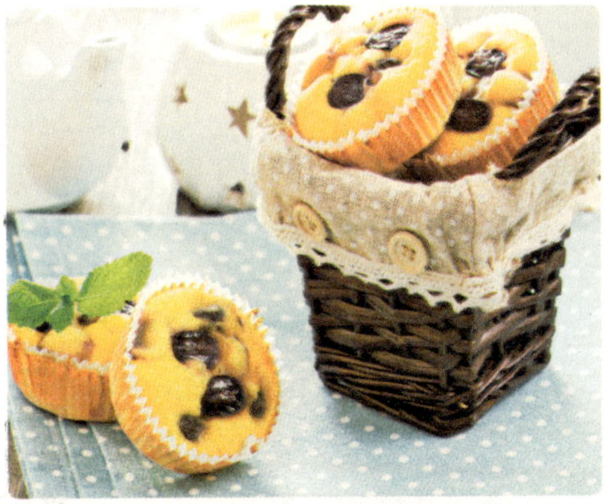

功效解析

预防心血管疾病

葡萄比阿司匹林能更好地阻止血栓形成，并可降低人体血清胆固醇水平，降低血小板的凝聚力，对预防心脑血管病有一定作用。

助消化

葡萄中含有较多酒石酸，有助于消化。

抗菌

葡萄含天然聚合苯酚，能与细菌及病毒中的蛋白质结合，使之失去传染疾病的能力，此外，它还能杀灭脊髓灰白质病毒及其他一些病毒。

改善贫血和低血糖

葡萄富含铁元素，是贫血患者的营养食物。所含的葡萄糖能迅速被人体吸收，特别是当人出现低血糖症状时，如果能马上喝些葡萄汁，很快就能缓解头晕、出虚汗等症状。

食用宜忌

①冠心病、水肿、神经衰弱、过度疲劳、体倦乏力、形体羸瘦、未老先衰、肺虚咳嗽、贫血患者及儿童和孕妇适宜食用。
②葡萄含糖量高，糖尿病患者应忌食葡萄和红酒。
③糖尿病、便秘、阴虚内热、津液不足者，肥胖之人，脾胃虚寒者，服用人参者忌食。
④老年人、更年期妇女、失眠者、痛经者适宜食用。

健康食养方

缓解声音嘶哑

葡萄甘蔗汁

做法： 葡萄 350 克，甘蔗 500 克。葡萄去籽后榨汁，甘蔗去皮榨汁，两者混合后充分搅拌均匀，缓慢咽下。

解析： 葡萄果汁丰富，能生津液、止咳除烦、通利小便，甘蔗具有清热、生津、下气、润燥的功效。主治热病伤津、心烦口渴、肺燥咳嗽等病症。每天喝数次，能有效缓解声音嘶哑。

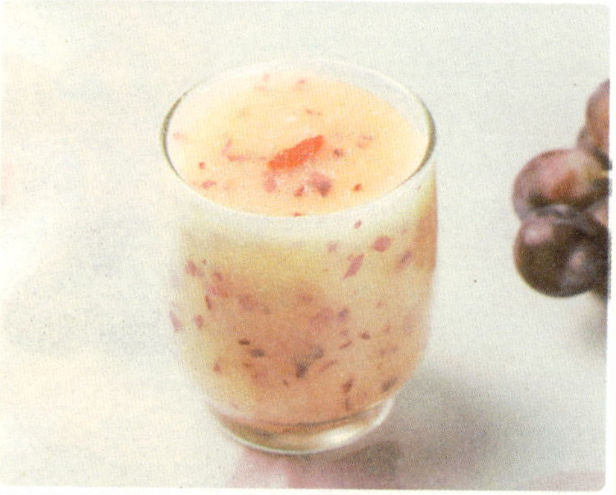

改善体虚贫血

葡萄干

做法： 葡萄干 30 克。每天吃葡萄干，持续吃半个月，能有效改善贫血，缓解脸色苍白、手脚冰凉等症状。

解析：《本草纲目》中记载，葡萄“益气倍力强志，令人壮健，耐饥忍风寒，久食，轻身不老延年”。认为其有补气血、强筋骨、利小便的食疗功效，常食可抗衰养颜、改善皮肤色泽。

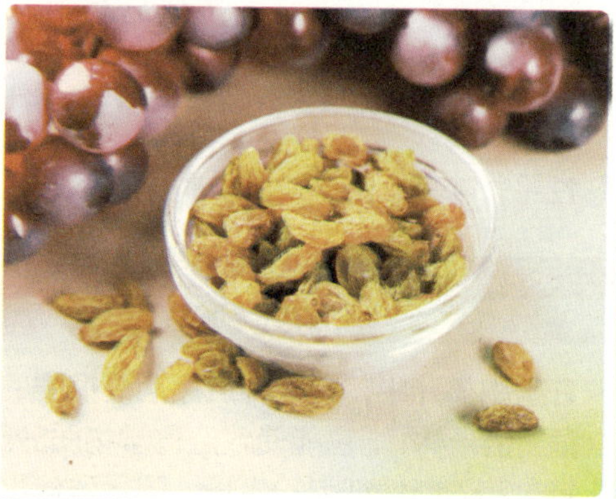

生活妙用方

保鲜食物——喷洒葡萄酒

做法： 在新鲜蔬菜上均匀地喷洒葡萄酒，然后用保鲜膜包好，放入冰箱冷藏保存，能延长蔬菜的保存时间。

烹调去腥味——葡萄酒

做法： 在烹调时加入少许葡萄酒，可去除鱼肉、羊肉等的腥膻味，使肉质更加柔嫩。

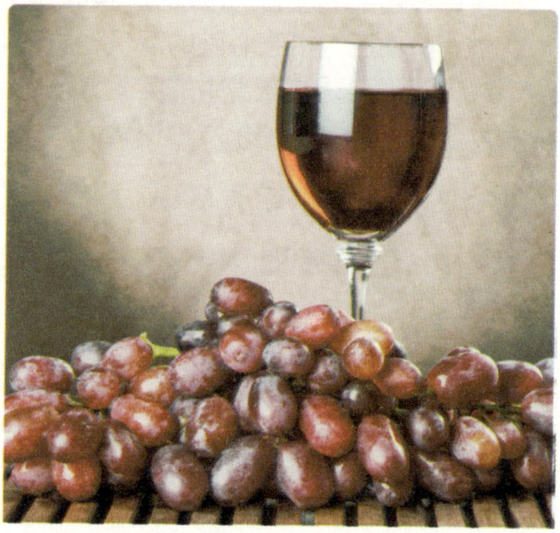

橘子

一身是宝

橘子可以说全身是宝，具有润肺止咳、化痰和止渴的功效，其肉、皮和叶皆可入药，含丰富的维生素、微量元素和矿物质。可用于脾胃气滞、胸腹胀闷、呃逆少食、胃肠燥热、肺热咳嗽等症。橘子富含维生素C和柠檬酸，具有消除疲劳和美容的作用。

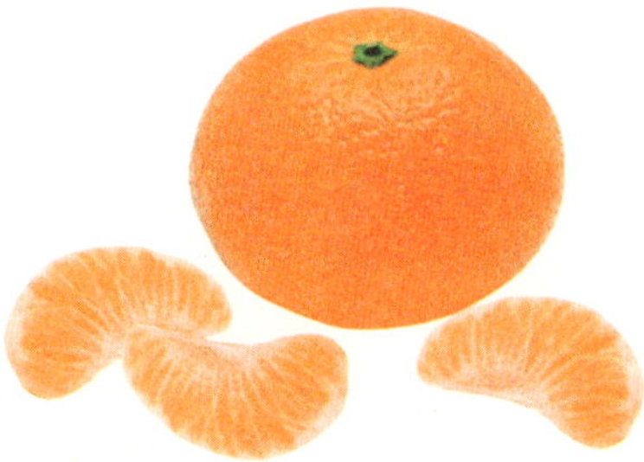

性味·归经

性平，味甘、酸，入肺、脾、胃经。

功效解析

抗癌防癌

在鲜柑橘汁中，有一种抗癌活性很强的物质“诺米林”，它能使致癌化学物质分解，抑制和阻断癌细胞的生长，阻止致癌物对细胞核的损伤，保护基因的完好。

预防动脉硬化

橘子中所含的橘皮苷可以加强毛细血管的韧性，降血压，扩张心脏的冠状动脉，可以降低沉积在动脉血管中的胆固醇含量，有助于使动脉粥样硬化发生逆转。

改善便秘

橘络中含有膳食纤维及维生素P，能帮助排便。

美容、消疲劳

橘子富含维生素C与柠檬酸，前者具有美容作用，后者则具有消除疲劳的作用。

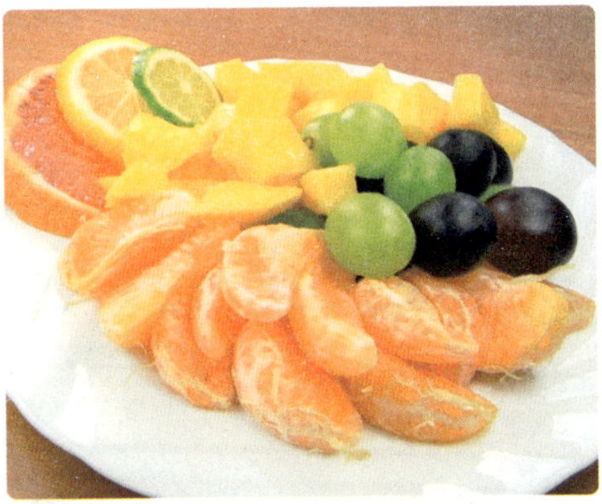

食用宜忌

①老年心血管病、慢性支气管炎、老年气喘、肠胃功能失常的痰浊病以及乳腺疾病患者如果用之得当，常能迅速见效。

②橘肉甘酸，多食易上火，而且容易恋肺生痰，阻滞气机。

③风寒咳嗽、糖尿病、口疮、食欲不振、大便秘结、咳嗽多痰者不宜多食。

健康食养方

轻松止嗝

橘皮姜汤

做法： 晒干的橘子皮1个，生姜5片，红糖适量。将橘子皮、生姜放入锅中加适量清水，中火煮开后改小火继续煮10分钟，加入红糖搅拌至溶化即可。

解析： 橘皮入药称为“陈皮”，具有理气燥湿、化痰止咳、健脾和胃的功效，常用于防治胃痛、食积等症，此为东汉张仲景所传良方。

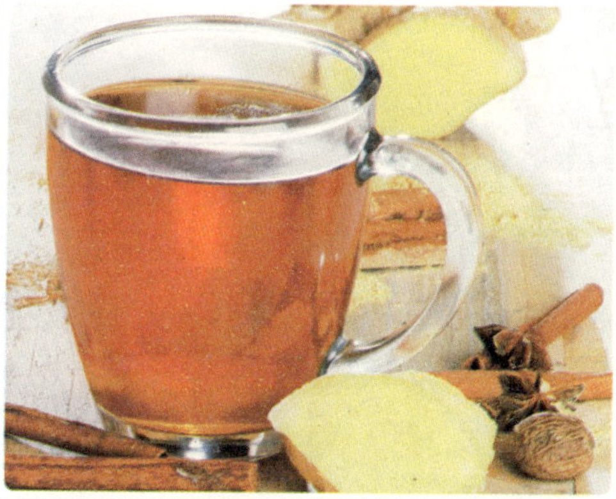

疏肝理气

橘皮橘络茶

做法： 橘皮15克，鲜橘络5克。橘皮切丝，与橘络一同放进杯中，加适量开水泡10分钟，代茶汁饮用即可。每天1剂，连喝7天，7天为一个疗程。

解析： 橘络通络化痰、顺气活血，橘皮味苦无毒，有散结、理气止痛的功效。橘络中的维生素P含量高，可以有效防治高血压，疏肝理气。

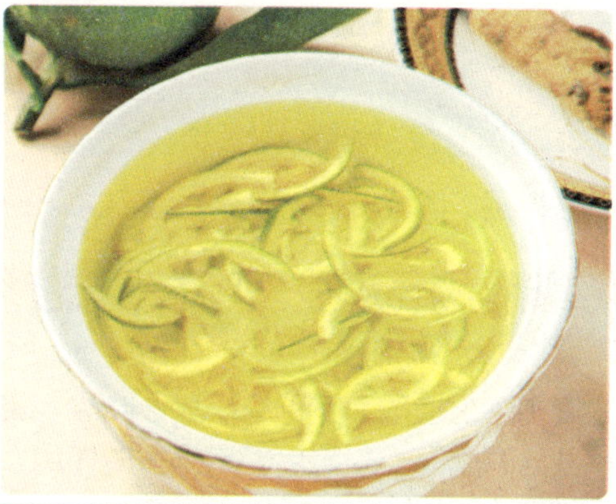

生活妙用方

防晕车——橘子皮精油

做法： 乘车前，将新鲜橘子皮向内折成双层，对准鼻孔挤捏橘子皮，皮中会射出无数细小的橘汁，可有效防晕车。

改善手脚冰冷——橘子皮泡澡

做法： 橘子皮切块，放入盆中，用于泡澡或者泡脚，可改善手脚冰冷。同时具有防感冒、消除疲劳和润肤的作用。

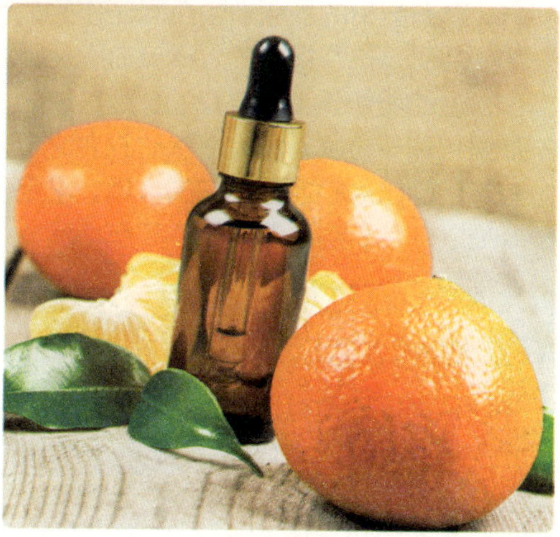

山楂

消腻水果王

山楂含糖类、蛋白质、脂肪、苹果酸、钙和铁等物质，具有降血脂、血压的作用。山楂中维生素C的含量是橙的三倍，而其所含的微量元素中钙、镁的含量更是居各种水果之首。山楂有重要的药用价值，自古以来就成为健脾开胃、消食化滞、活血化瘀的良药。

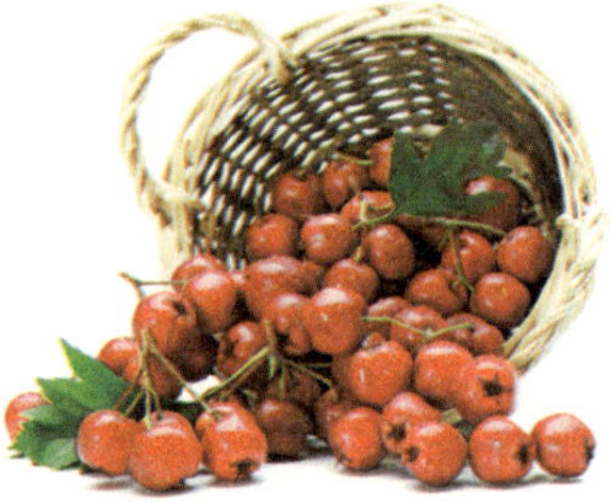

性味·归经

性微温，微酸、甘，入肝、胃、大肠经。

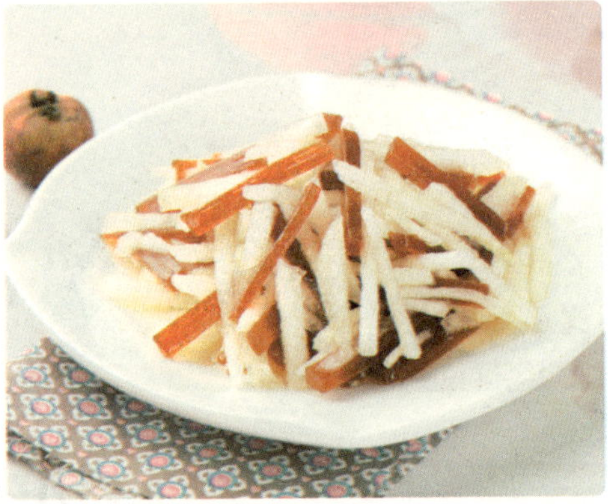

功效解析

消食解腻

山楂含山楂酸等多种有机酸，味酸、甘，并含解脂酶，入胃后能增强酶的作用，促进肉食消化，有助于胆固醇转化。

保护心血管系统

山楂中含有的山萜类及黄酮类等药物成分，具有显著的扩张血管及降压作用，有增强心肌、抗心律不齐、调节血脂及胆固醇含量的功能。山楂含有的黄酮类成分能加强和调节心肌、增大冠状动脉血流量，有不错的防治心血管疾病的作用。常用于辅助治疗冠心病、高血压、高脂血症、心绞痛等。

行气散瘀

中医认为山楂具有活血化瘀的作用，是血瘀型痛经患者的食疗佳品。

食用宜忌

①过食引起的腹胀、疼痛者，中老年心脏衰弱、各种癌症患者，女性月经过期不至或产后瘀血腹痛、恶露不尽者适宜食用。

②山楂味酸，加热后会变得更酸，食用后不应立即刷牙。

③服用人参、脾胃虚弱、胃酸过多、气虚便溏者及儿童、孕妇不宜多食。

④山楂中的鞣酸与胃酸结合沉积在胃中，和食物残渣一起易成结石，会刺激胃黏膜，故空腹不宜吃山楂。

健康食养方

促消化、降血脂

山楂菊花茶

做法： 山楂干3克，菊花6克。将山楂干、菊花用冷水洗净，放入茶壶中加水煮沸，滤渣冷却后即可饮用。

解析： 山楂有健胃促消化、去除肠胃中油脂的功效，中医常用来做减肥药使用，与菊花茶搭配有很好的促消化、降血脂的功效。

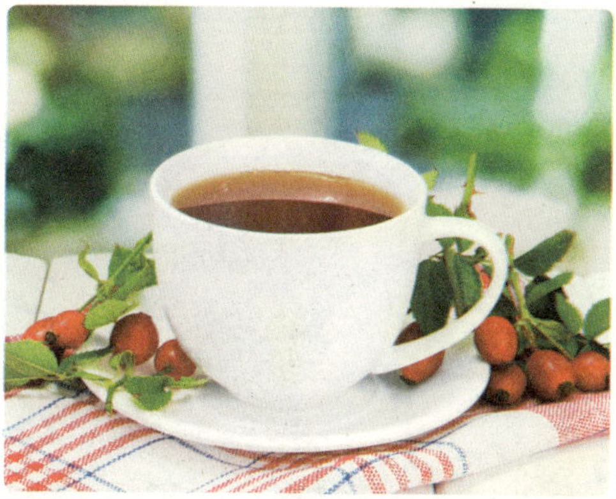

改善消化不良

山楂陈皮饮

做法： 新鲜山楂5个，陈皮10克，生姜3片。将所有材料放入锅中，加入水500毫升，以大火煮滚后转小火煎15分钟，取汁食用。

解析： 陈皮长于理气，入脾肺，行散肺气，用于胸膈痞满及脾胃气滞、脘腹胀满等症，山楂消食化滞，二者一起同食可有效改善消化不良症状。

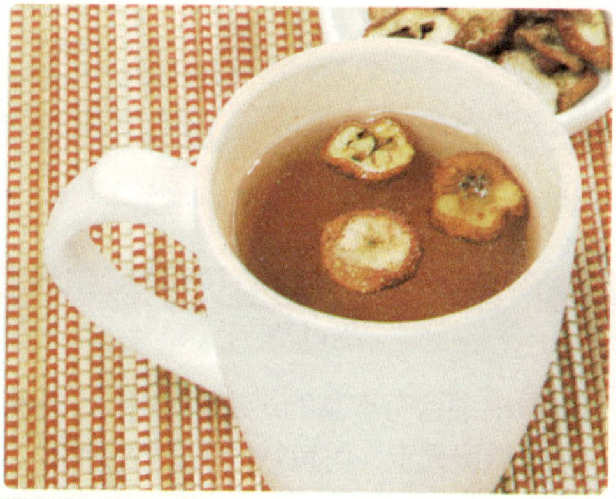

生活妙用方

加速肉质软烂——山楂炖肉

做法： 煮牛、羊等不易烂熟的肉时，放几个山楂，肉就容易被煮得软烂，还可解油腻，口感更滑嫩，能有效去除肉的异味。

外敷治冻疮——鲜山楂泥

做法： 将适量鲜山楂放火上烤熟，捣成泥状，敷于患处，用纱布扎好。每天1次，7天为1疗程，一般1～2疗程即可治愈。

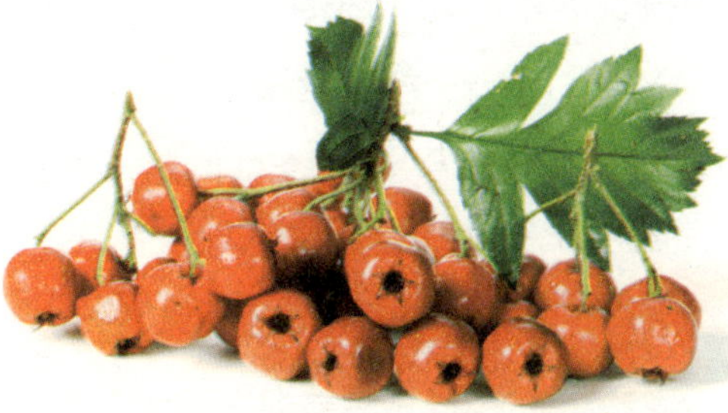

猕猴桃 维生素C大王

猕猴桃也称奇异果，营养丰富，口感酸甜，除含有猕猴桃碱、蛋白水解酶等有机物以及钙等矿物质外，还含有丰富的维生素C、葡萄酸、脂肪。猕猴桃有生津解热、止渴利尿的功效，此外还具有养颜、提高机体免疫力、抗肿消炎的功效。

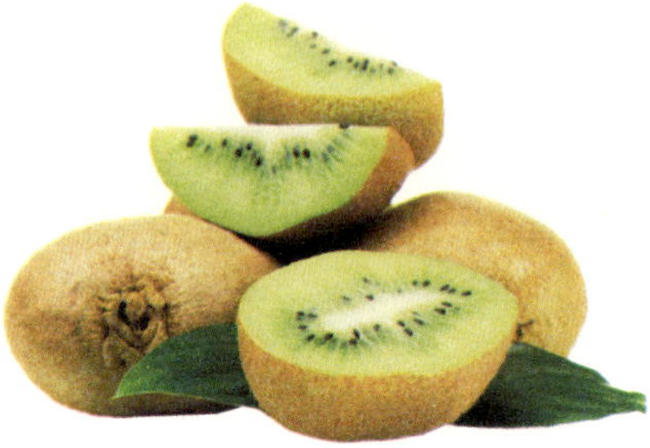

性味·归经

性寒，味甘、酸，入胃、膀胱经。

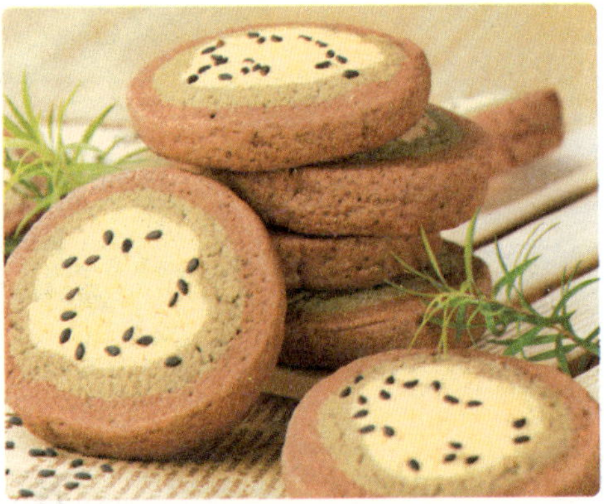

功效解析

治口腔溃疡

猕猴桃中含有丰富的维生素C和B族维生素及微量元素，可有效预防口腔溃疡。

抗抑郁

猕猴桃果实中含有的肌醇是细胞内第二信使系统的一种前体，能有效预防抑郁症。

增强免疫功能

猕猴桃被认为是一种免疫辅助剂，主要是由于其含有大量的维生素C和抗氧化物质。

补充维生素C

猕猴桃中维生素C的含量最高，被誉为“维生素C大王”。

帮助消化

猕猴桃中的酸味成分能促进唾液、胃液等消化液的分泌，可增强食欲，帮助消化。

食用宜忌

①尿道结石患者、消化不良者、特种工作人员、情绪不振及常吃烧烤类食物的人适宜食用。
②缺乏维生素C的人牙龈容易变得脆弱，常出血、肿胀，甚至引起牙齿松动。此类人群可常吃猕猴桃。
③脾胃虚寒者、腹泻便溏者、糖尿病患者、先兆性流产者和孕妇不宜多食。
④不宜在空腹时吃猕猴桃，在饭前或饭后1～3小时内食用较合适。

健康食养方

改善呃逆、干咳

猕猴桃生姜汁

做法：猕猴桃100克，生姜汁3～4滴。将猕猴桃去皮，加适量水煎取浓汁，加生姜汁搅拌均匀后饮用。

解析：呃逆即打嗝，大多数呃逆在短时间内会自行消失，不会影响健康，但常令人不舒服。出现呃逆和干呕的情况时，不妨试试饮用猕猴桃生姜汁。

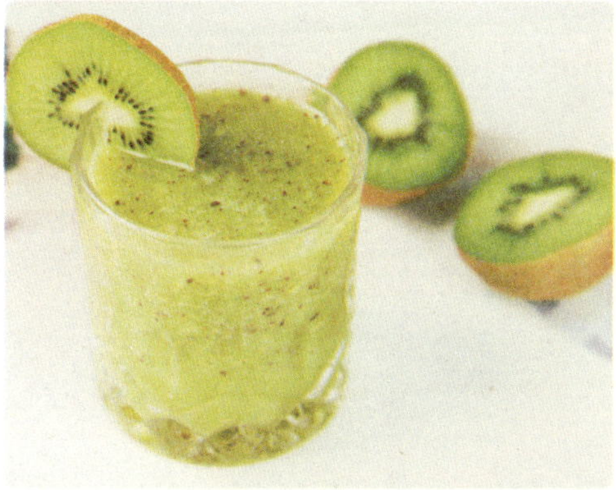

改善肺热咳嗽

猕猴桃银耳羹

做法：猕猴桃1个，水发银耳25克，白糖适量。猕猴桃去皮切块，银耳撕成小朵。将银耳煮至黏稠，加猕猴桃和适量白糖煮开拌匀，关火盛入碗中即可。

解析：银耳滋阴润肺，缓解虚劳咳嗽、虚热口渴症状，猕猴桃生津润燥、解热除烦。二者同食能改善肺热咳嗽。

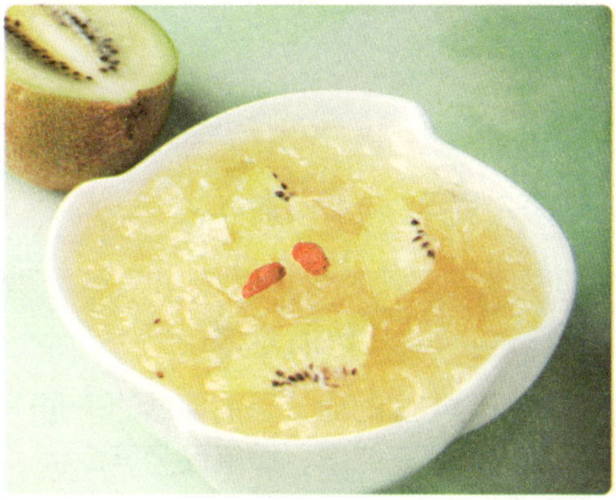

生活妙用方

天然嫩肉调料——猕猴桃炖肉

做法：将猕猴桃压碎或榨汁，加入切好的肉中，腌制20分钟，能使肉质变软。若不喜肉中有味道，可冲洗后再煮。

紧致肌肤——猕猴桃面膜

做法：猕猴桃去皮、切丁，加适量蜂蜜搅打成泥状，均匀抹脸上，3～5分钟后洗净。长期使用能抗衰老，使肌肤紧致。

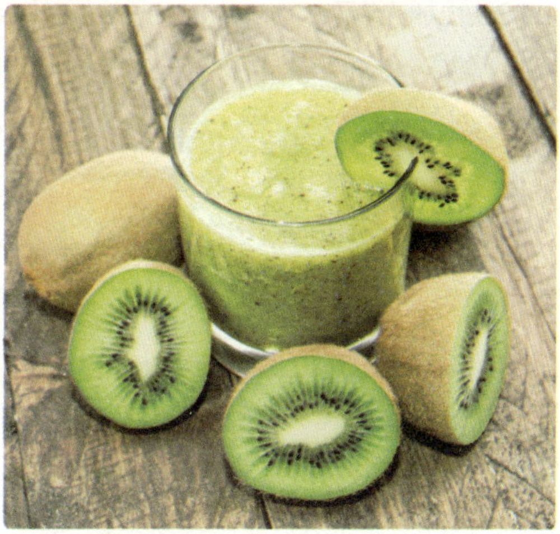

荔枝

岭南佳果

荔枝与香蕉、菠萝、龙眼一同号称"南国四大果品"。荔枝含有葡萄糖、苹果酸及蛋白质、脂肪、维生素、磷、铁等。多食荔枝易上火，并会引起"荔枝病"。吃生鲜荔枝能生津止渴、和胃平逆。干荔枝有补肝健胃、益气养血的功效，是病后体虚者、年老体弱者的滋补佳品。

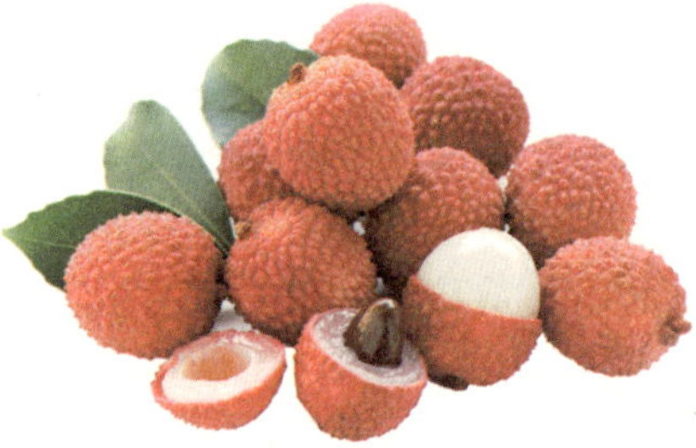

性味·归经

性热，味甘，入心、脾经。

功效解析

补充能量

荔枝所含丰富的糖分是葡萄糖的来源，能帮助人体补充能量，缓解疲劳等症状。

光滑肌肤

荔枝肉含丰富的维生素 C，可促进人体微细血管的血液循环，防止雀斑的发生，令皮肤更加光滑。

增强免疫功能

荔枝肉含丰富的维生素和蛋白质，有助于增强机体的免疫功能，提高抗病能力。自古以来，一直被视为珍贵的补品。

消肿止痛

荔枝除广为人知的滋补作用外，还可消肿解毒、止血止痛，常用于外科疾病，如肿瘤、瘰疬、疔疮恶肿、外伤出血等病症。

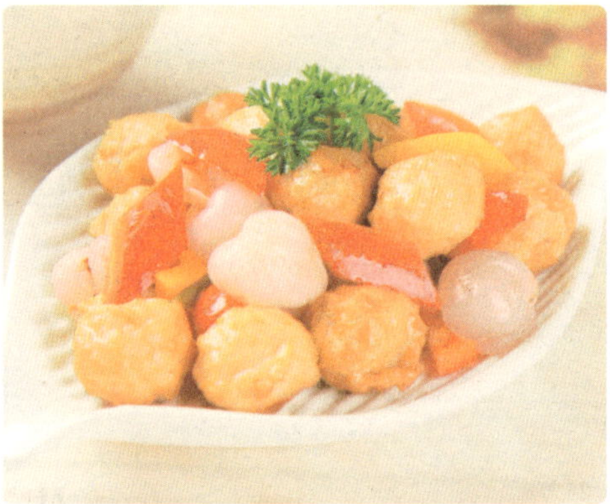

食用宜忌

①体质虚弱、贫血、脾虚腹泻、胃寒疼痛、口臭者适宜食用。
②人若大量地吃鲜荔枝会产生头晕、心慌，严重时会抽搐，甚至昏迷，近似低血糖症状，医学上称为荔枝急性中毒，即荔枝病。
③属阴虚火旺体质者、出血病患者、孕妇及糖尿病患者忌食。
④老年人多吃会加重便秘，长痘、生疮、伤风感冒或急性炎症者，也不适宜吃荔枝，否则会加重病症。

健康食养方

辅助治疗脾胃虚寒

荔枝酒

做法：新鲜荔枝若干，白酒适量。将荔枝去皮去核，加入白酒浸泡。15分钟后加入清水，煮5分钟后即可食用。

解析：荔枝性温，可生津止渴、和胃平逆，有补肝肾、健脾胃、益气血的功效。所以脾胃虚寒者不妨试试饮用荔枝酒。

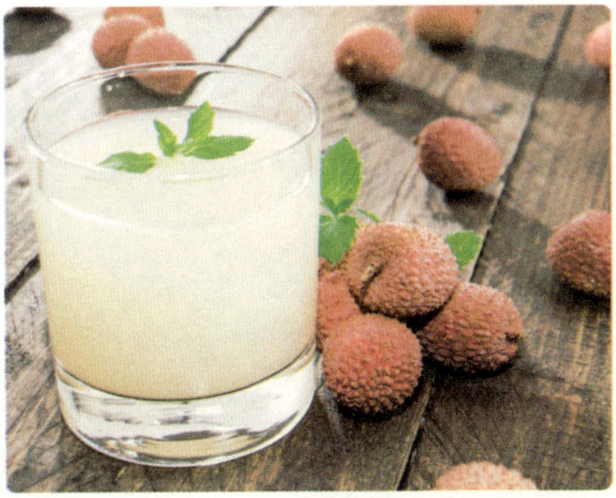

秋冬滋补佳品

荔枝红枣小米粥

做法：小米150克，荔枝6颗，红枣15颗，冰糖适量。将小米、红枣泡30分钟，荔枝剥壳去核，锅中加适量水烧开后入小米、荔枝煮30分钟再加红枣，待小米熟软后加入冰糖搅匀即可。

解析：小米滋阴养血，荔枝能改善失眠、神疲等症，二者相配可补脾益血，是秋冬滋补佳品。

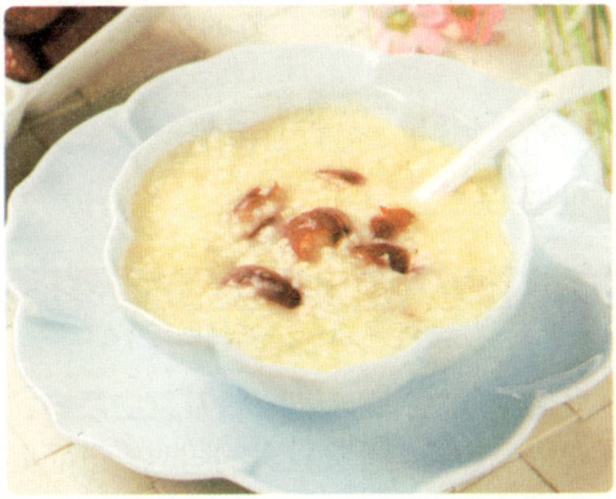

生活妙用方

缓解风火牙痛——荔枝加盐

做法：取新鲜荔枝1颗，剥开，填盐满壳，捣研，外搽患处。

治疗外伤出血——荔枝研末

做法：将干荔枝肉或荔枝核烘干，研末备用。用时取末外敷患处。

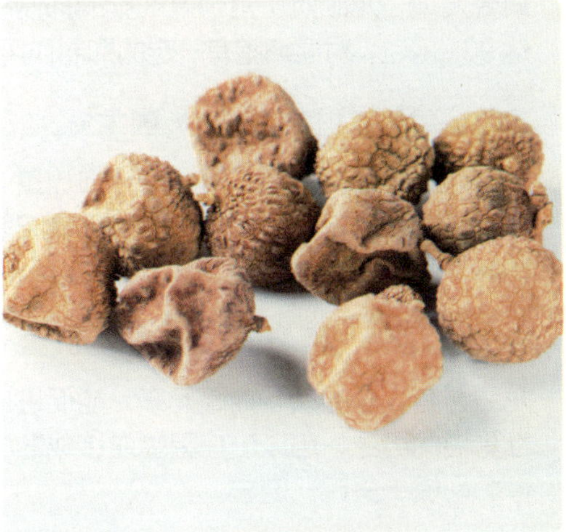

龙眼

南国之参

龙眼香甜可口，是南方的特产，有“神果”之称，经去皮去核，晒干处理，可长时间储藏。龙眼肉具有益心脾、补气血、安神的功效，一般家庭首选用它补血。它含有丰富的铁质、维生素及葡萄糖等，对健忘心悸、神经衰弱等症都有很好的治疗作用。

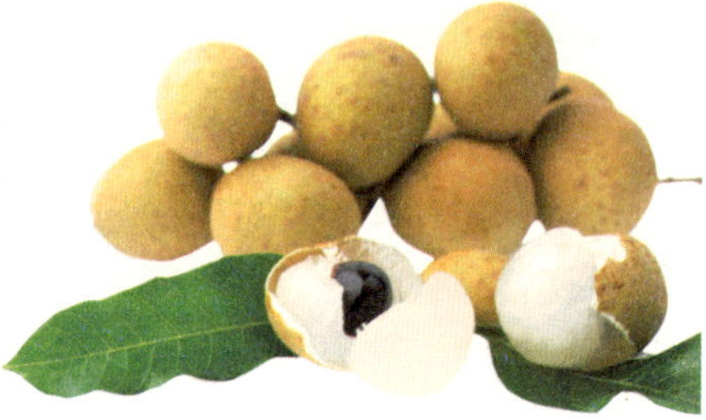

性味·归经

性温，味甘，入心、脾经。

功效解析

益气补血，增强记忆

龙眼含丰富的葡萄糖、铁及蛋白质等，可在提高热能、补充营养的同时，进而促进血红蛋白再生以补血。此外，对脑细胞特别有益，能使人增强记忆，消除疲劳。

抑制癌细胞

研究发现，龙眼对子宫颈癌细胞的抑制率达90%以上，对癌细胞有一定的抑制作用。

降脂护心，延缓衰老

龙眼肉可降血脂，增加冠状动脉血流量。对与衰老过程有密切关系的B型单胺氧化酶有较强的抑制作用。

安神定志

龙眼含有大量的铁、钾等元素，能促进血红蛋白的再生，用以治疗因贫血造成的心悸、心慌、失眠、健忘。

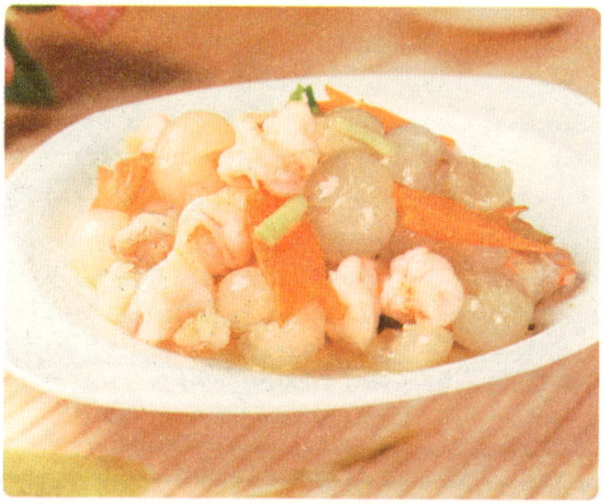

食用宜忌

①思虑过度引起的心慌、头晕失眠者，神经衰弱、健忘和记忆力低下者，年老气血不足者，产后体虚乏力、营养不良引起的贫血患者及更年期女性适宜食用。

②若龙眼外壳泛起少数白霉花，则表示肉质微霉；白霉花多的，肉质霉重，不可食用。

③有上火发炎症状、内有痰火或阴虚火旺、消化不良、糖尿病、盆腔炎、尿道炎者和孕妇不宜食用。

健康食养方

补益气血，润肺止咳

龙眼百合粥

做法：水发大米 100 克，龙眼肉、鲜百合各少许。锅中加适量清水烧开，倒入大米拌匀，大火煮沸加龙眼肉转小火煮约 30 分钟至大米熟软。加百合转大火略煮片刻，熄火盛出即可。

解析：龙眼养血安神、开胃益脾，百合具有益心脾、补气血等功效，二者为粥有补益气血、润肺止咳的功效。

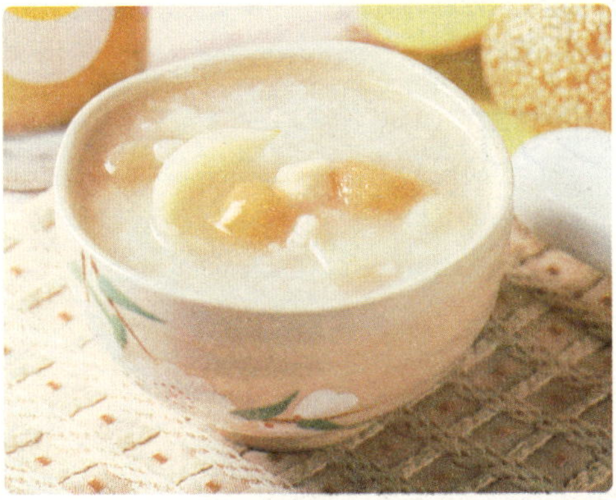

安神益智饮品

龙眼西洋参茶

做法：龙眼肉 10 克，西洋参 3 克，白糖适量。将西洋参捣碎与龙眼肉、白糖用开水冲沏当茶饮。每日沏 2 次，可长期服用。

解析：龙眼肉补气养血、安神定志，西洋参补益气阴、生津止渴，二者搭配，暖脾胃而不上火，是温寒相济的滋补上品，而且可饮可食。

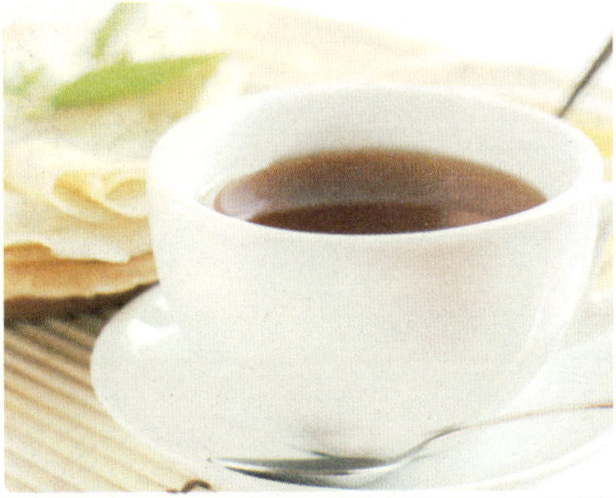

生活妙用方

治疗皮肤溃疡——龙眼壳外敷

做法：将龙眼壳煅存性研细末，用茶油调成糊，可用于外敷治疗烫伤与久不愈合的皮肤溃疡。

止血定痛——龙眼核研末

做法：《便易经验集》中有李平西所传疗“金刃伤”方：“龙眼核剥去光皮，其仁研极细，掺疮口即定痛止血。”

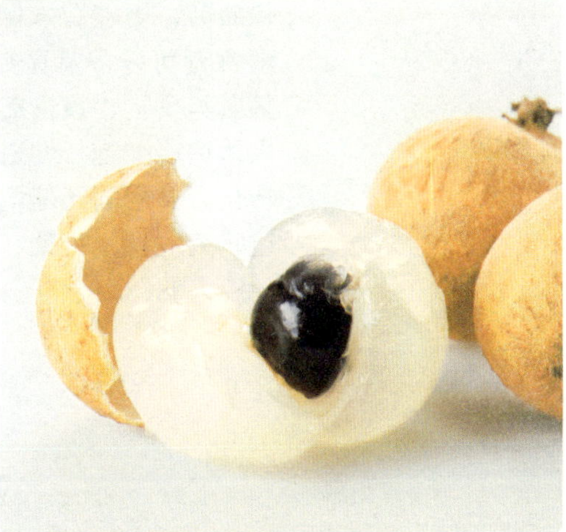

Part 5

飘香四溢：菌菇类食药养生妙方

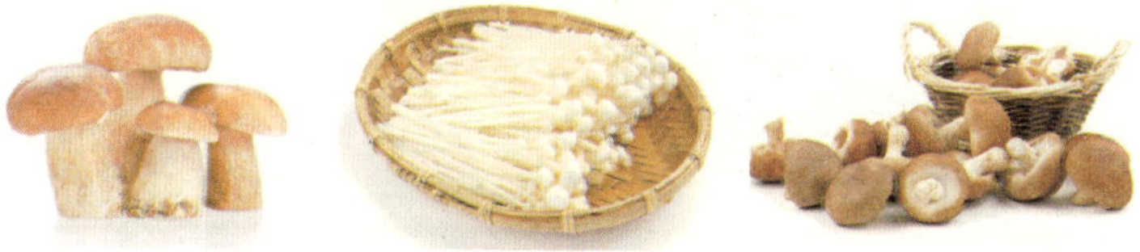

菌菇类食物富含 B 族维生素，特别是维生素 B_1、维生素 B_2、烟酸、叶酸，能促进代谢，消除疲劳，更能有效保证运动质量。不吃蛋、奶的素食者可以多从菌菇类食物中摄取维生素 B_2。菌菇类食物中富含的多糖具有活性成分，能活化人体免疫细胞，促进免疫球蛋白生成和淋巴细胞转化。食用菌还能增强巨噬细胞的吞噬功能。经过研究发现，香菇、猴头菇、茯苓等都具有增强免疫力的作用。

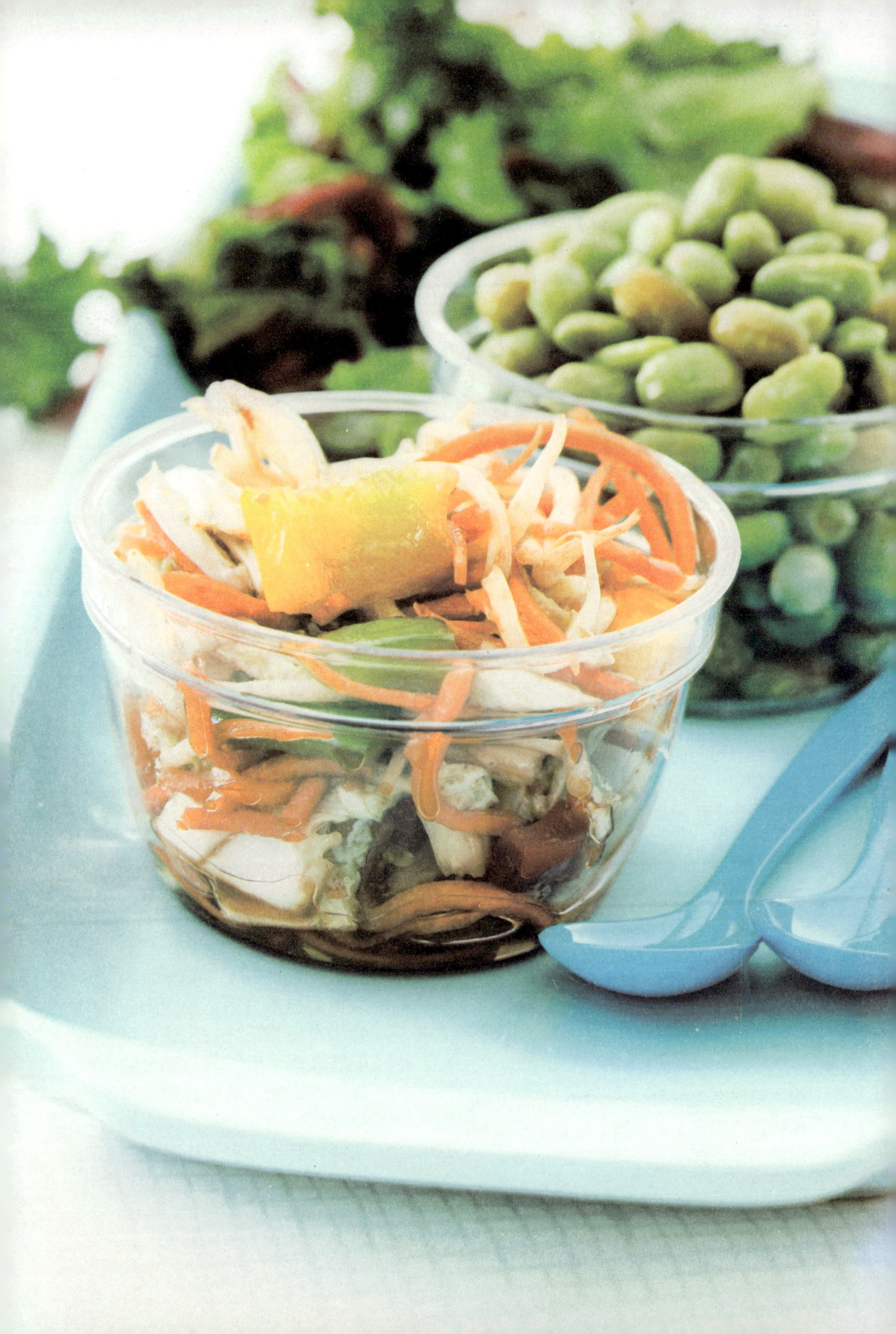

黑木耳

食品『阿司匹林』

黑木耳色泽黑褐，质地柔软呈胶质状，薄而有弹性，湿润时半透明，干燥时收缩变为脆硬的角质，近似革质。味道鲜美，可素可荤，营养丰富。木耳中蛋白质的含量是牛奶的6倍，钙、磷、铁、纤维素的含量也不少。黑木耳具有补气、活血、滋润、强壮、通便之功效。

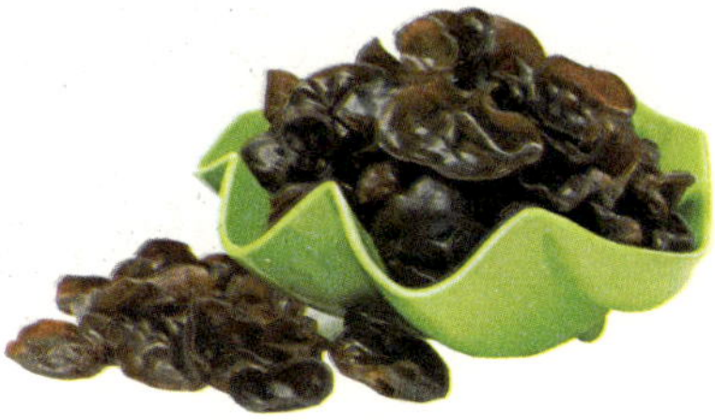

性味·归经

性平，味甘，入肺、胃、肝经。

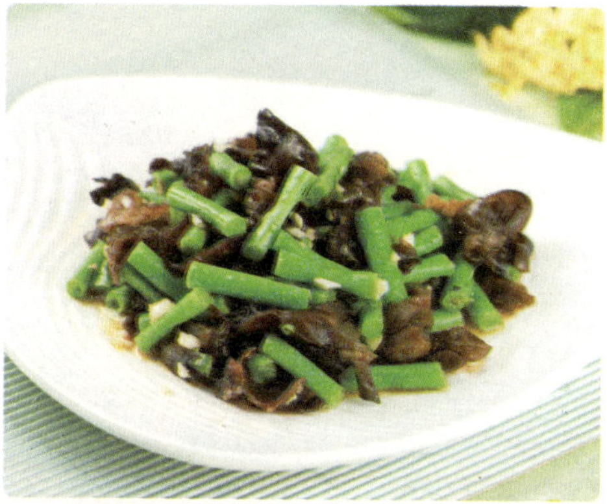

功效解析

美容护肤

黑木耳中含有大量的胶质和蛋白质，其蛋白质含量可与肉类相媲美，因此有“素菜中的荤菜”之称，其胶质可维持皮肤的弹性、延缓衰老，从而到达美容养颜的功效。

养发护发

头发干燥的人体内往往缺乏铁、铜、锌等微量元素，黑木耳含有大量的铁和铜质，有良好的生发黑发的功效，常吃黑木耳可预防由于精神紧张、营养不良导致的白发、掉发症状。

预防肾结石

黑木耳具有化解肾结石、胆结石的功能，坚持每天吃一次黑木耳，对预防或缓解体内结石有奇效。

食用宜忌

①脑血栓、冠心病、癌症、硅沉着病、结石症、肥胖患者适宜食用。

②新鲜的黑木耳含光敏物质卟啉，人食用鲜木耳后，经太阳的照射会引发植物日光性皮炎，可引起皮肤瘙痒，皮肤暴露部分会出现红肿、痒痛，故新鲜黑木耳不宜食用。

③慢性肠炎患者、患有各种出血性疾病的人、孕妇不宜食用。

健康食养方

儿童益智佳肴

黑木耳蒸鸡腿

做法：鸡肉块 250 克，金针菇 150 克，黑木耳 50 克，姜蓉、蒜片、葱花、盐各适量。金针菇洗净后切半；取一空碗，加入以上调料拌匀，做成酱汁待用。在金针菇上放鸡肉块和黑木耳，浇入酱汁。加盖大火隔水清蒸，熟后取出。

解析：此菜适合高血压患者、肥胖者和中老年人食用。

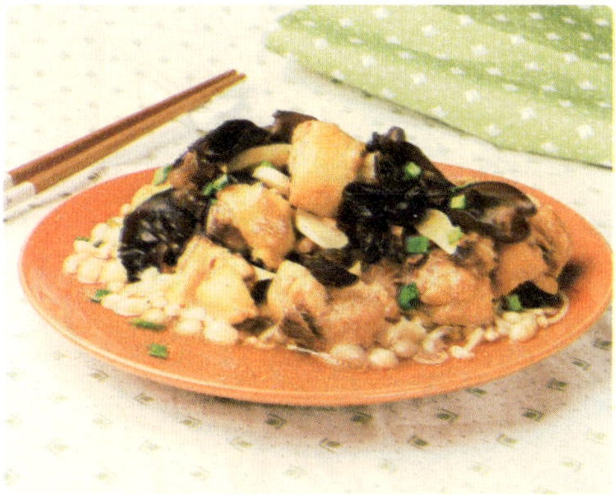

营养家常小菜

木耳枸杞蒸蛋

做法：黑木耳 15 克，鸡蛋 2 个，枸杞、盐各适量。黑木耳泡发、切碎，鸡蛋打散，加适量盐调味，将切碎的黑木耳和枸杞放入蛋液中。锅中注水烧开，将备好的蛋液放入锅蒸 10 分钟，关火即可。

解析：黑木耳有润肺和清涤胃肠的作用，枸杞可护目。

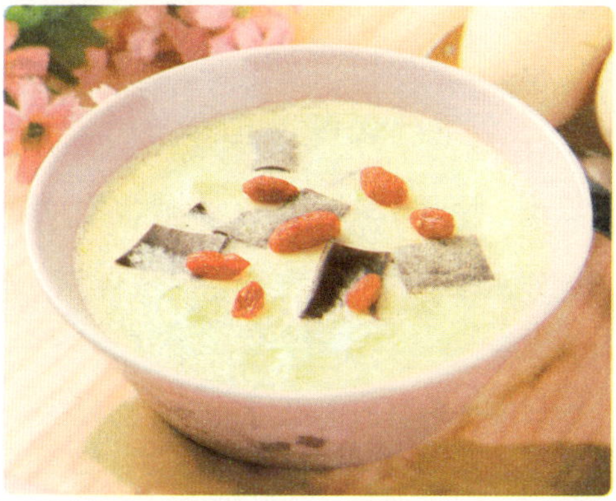

生活妙用方

治褥疮——黑木耳粉、白糖外敷

做法：黑木耳粉、白糖各 30 克。将两者混合后加温开水调成膏状外敷局部，每两日换药 1 次，直至痊愈。

治疗扁桃体发炎——黑木耳粉和蜂蜜

做法：可用黑木耳 50 克，炒干研成粉，每次用半调羹粉与蜂蜜调匀口服，1 天 2 次，连服 5 天效果佳。

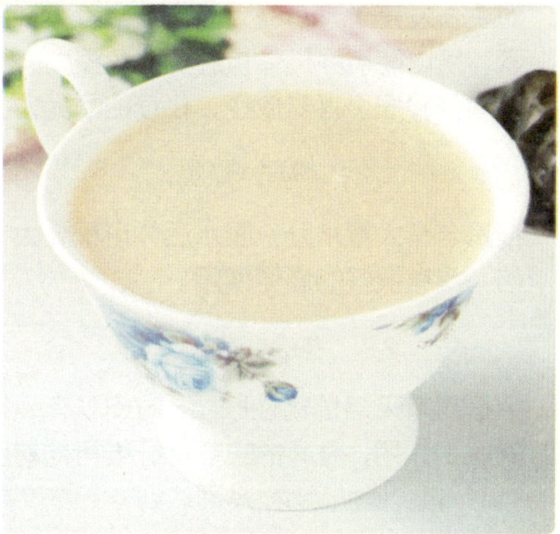

银耳

平民燕窝

银耳实体纯白或乳白色，直径为5～10厘米，柔软洁白，半透明，富有弹性，有"菌中之冠"的美称。银耳富含蛋白质、粗纤维、微量元素、维生素B_1、维生素B_2、烟酸等。中医认为其既有补脾开胃的功效，又有益气清肠、滋阴润肺的作用。

性味·归经

性平，味甘、淡，无毒，入肺、胃、肾经。

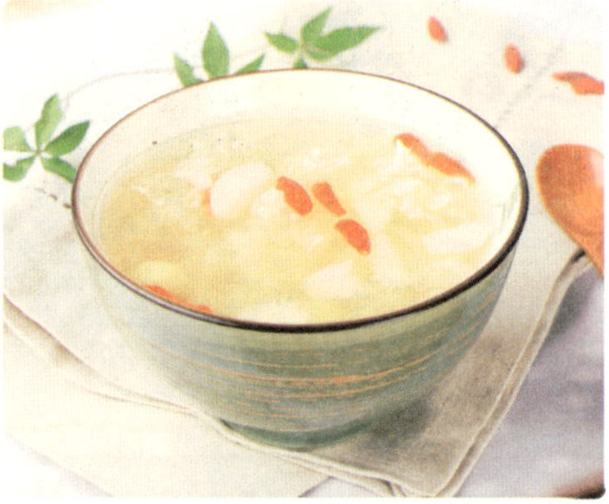

功效解析

护肝

银耳能提高肝脏的解毒能力，可起保肝作用；银耳对老年慢性支气管炎、肺源性心脏病有一定疗效。

增强抗肿瘤的免疫力

银耳富含维生素D，能防止体内钙的流失，对生长发育十分有益，因富含硒等微量元素，所以能增强机体抗肿瘤的免疫力，还能增强肿瘤患者对放疗、化疗的耐受力。

润肠通便

银耳含有大量水分，吸水后体可积膨大十倍，具有很好的通便作用。

美肤减肥

银耳富有天然植物性胶质，对皮肤有良好的保护作用，银耳中的膳食纤维可助胃肠蠕动，减少脂肪吸收，从而达到减肥的效果。

食用宜忌

①虚劳咳嗽、肺痈、肺结核、痰中带血、虚热口渴、妇女崩漏、心悸失眠、神经衰弱、盗汗、遗精、白细胞减少症、高血压、动脉粥样硬化、肿瘤、肝炎、老年慢性支气管炎、肺心病患者适宜食用。

②银耳中含有的腺嘌呤苷具有抗血小板凝聚的作用，因此各种出血病患者在止血的恢复期内不适合食用，否则有可能导致旧病复发或加重出血。

健康食养方

清肺益气

银耳炖白花蛇舌草

做法： 银耳20克，白花蛇舌草10克，阿胶12克。洗净的银耳切小块，备用。砂锅中注入适量清水烧开，倒入白花蛇舌草。大火烧开后转用小火煮10分钟，捞出药材，放入银耳和阿胶拌匀。再盖上盖，大火烧开后用小火煮40分钟后关火盛出即可。

解析： 此品具有益气、活血、润肠之功效。

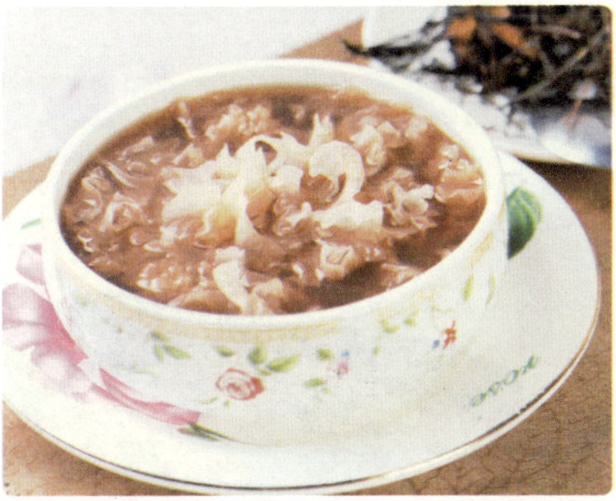

家常养生补品

银耳红枣汤

做法： 银耳2朵，红枣8颗，枸杞适量。银耳在清水中泡发30分钟。把所有食材放到砂锅里，加适量清水，中火烧开。再转小火慢炖20分钟，关火。然后盖上盖子，再闷5～10分钟。

解析： 常食此汤具有益气补血、健脾和胃等功效。

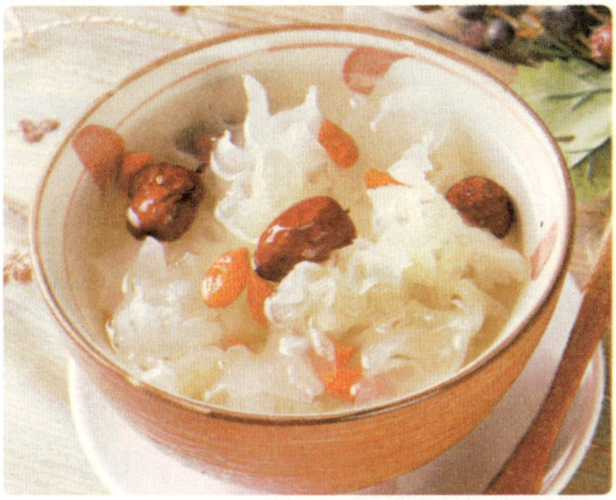

生活妙用方

美白面膜——大米银耳汁

做法： 用纯净水加大米、银耳熬粥，熬好后把最上面的清汤撇出，盛到容器中密闭，放入冰箱冷藏，即为大米银耳美白面膜，剩下的银耳粥可内服养颜。使用时，将面膜纸在大米银耳汁中泡开后敷脸或直接涂到脸上均可，20分钟后洗净，就会发现皮肤变得又白又滑，毛孔也收缩不少。坚持内服外用，具有良好的效果。

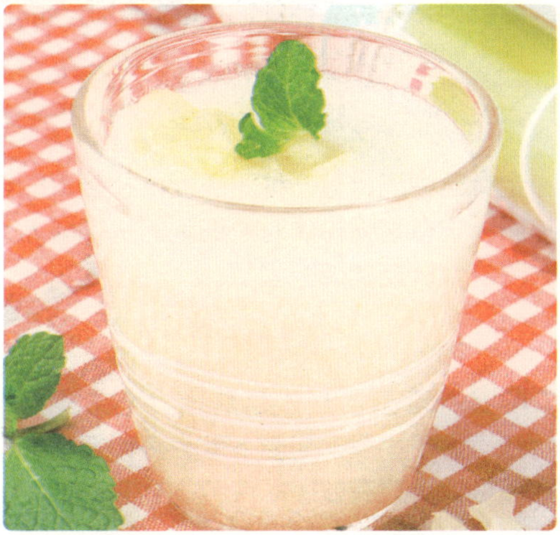

金针菇

增智菇

金针菇不含叶绿素，不具有光合作用，不能制造糖类，完全可在黑暗环境中生长，但必须从培养基中吸收现成的有机物质，如糖类、蛋白质和脂肪的降解物，为腐生营养型，是一种异养生物。金针菇具有低热量、高蛋白、低脂肪、多糖、多种维生素的营养特点。

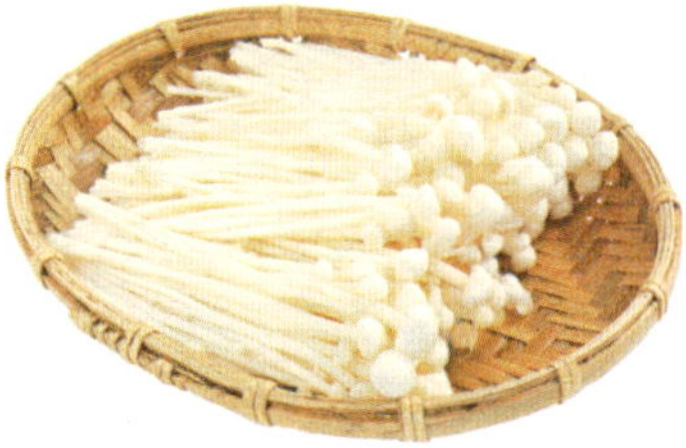

性味·归经

性凉，味甘，入脾、大肠经。

功效解析

促进生长发育

金针菇能有效地增强机体的生物活性，促进机体新陈代谢，有利于食物中各种营养素的吸收和利用，对生长发育也大有益处，因而有“增智菇”“一休菇”的美称。

防治高血压

金针菇是一种高钾低钠食品，可防治高血压，对老年人有益。

降低胆固醇

金针菇中还含有一种叫多糖体朴菇素的物质，它有增强机体对癌细胞的抗御能力，常吃金针菇能降胆固醇。

缓解疲劳

鲜金针菇富含B族维生素、维生素C、糖类、矿物质、胡萝卜素、多种氨基酸、多糖等，可有效缓解疲劳。

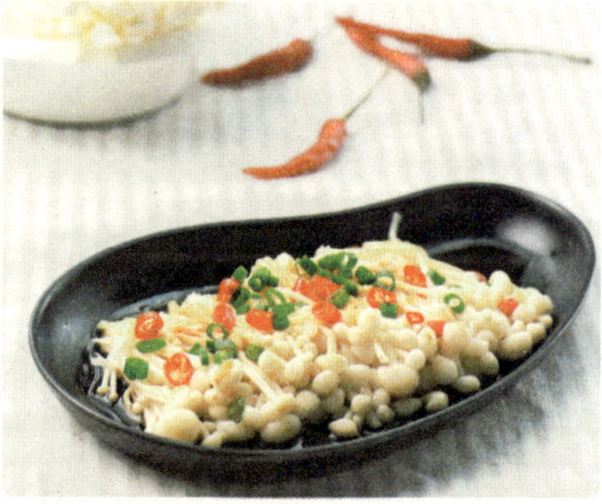

食用宜忌

①一般人群，气血不足、营养不良的老人、儿童、产妇，癌症、肝脏病、胃肠道溃疡、心脑血管疾病患者适宜食用。
②金针菇不宜生吃，宜在沸水中烫过再烹调成各种熟食。
③脾胃虚寒者不宜吃再太多金针菇，平素脾胃虚寒、腹泻便溏的人忌食。

健康食养方

清热解暑

清拌金针菇

做法：金针菇 400 克，红椒、青椒各 5 克，香油、酱油、胡椒粉、盐各适量。将金针菇切成小段，放入沸水锅焯透，捞出后用冷开水过凉，沥干水后放入盘内。加入各种调味料、红椒、青椒拌匀。

解析：清热解暑，适用于暑热引起的中暑症状及热病。

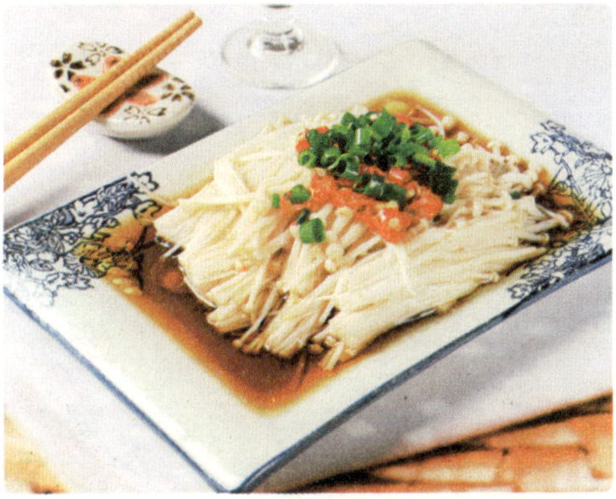

夏季清补佳品

金针菇瘦肉汤

做法：金针菇 50 克，猪瘦肉 100 克，姜片、葱花、盐各少许。金针菇切成两段；猪瘦肉切片。锅中注水，水烧开后放金针菇、猪瘦肉，再放入盐、姜片、葱花调味。

解析：金针菇营养丰富，含人体必需的八种氨基酸，常吃能补脑健脑，饮此汤可有效补充必需的营养素。

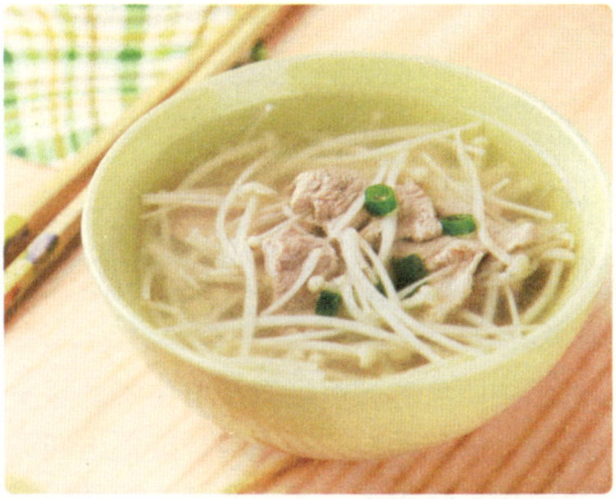

生活妙用方

保鲜营养妙招——金针菇冰块

做法：金针菇 1 把，放入果汁机中，加适量冷开水打成汁。放入锅中以小火煮 30 分钟，倒入制冰盒中，待冷却后放入冰箱冷冻。做菜时可添加至汤品、炒菜、炖菜中，增加其风味和营养。

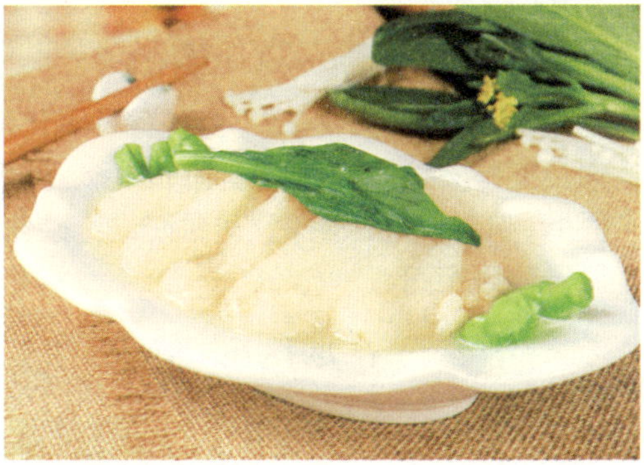

香菇

山珍之王

香菇是一种生长在木材上的真菌。味道鲜美，香气沁人，营养丰富。香菇富含B族维生素、铁、钾、维生素D，素有“山珍之王”之称，是高蛋白、低脂肪的营养保健食品。中国不少古籍中记载香菇“益气不饥，治风破血和益胃助食”。民间用来助痘疮、麻疹的诱发，治头痛、头晕。

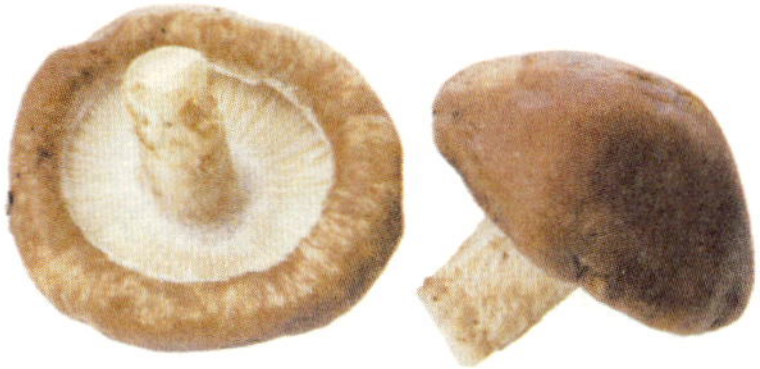

性味·归经

性平，味甘，入脾、胃经。

功效解析

润肤美容

香菇中所含的微量元素及维生素都是美容养颜、护发养发的好原料。能促进血液循环，抑制黑色素，滋养皮肤，可使肌肤红润光泽而更富有弹性，为美颜佳品。

提高人体抗病能力

香菇中含有一种抗病毒的干扰素诱发剂，能提高人体抗病能力，可预防流行性感冒。

降血压、降血脂、降胆固醇

香菇中含有嘌呤、胆碱、酪氨酸、氧化酶以及某些核酸物质，能起到降血压、降胆固醇、降血脂的作用，又可预防动脉硬化、肝硬化等疾病。

防癌抗癌

香菇菌盖部分含有双链结构的核糖核酸，进入人体后，会产生具有抗癌作用的干扰素。

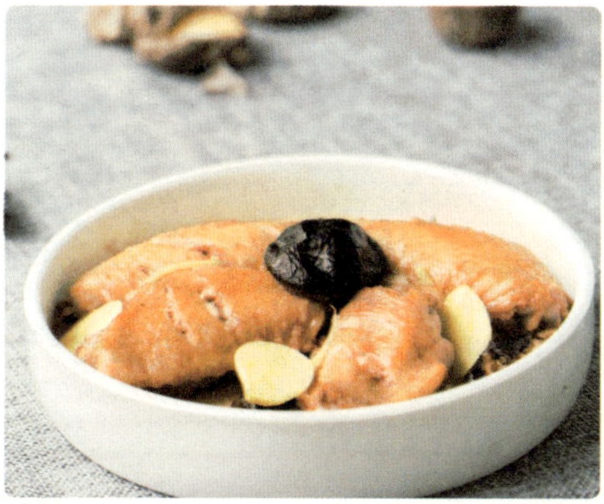

食用宜忌

①一般人群，气虚头晕、贫血、自身抵抗力下降者，高脂血症、高血压、动脉硬化、糖尿病、急慢性肝炎、脂肪肝、胆结石患者，小儿麻疹、小儿佝偻病者，肥胖者，癌症病人，便秘者及肾炎病人宜食。

②香菇含有丰富的生物化学物质，与含有类胡萝卜素的番茄同食，会破坏番茄中所含的类胡萝卜素，使其营养价值降低。

健康食养方

化痰理气

香菇薏米粥

做法: 薏米、大米各100克,香菇20克,葱花适量。将薏米洗净,浸泡约2小时,香菇切丁。薏米、大米放入锅中,加适量清水,用大火煮沸后,改用小火熬成粥。放入香菇丁搅匀煮沸5分钟,关火盛出后撒上葱花即可。

解析: 此品有益气补饥、治风破血、化痰理气等功效。

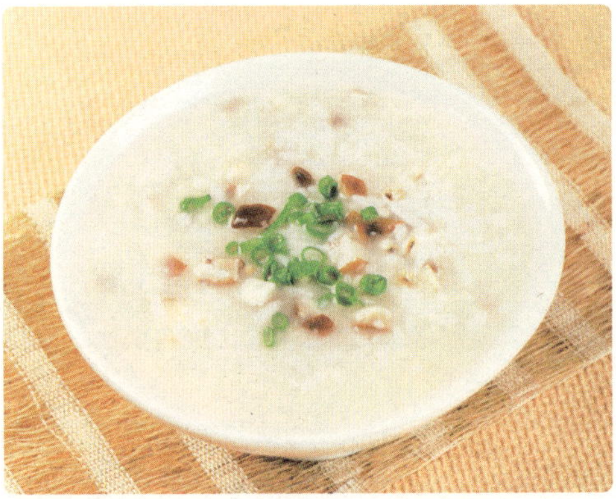

提高免疫力

香菇鸡汤

做法: 鸡1只,香菇30克,红枣、枸杞各少许,姜片、盐各适量。香菇和鸡分别洗净切块备用。在锅中注入清水,放入鸡肉块,大火煮滚后捞去浮沫,放入姜片、红枣、枸杞、香菇。食材煮至熟软后撒盐调味即可。

解析: 香菇可提高人体吸收率,鸡汤本身还有提高呼吸系统免疫力的功能。

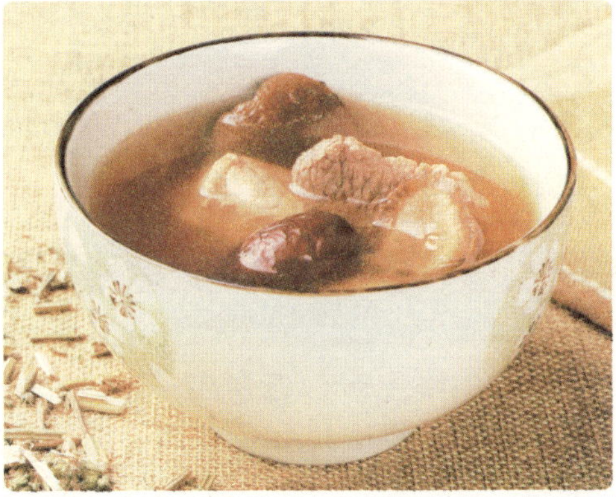

改善食欲

香菇蒸鸽子

做法: 鸽子肉350克,鲜香菇40克,红枣20克,盐、生抽、生粉、料酒、姜片、食用油各适量。将洗净的香菇切块。鸽子肉斩成小块,加入盐、生抽、料酒拌匀,撒上姜片,放入备好的红枣肉,倒入香菇,再撒上生粉,拌匀上浆。蒸锅上火烧开,用中火蒸至食材熟透。关火后,浇上热油即成。

解析: 有化痰理气、透疹解毒的功效。

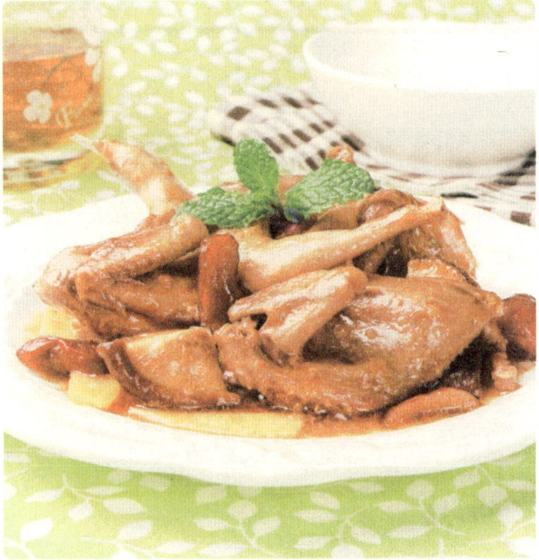

草菇 提高免疫力

草菇因生长在潮湿腐烂的稻草中而得名，其肥大、肉厚、柄短、爽滑，味道极美，故有“兰花菇”“美味包脚菇”之称。草菇中的蛋白质含多种氨基酸，其中必需的氨基酸占一半，还含有磷、钾、钙等多种矿物质。中医认为其能清热解暑、养阴生津、滋阴壮阳、增加乳汁等。

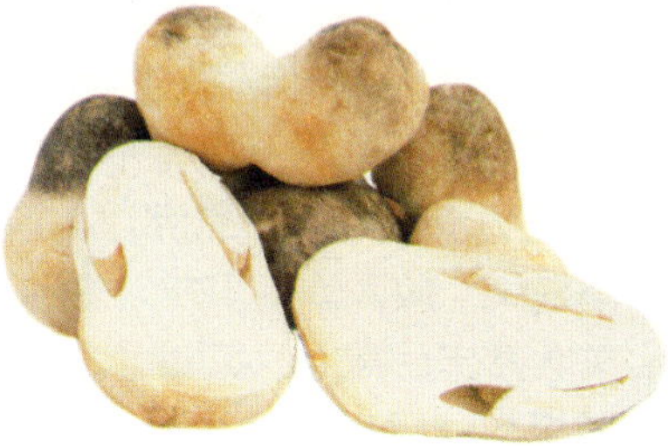

性味·归经

性平，味甘，入胃、脾经。

功效解析

增强抗病力

草菇中的维生素C含量高，能促进人体新陈代谢，提高机体免疫力，增强抗病能力。

抑制癌细胞生长

草菇中含有一种异种蛋白物质，具有抑制癌细胞生长的作用，特别是对消化道肿瘤有辅助治疗作用，能加强肝肾的活力。

降糖

草菇中含有的硒元素可以缓解餐后血糖上升，糖尿病患者常吃草菇可以预防由糖尿病引起的心脑血管并发症。

解重金属毒

草菇具有解毒作用，当铅、砷、苯进入人体时，可与其结合，形成抗坏血元，随小便排出。

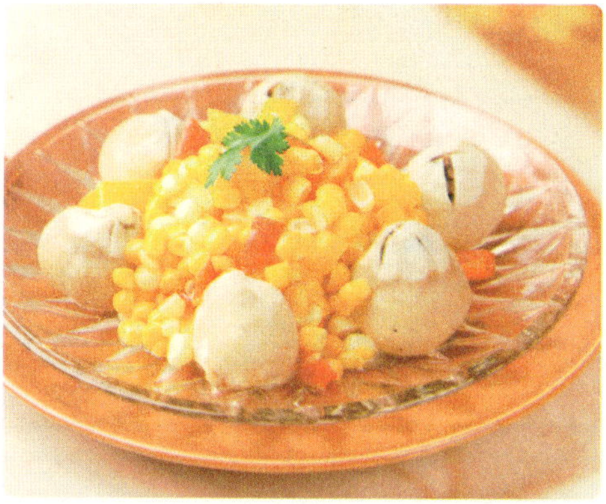

食用宜忌

①高血压、高脂血症、动脉硬化、冠心病、癌症患者以及体质虚弱、气血不足、营养不良、食欲不振者适宜食用。
②无论草菇的鲜品还是干品都不宜浸泡时间过长。
③草菇性寒，平素脾胃虚寒之人忌食。
④草菇能够减慢人体对糖类的吸收，是糖尿病患者的良好食品。

健康食养方

家常营养菜肴

草菇竹笋炖豆腐

做法： 豆腐100克，草菇50克，竹笋30克，香油、酱油、葱花、盐各适量。将竹笋洗净切片。豆腐切小块，放锅内，炖10分钟后，捞出沥净水。锅中放入香油，烧热后下草菇、笋片、盐、酱油、豆腐块、适量水，烧沸后撒上葱花即可。

解析： 豆腐中的蛋白属完全蛋白，营养价值较高；草菇含有人体必需氨基酸。

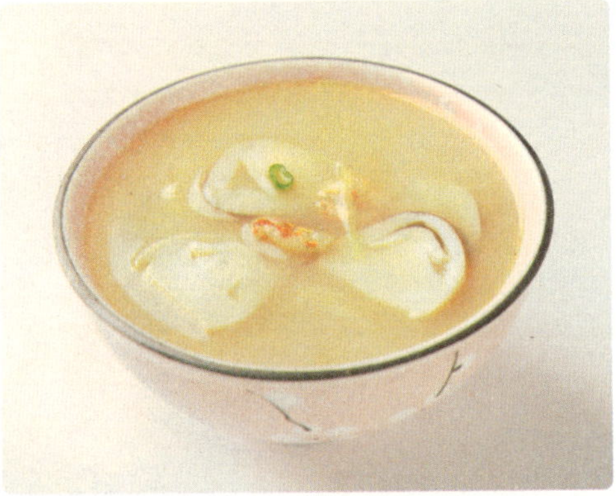

防治肿瘤

草菇红茶饮

做法： 草菇、红茶各30克。将草菇干燥并粉碎，与红茶按照1∶1的比例混匀，用开水冲服。

解析： 草菇能加强肝肾的活力，具有预防过早衰老的作用。适用于中老年人群、早衰人士，老年人应常食之。红茶偏温，老少皆宜，尤适合胃寒之人饮用。

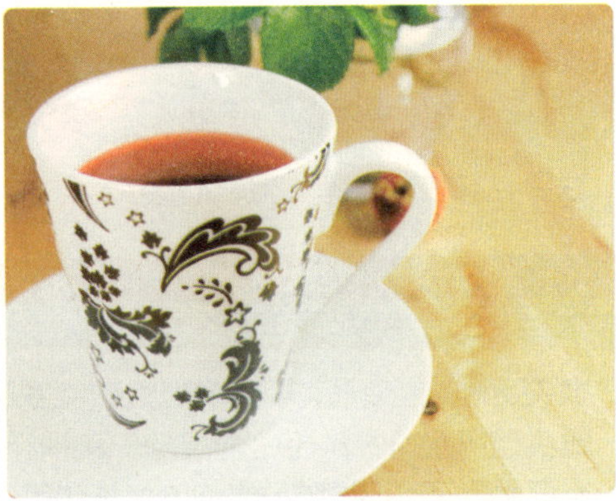

补充优质蛋白

草菇炒牛肉

做法： 牛肉200克，草菇100克，红辣椒2个，食用油、米酒、白糖、盐各适量。牛肉洗净切片，加米酒、白糖拌匀腌渍。草菇洗净切成两半。锅内加适量油烧热，牛肉入锅翻炒至变色后盛出。锅内余油爆香辣椒，草菇入锅翻炒片刻，倒入清水，稍焖入味后，倒入牛肉片，大火迅速翻炒几下，加盐调味即可。

解析： 提高机体免疫力，增强抗病能力。

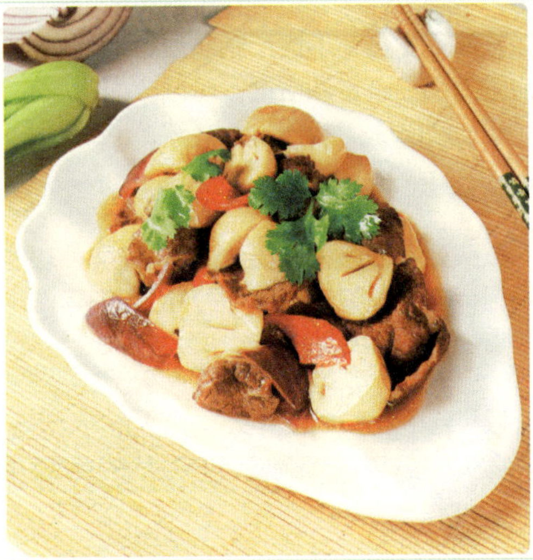

猴头菇

素中荤

猴头菇是鲜美无比的山珍，菌肉鲜嫩，香醇可口，有“素中荤”之称。它含有多种维生素、蛋白质、多糖体、多肽类和矿物质元素钙、磷、铁及食物纤维。猴头菇是一种高蛋白、低脂肪、富含矿物质和维生素的一种优良食品。

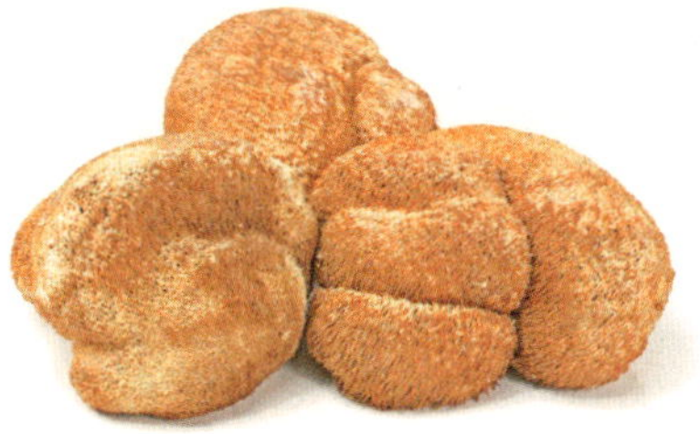

性味·归经

性平，味甘，入脾、胃、心经。

功效解析

益寿抗衰

猴头菇对神经衰弱、失眠有特效。研究发现，猴头菇所含的“β-D-葡聚糖”和神经细胞促生因子可促进脑神经细胞生长和再生，对预防和治疗老年痴呆症有良好疗效。

保护心血管

猴头菇中含有不饱和脂肪酸，能降低血胆固醇和三酰甘油含量，可调节血脂，有利于血液循环。

增进食欲

猴头菇有增进食欲、增强胃黏膜屏障功能、提高淋巴细胞转化率、提升白细胞等作用。

养护肠胃

猴头菇中含多种氨基酸、丰富的多糖及脂肪物质，能抑制癌细胞中遗传物质的合成，能助消化。

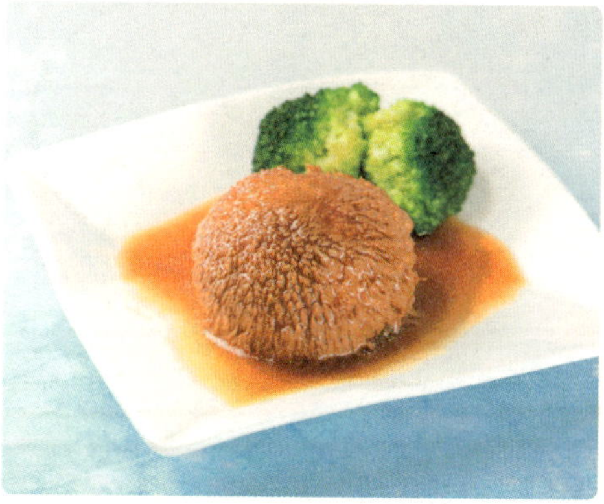

食用宜忌

①一般人群，有心血管疾病、消化系统疾病和患有咳喘的人均可食用。
②适合食欲不佳、胃肠功能紊乱、经常不能按时进餐及常吃快餐的职业人群。
③对菌类食品过敏者慎用。
④霉烂变质的猴头菇不可食用，以免中毒。

健康食养方

增强免疫力

猴头菇瘦肉汤

做法：猴头菇20克，猪瘦肉300克，龙眼、莲子、陈皮各15克，枸杞5克，盐适量。将各食材洗净，猴头菇用水泡发后切块。猪瘦肉洗净后切块。将所有食材放入锅内，大火滚开转小火煮1小时，加盐调味即可。

解析：能提高机体免疫功能，延缓人体衰老，健胃补虚。

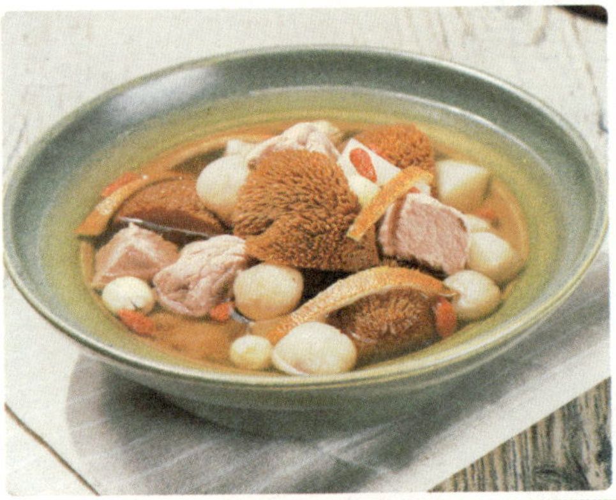

辅助治疗胃溃疡

猴头菇鸡汤

做法：猴头菇80克，鸡1只，黄芪50克，玉米200克，食用油、姜片、盐各适量。将鸡斩成块，油锅爆香姜片，下鸡肉块爆片刻，取出。将黄芪与鸡肉放入煲内，大火煲滚改慢火煲。其余材料一起放入鸡汤内滚熟，加盐调味即可。

解析：助消化，对胃炎、胃溃疡患者疗效显著。

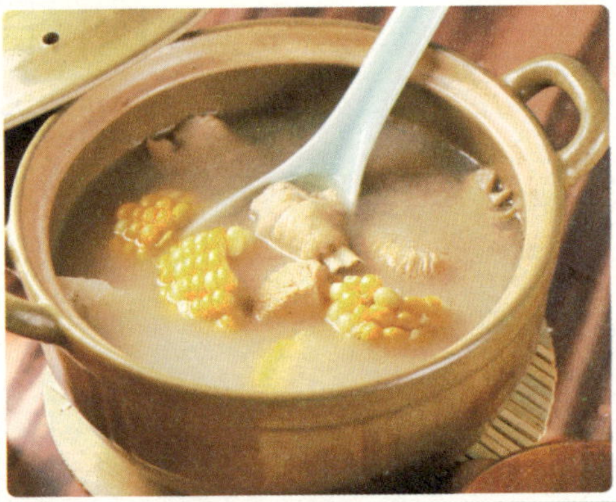

改善身体虚弱

红烧猴头菇

做法：猴头菇50克，白菜100克，黄芪、白术各20克，食用油、姜片、酱油、盐、水淀粉各适量。黄芪和白术先煎取汁；猴头菇切成片。白菜用开水烫过后装盘。炒猴头菇，变色后加药汁及姜片、酱油翻炒，用小火焖至熟烂，以盐、水淀粉勾芡收汁，装盘即可。

解析：具有补脾胃、益气血、助消化的作用。

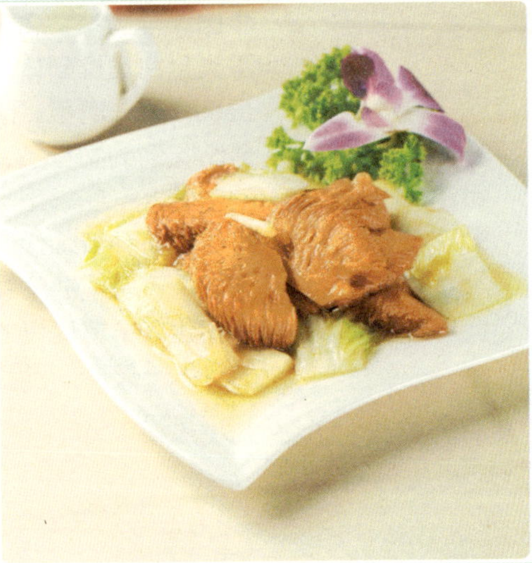

Part 6

营养滋补：肉蛋禽类食药养生妙方

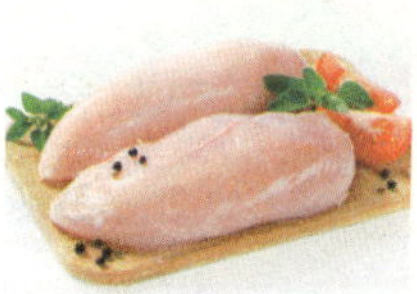
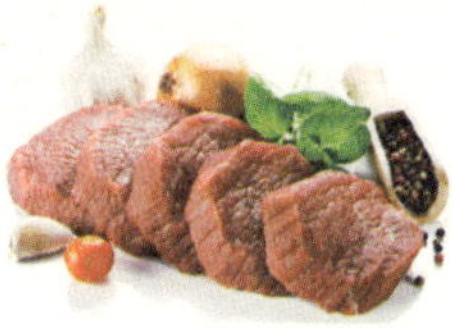
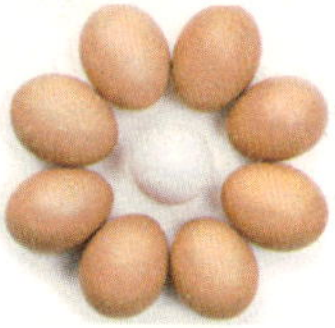

肉类可分成畜肉和禽肉两种，畜肉包括猪肉、牛肉、羊肉等，禽肉包括鸡肉、鸭肉和鹅肉等。蛋类是禽类排到体外的卵，人们经常食用的有鸡蛋、鸭蛋、鹅蛋、鸽蛋和鹌鹑蛋。肉蛋类是人们最常吃到的副食品，它们给人类提供了十分丰富的营养，一些肉蛋类食物还具有药用价值。人们身体的各种新陈代谢都需要酶元素，酶的转化与构成中不可或缺的物质就是蛋白质，而在肉蛋类中就含有丰富优良的蛋白质，能够很好地为我们的身体所吸收、利用。

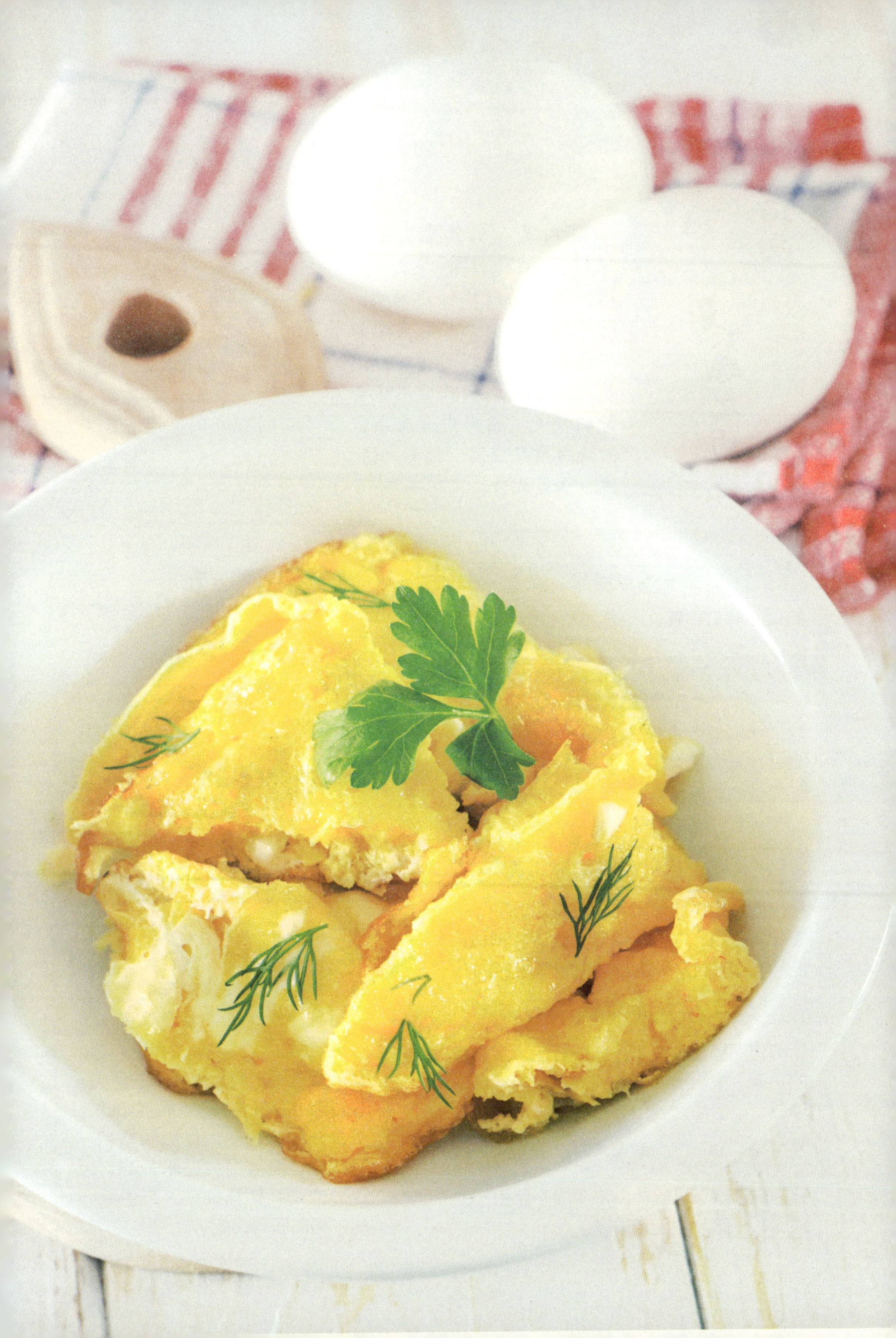

猪肉

长寿之药

猪肉是人们餐桌上重要的动物性食品之一。因为猪肉的纤维较为细软，结缔组织较少，其肌肉组织中含有较多的肌间脂肪，因此，经过烹调加工后肉味会特别鲜美。猪肉中含有丰富的蛋白质及脂肪、糖类、钙、铁、磷等成分。

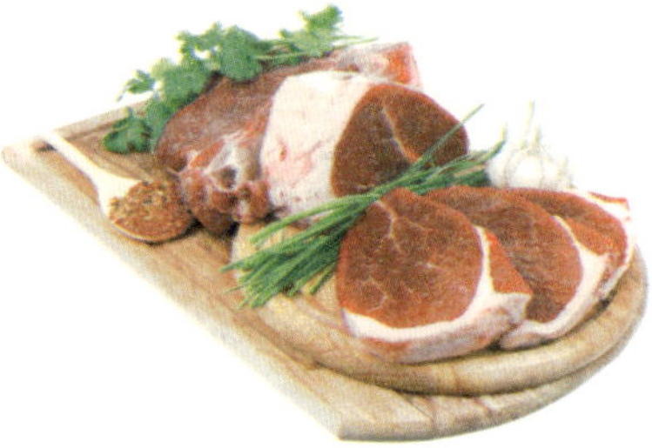

性味·归经

性温，味甘、咸，入脾、胃、肾经。

功效解析

消除疲劳

猪肉中的维生素 B_1 含量是牛肉的 4 倍多，是羊肉和鸡肉的 5 倍多。维生素 B_1 与神经系统的功能关系密切，能帮助改善产后抑郁症状，还能消除人体疲劳。

改善缺铁性贫血

猪肉既可提供血红素和促进铁吸收的半胱氨酸，又可提供人体所需的脂肪酸，所以它能从食疗方面来帮助人们改善缺铁性贫血。

补肾滋阴

猪肉有润肠胃、生津液、补肾气、解热毒的功效，主治热病伤津、消渴羸瘦、肾虚体弱、产后血虚。

润燥

猪肉煮汤饮下可急补由于津液不足引起的烦躁、干咳、便秘和难产。

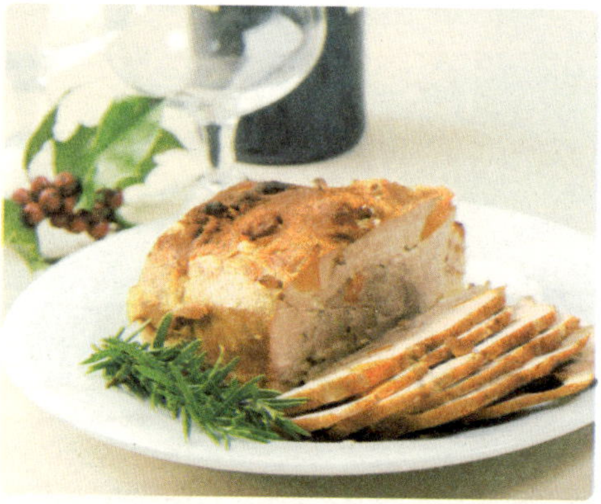

食用宜忌

①一般人都可食用。尤其适宜阴虚、头晕、贫血、大便秘结、营养不良之人，燥咳无痰的老人，产后乳汁缺乏的妇女及青少年、儿童食用。
②不宜食用未摘除甲状腺的猪肉。
③猪肉不宜多食，肥肉尤其如此。多食则助热，使人体脂肪蓄积，造成身体肥胖，或血脂升高，以致形成动脉粥样硬化，产生冠心病、高血压等疾病。

健康食养方

生津方

猪肉增液汤

做法： 猪肉500克。猪肉洗净后切小块。锅中加猪肉块和适量水，急火煮汤。除净浮油，随意饮用。

解析： 本方取猪肉养阴增液、润燥，用于温热病火热已衰，津液不能回者。《随息居饮食谱》中"治……津枯血夺、火灼燥渴、干嗽、便秘"，其法同此。

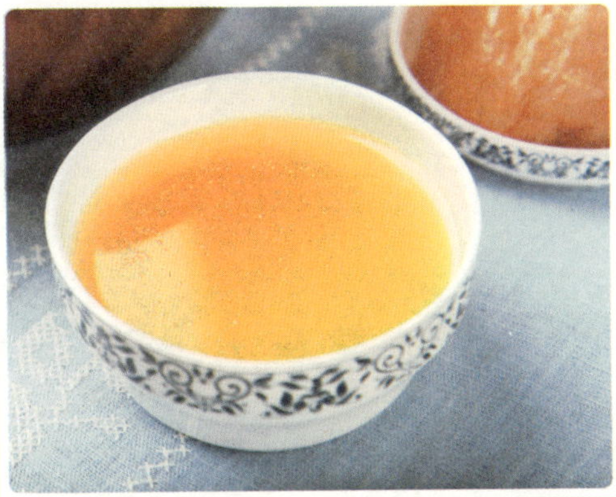

秋冬滋阴润燥良品

三宝猪肉汤

做法： 猪肉100克，百合、莲子各10克，红枣2颗，冰糖适量。猪肉洗净，切块。将莲子和猪肉块放入锅中，加适量水，中火煮30分钟，加百合、红枣煮至酥烂，最后放冰糖搅拌至溶化，起锅即可。

解析： 有补血养心的作用，是秋冬季清热润燥、补虚安神的佳肴。

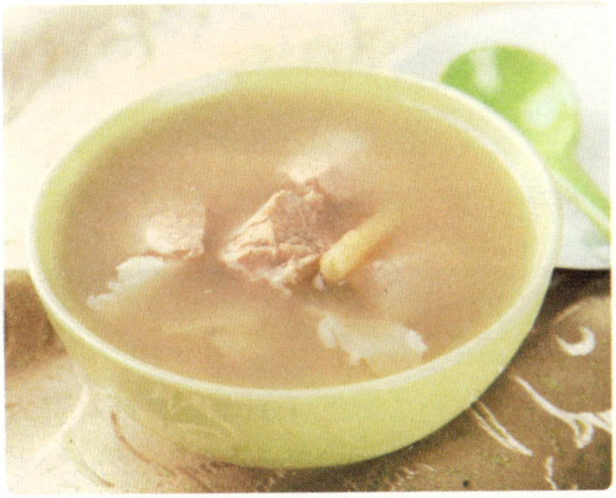

生活妙用方

皮鞋光亮如新——猪油擦鞋

做法： 将猪肥肉放入锅中加热几分钟，炼油。取干布蘸取猪油擦拭皮鞋，置于阴凉通风处干燥，可使皮鞋光亮。

汤羹味道更美味——猪肉脂肪

做法： 做鱼肉料理或是炖老鸭时，加入2～3片猪五花肉共炖，能增加菜肴的顺滑度及香气，味道更鲜美。

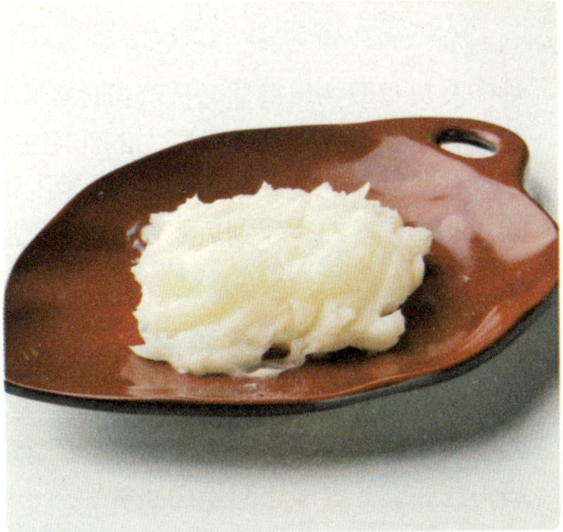

鸡肉 滋补安胎的理想补品

鸡肉含有维生素C、维生素E等，其蛋白质的含量比例较高，种类也多，而且消化率高，很容易被人体吸收利用。鸡肉有增强体力、强壮身体的作用，另外还含有对人体生长发育有重要作用的磷脂类，是中国人膳食结构中脂肪和磷脂的重要来源之一。

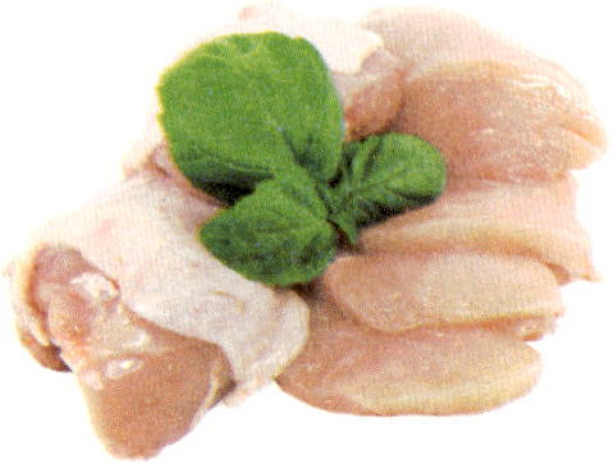

性味·归经

性平、温，味甘，入脾、胃经。

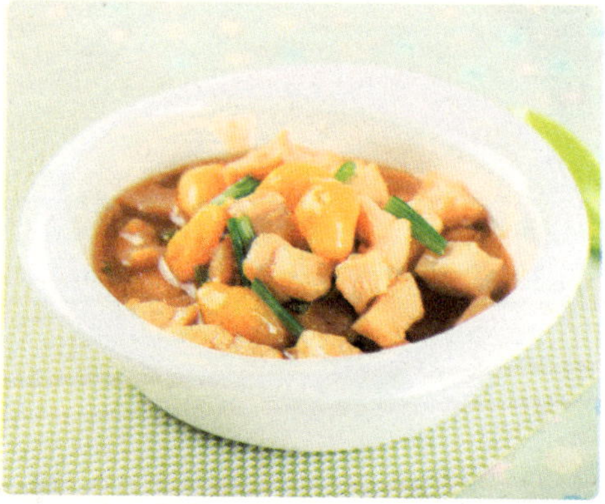

功效解析

延缓衰老

鸡皮中含有大量的胶原蛋白，能补充人体所缺少的水分和弹性，可延缓皮肤衰老。

促进智力发育

鸡肉有抗氧化和一定的解毒功效。能改善心脑功能和促进儿童智力发育。

增强免疫力

鸡肉及其萃取物具有显著提高机体免疫功能的效果，其增强人体免疫力的作用主要体现在所含有的牛磺酸上。牛磺酸可以增强人的消化能力，起到抗氧化和一定的解毒作用。

补充优质蛋白

鸡肉所含脂肪量低，且为不饱和脂肪酸，为小儿、中老年人、心脑血管疾病患者、病中病后虚弱者理想的蛋白质食品。

食用宜忌

①适于虚劳瘦弱、营养不良、气血不足、面色萎黄者，以及体质虚弱或乳汁缺乏的产妇，体虚水肿、月经不调、白带清稀频多、神疲无力的女性食用。
②禁食多龄鸡头、鸡臀尖。
③鸡肉性温，多食容易生热动风，内火偏旺、痰湿偏重、感冒发热者以及患有胆囊炎、热毒疖肿、高血压、高脂血症、尿毒症、严重皮肤疾病的患者忌食。

健康食养方

补充优质蛋白

鸡肉枸杞炖胡萝卜

做法：鸡肉500克，胡萝卜1个，玉米1棒，枸杞适量。胡萝卜切小块，鸡肉斩块，将所有材料放入炖盅内，加入适量水和盐。隔水蒸熟即可食用。

解析：鸡肉含有丰富的蛋白质和不饱和脂肪酸，是老年人、心脑血管疾病患者的食疗佳品。再配以有补五脏、益气血的枸杞、胡萝卜，效果尤佳。

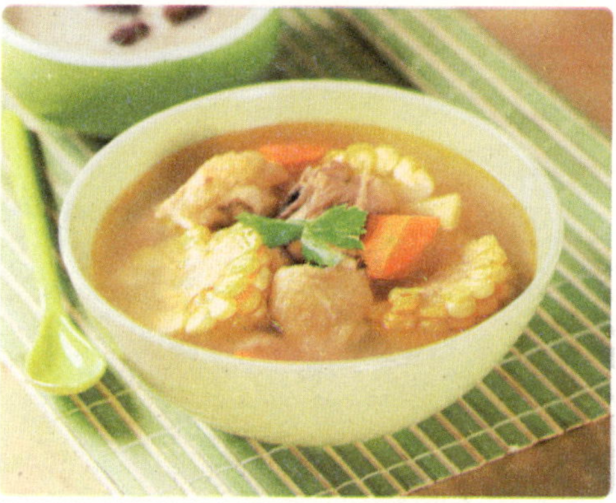

治产后虚羸

百合粳米鸡

做法：仔母鸡1只，百合60克，粳米200克，姜片、葱段、盐、酱油各少许。将百合、粳米装入鸡腹并缝合，加姜片、葱段、盐、酱油，入锅加适量水煮熟。开腹取百合、粳米做饭食用。

解析：母鸡益阴血、补气益脾，百合久蒸能益脾养心，粳米益胃气。用于产后虚羸少气、心悸、头昏、少食等。

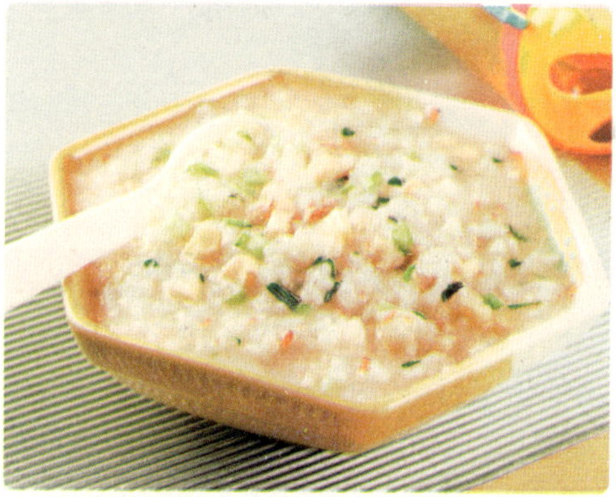

快手美味早餐

豆豉鸡肉炒饭

做法：米饭1碗，胡萝卜半根，鸡肉、食用油、盐、豆豉、葱花各适量。胡萝卜切丁，鸡肉洗净切丁。鸡肉用少许盐腌制5分钟。锅中热油倒入鸡丁翻炒至变色。倒入胡萝卜丁和豆豉一起翻炒。加入米饭，大火不停地翻炒，米饭太干，可适当加点水。加盐调味后盛出装碗，撒上葱花即可。

解析：有增强体力、强壮身体的作用。

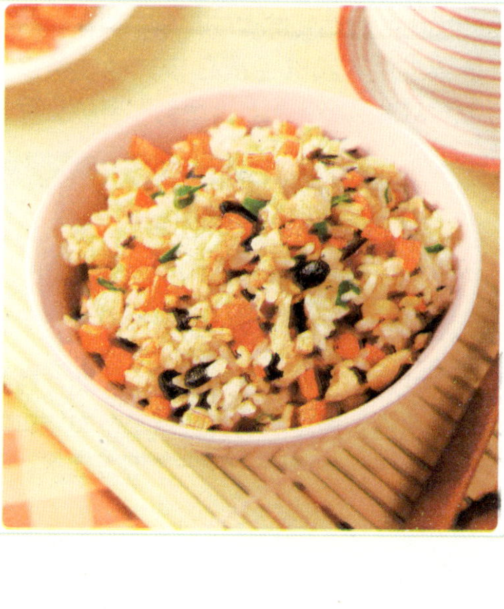

鸭肉 善补五脏之阴

鸭肉是一种美味佳肴，适于滋补，是各种美味名菜的主要原料。人们常言“鸡鸭鱼肉”四大荤，鸭肉中的蛋白质含量比畜肉含量高得多，其脂肪含量适中且分布较均匀。富含蛋白质、B族维生素、维生素E以及铁、铜、锌等微量元素，中医认为其具有养胃滋阴、清肺解热之功效。

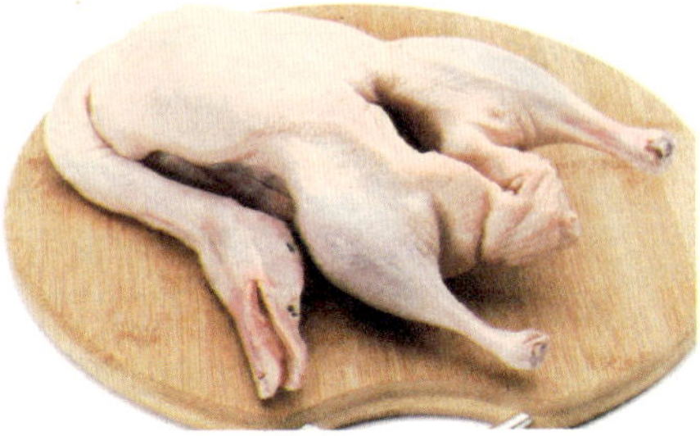

性味·归经

性寒，味甘、咸，入脾、胃、肺、肾经。

功效解析

保护心血管

鸭肉中含有较为丰富的烟酸，它是构成人体内两种重要辅酶的成分之一，对心肌梗死等心脏疾病患者有保护作用。

抗炎症

鸭肉中的脂肪酸熔点低，易于消化。所含B族维生素和维生素E较其他肉类多，能有效抵抗脚气病、神经炎和多种炎症。

治疗肺结核

鸭肉对于肺结核有很好的治疗效果，所以被人们称为肺结核病人的“圣药”。

缓解更年期不适

鸭肉性凉，是肉类中最适合更年期女性的滋阴食物，更年期的女性常吃鸭肉能有效缓解心慌、出虚汗、潮热等不适症状。

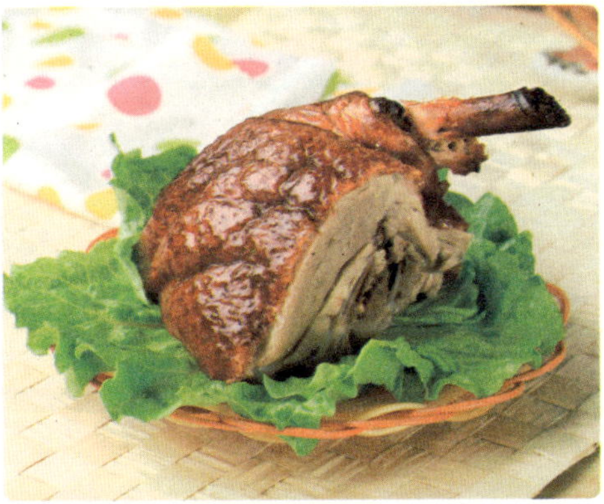

食用宜忌

①营养不良、体内有热、上火、水肿、低热、虚弱、食少、女性月经少、大便秘结者以及癌症、糖尿病、肝硬化腹水、肺结核、慢性肾炎水肿等患者适宜食用。
②对于素体虚寒，因受凉引起的不思饮食、胃部冷痛、腰痛及寒性痛经以及肥胖、动脉硬化、慢性肠炎者应少食，感冒患者不宜食用。
③鸭肉性凉，脾胃阴虚、经常腹泻、阳虚脾弱、外感未清者忌用。

健康食养方

补阴清热

白鸭汤

做法： 活白鸭1只，红枣20克，参苓平胃散60克，黄酒适量。将鸭颈割开，使血滴入烫温的黄酒中，搅匀饮用。将红枣、参苓平胃散填入处理干净的鸭腹中，置砂锅内，加水适量，以小火炖至烂熟。

解析： 用于虚劳发热、咳嗽咯血而致脾胃虚弱、少食羸瘦的病人。

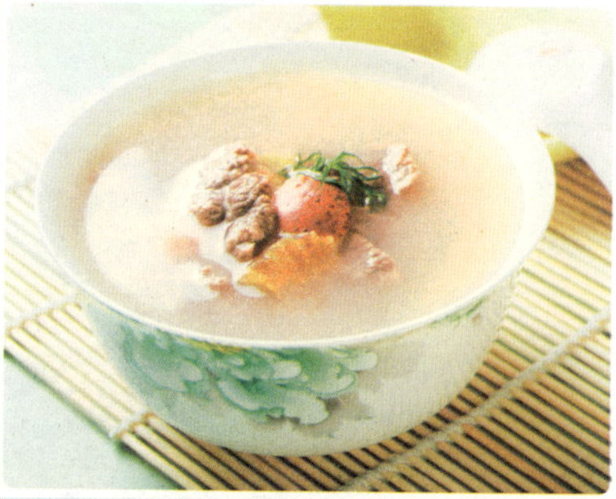

健脾补肺

山药焖鸭

做法： 山药、鸭肉各300克，食用油、盐、姜片各适量。鸭肉洗净切块备用，山药切块。姜片用热油爆香，入鸭肉煎香，再加入山药块炒匀，加入适量的水焖煮。焖至鸭肉熟透、山药绵软时加盐调味即可。

解析： 可健脾补肺、助五脏、强筋骨、清肺解热。

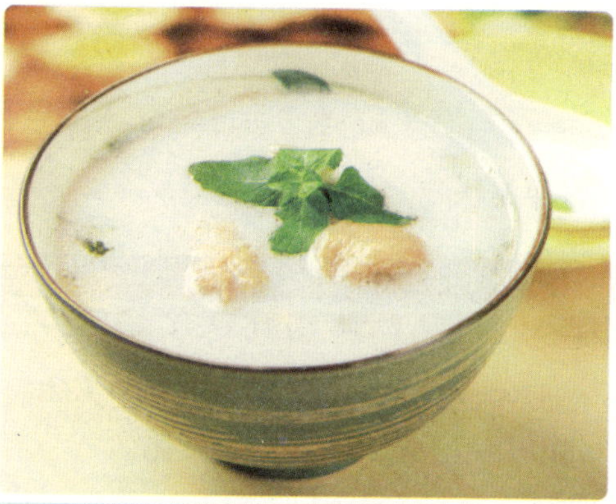

夏季必饮祛湿汤

薏米茯苓鸭肉汤

做法： 老鸭半只，水发绿豆、水发薏米各50克，鸡骨草20克，茯苓15克，冬瓜100克，盐适量。茯苓洗净，鸭子洗净斩块待用。砂锅中足量的清水烧开后，放入冬瓜外的所有食材。小火煲1小时后入冬瓜煲10分钟，加盐，继续煲10分钟即可。

解析： 鸭肉性寒，是夏季食用肉类首选。薏米、鸡骨草、茯苓皆有祛湿的功效。

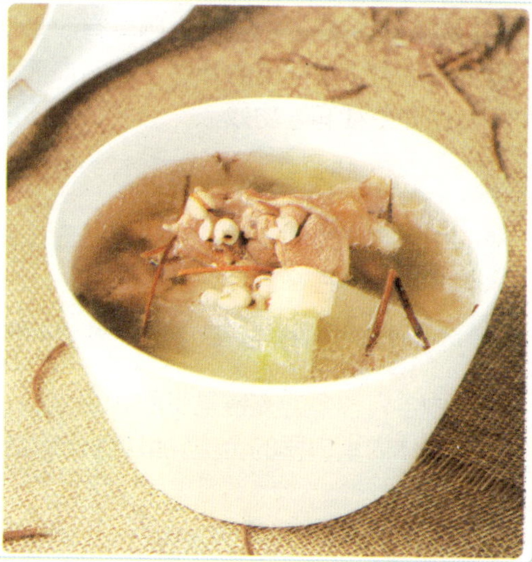

鸽肉

甜血动物

鸽肉中的蛋白质最为丰富，而脂肪含量极低，消化吸收率高达95%以上。此外，鸽肉所含的维生素A、维生素B_1、维生素B_2、维生素E及造血用的微量元素与鸡、鱼、牛、羊肉相比非常丰富。《本草纲目》中记载“鸽羽色众多，唯白色入药”。

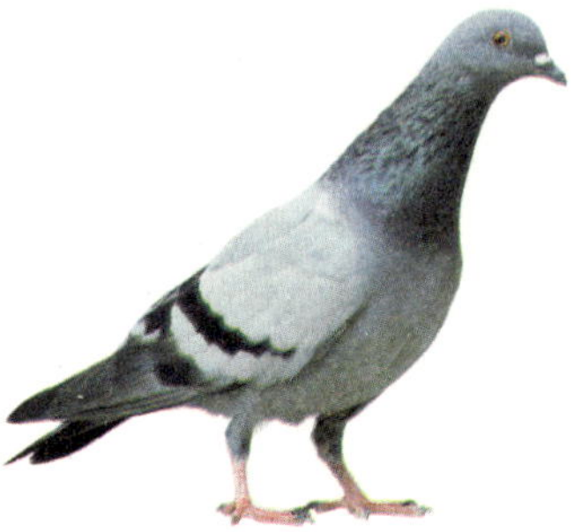

性味·归经

性平，味咸，入肝、肾经。

功效解析

防止动脉硬化

鸽肝中含有最佳的胆素，可帮助人体很好地利用胆固醇，防治动脉硬化。

改善血液循环

乳鸽的骨内含有丰富的软骨素，可与鹿茸中的软骨素相媲美，经常食用具有改善皮肤细胞活力、增强皮肤弹性、改善血液循环、使面色红润等功效。

护发防白发

鸽肉中含有丰富的泛酸，对脱发、白发和未老先衰等有很好的疗效。

助伤口愈合

乳鸽中含有较多的支链氨基酸和精氨酸，可促进体内蛋白质的合成，加快创伤愈合。

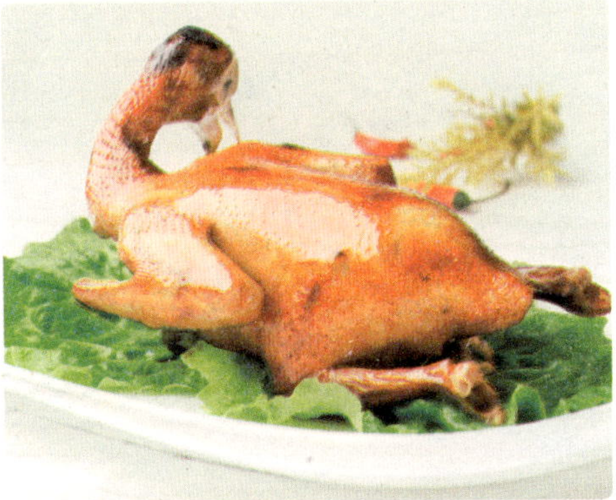

食用宜忌

①头晕、毛发稀疏脱落、头发早白、未老先衰、神经衰弱、记忆力减弱、贫血、高血压、高脂血症、冠心病、动脉硬化、腰酸、血虚经闭、习惯性流产、男子不育等患者适合食用。
②清蒸或煲汤能最大限度地保存鸽肉的营养成分。
③食积胃热、先兆流产、尿毒症、体虚乏力的患者忌用。

健康食养方

解热抗炎

金银花鸽子汤

做法： 鸽子1只，金银花15克，枸杞、红枣、盐、姜片、料酒各适量。鸽子洗净后切块。把鸽子、姜片放入高压锅中，倒入料酒。用高压锅炖1小时，再转移到陶瓷锅里，放入金银花、枸杞和红枣，小火慢炖20分钟，最后加盐调味即可。

解析： 抗病毒、抗炎、解热、增强免疫力。

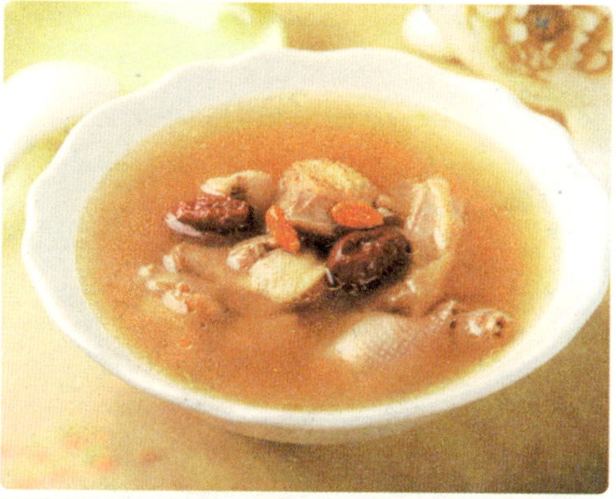

滋肾益气

巴戟天山药炖乳鸽

做法： 巴戟天、红枣、山药各15克，乳鸽1只，枸杞5克，黑豆20克，盐、生姜各适量。将所有食材放入炖盅内，加入适量的冷开水，盖上炖盅盖，放入锅内，隔水炖1小时，加入适量的盐调味即可食用。

解析： 对滋肾益气、脾肾阳虚、恶寒畏风、记忆力减退、阳痿遗精等有疗效。

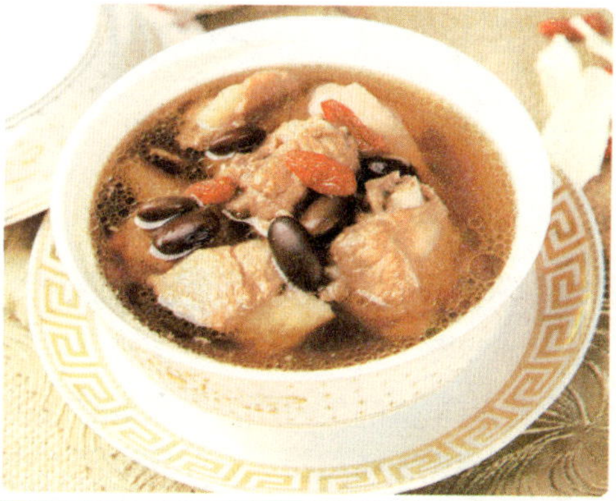

补脑益智保健汤品

龙眼益智鸽肉汤

做法： 龙眼肉、益智仁各30克，鸽肉150克，枸杞、盐各适量。将鸽肉洗净，切成小块，与龙眼肉、益智仁同入砂锅，加适量的水，大火烧开10分钟后，转小火炖30分钟。加入枸杞，小火再炖10分钟，加盐调味即可。

解析： 益智仁既能通心气而宁心安神，又能通肾气而强志不忘，为交通心肾、安定神志、益智强识之佳品。

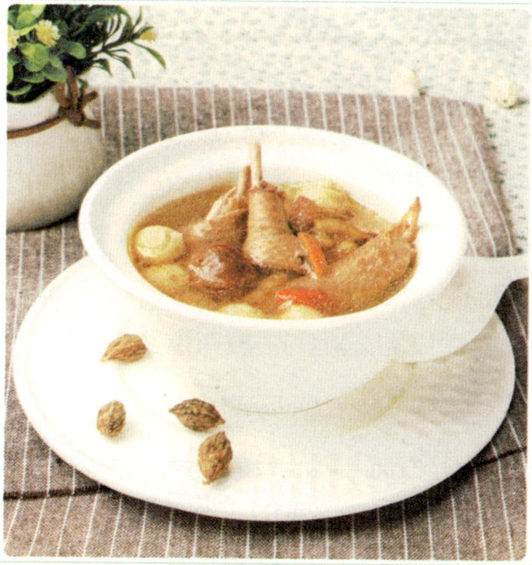

牛肉

肉中骄子

牛肉含蛋白质、脂肪、维生素B_1、维生素B_2、钙、磷、铁等，还含有多种特殊的成分，如肌醇、黄嘌呤、次黄质、牛磺酸等。寒冬食牛肉有暖胃作用，为寒冬补益佳品。中医认为，牛肉有补中益气、滋养脾胃、强健筋骨、化痰息风、止渴止涎的功效。

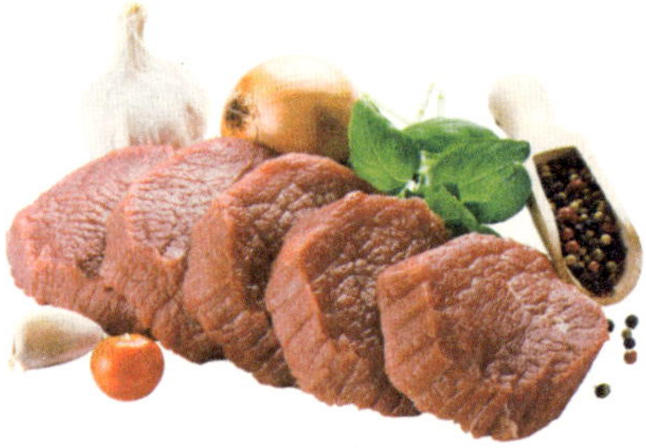

性味·归经

性平，味甘，入脾、胃经。

功效解析

增强抵抗力

牛肉含有丰富的蛋白质，其氨基酸组成比猪肉更接近人体需要，能提高机体抗病能力，对生长发育及术后、病后调养的人在补充失血和修复组织等方面特别适宜。

增肌健美

牛肉中肉毒碱和肌氨酸的含量高，肌氨酸是肌肉燃料之源，可有效补充三磷酸腺苷，使人在训练时能坚持得更久。

促进机体造血

牛肉中富含铁质，铁质是造血必需的矿物质，对血红细胞的生成有重要作用。

强筋健骨

牛肉补气血、强筋骨的作用很强，适合骨质疏松患者经常食用。平时有体虚乏力等气虚症状者，也可多吃牛肉。

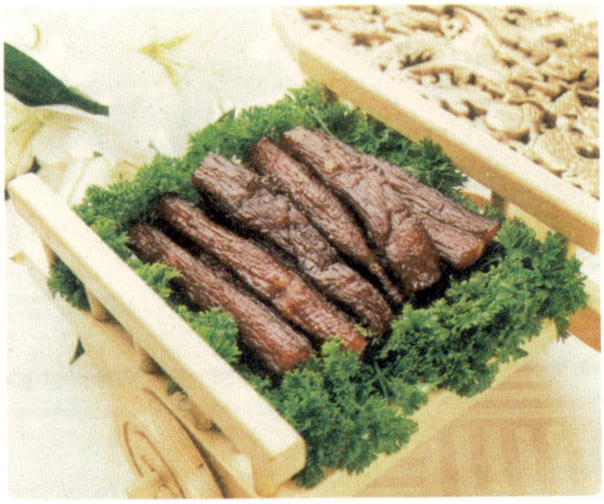

食用宜忌

①高血压、冠心病、动脉粥样硬化和糖尿病患者，老年人、儿童以及身体虚弱者适合食用。
②牛肉不宜常吃，一周一次为宜。
③内热、皮肤病、肝病、肾病患者忌食。
④牛肉不易熟烂，烹饪时放一个山楂、一块橘皮或一点儿茶叶可以使其易烂。牛肉清炖时保存营养成分比较好。

健康食养方

补血调经

当归牛肉汤

做法： 牛肉 250 克，红枣 3 颗，香菇 50 克，当归、枸杞、盐各适量。牛肉洗净，切块。全部食材放入锅内，加适量水，大火煲至滚，转用小火煲 2 小时，加盐调味可用。

解析： 当归补血活血、调经止痛，红枣味甘，性平，补脾和胃。养血和药用相配合，以加强牛肉、当归之功效。

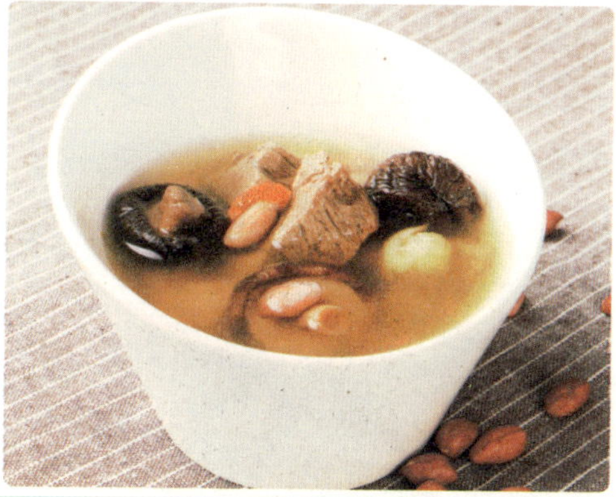

家常营养汤

番茄牛腱汤

做法： 牛腱肉 200 克，胡萝卜半根，番茄1个，洋葱 50 克，姜片、盐、料酒、葱花各适量。牛腱肉滚水汆后切大块。锅中放入所有食材、姜片、料酒，加适量水，大火煮开后改小火焖约 1 小时后，加盐调味，撒上葱花即可。

解析： 此汤能滋养脾胃、强健筋骨，营养价值高。

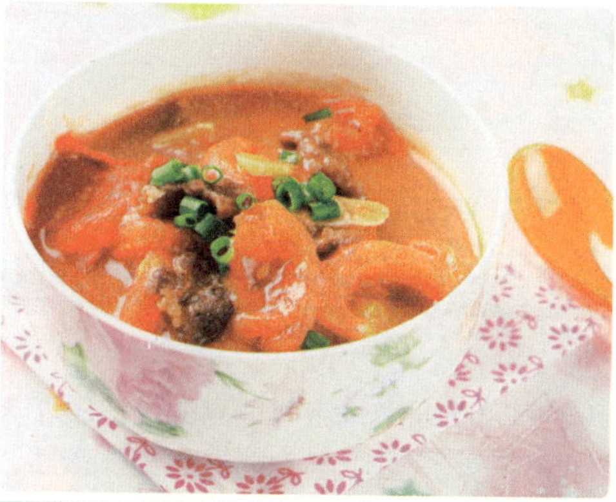

冬令进补佳品

牛肉萝卜汤

做法： 牛肉 150 克，白萝卜片 250 克，香油、盐、葱花、姜片各适量。将牛肉洗净切片，加姜、香油和少许盐入味。汤锅置火上，放入开水，先下萝卜片，汤开后下牛肉片，稍煮。加盐调味，盛出撒上葱花即可。

解析： 牛肉能增加机体免疫力，消积滞、化痰清热、下气宽中，此汤鲜香适口，肉质细嫩，是家庭秋冬季汤中上品。

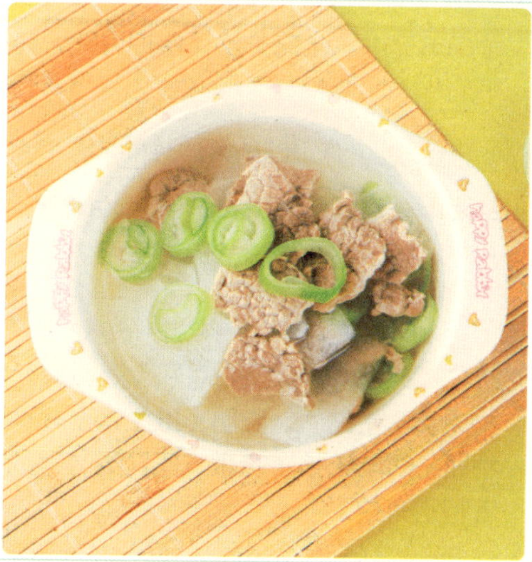

羊肉 冬令补品

羊肉较猪肉的肉质要细嫩，较猪肉和牛肉的脂肪、胆固醇含量少。寒冬时常吃羊肉可益气补虚、促进血液循环、使皮肤红润，对一切虚证均有治疗和补益效果，最适宜人们于冬季食用，故被称为冬令补品，深受人们欢迎。

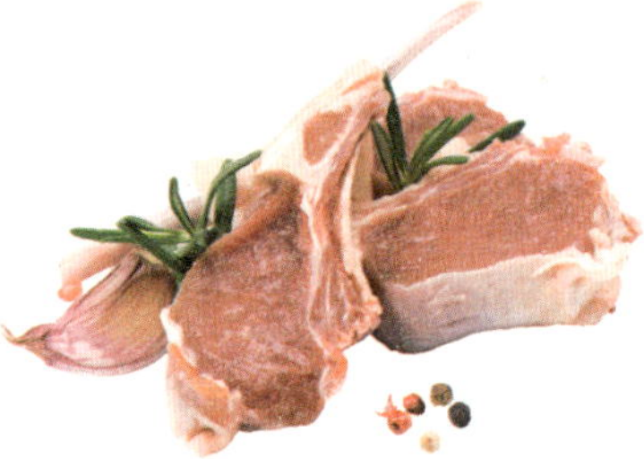

性味·归经

性热，味甘，入脾、胃、肾、心经。

功效解析

增强抗病能力

羊肉肉质细嫩，含有很高的蛋白质和丰富的维生素。多吃羊肉能提高身体素质，提高机体抗病能力。

助消化

羊肉可促进消化酶分泌，保护胃壁，有助于消化。

促进脂肪代谢

羊肉中含左旋肉碱，可促进脂肪代谢，有利于减肥，适合虚胖的人士食用。

治疗肺系疾病

羊肉富含蛋白质、脂肪、维生素及多种矿物质，对肺结核、咳嗽、气管炎、哮喘患者特别有益。

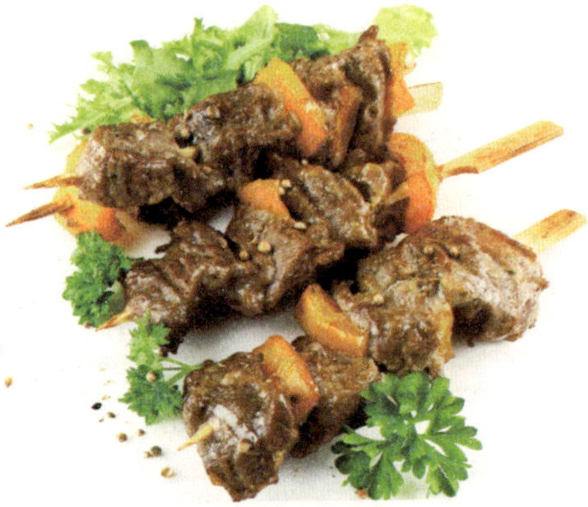

食用宜忌

①体虚胃寒、反胃者以及中老年体质虚弱者适合食用。
②羊肉性温热，常吃容易上火。因此，吃羊肉时可以搭配一些凉性蔬菜。这既能起到清凉、解毒、去火的作用，又能发挥羊肉的补益功效。
③和猪肉牛肉一样，过多食用这类动物性脂肪可对心血管系统造成压力，因此在暑热天，发热病人慎食之，一切热性病症者禁食。

健康食养方

增加病后营养

当归生姜羊肉汤

做法： 羊肉150克，生姜、当归、枸杞、胡椒粉、葱段、料酒、盐各适量。羊肉去骨，剔去筋膜，入沸水中氽去血水后捞出，切条。砂锅中加入适量清水，将所有食材和除盐外的调料放入锅内，大火烧沸后，撇去浮沫，改用小火炖至羊肉熟透，加盐调味即成。

解析： 适宜病后虚寒、面黄憔悴者食用。

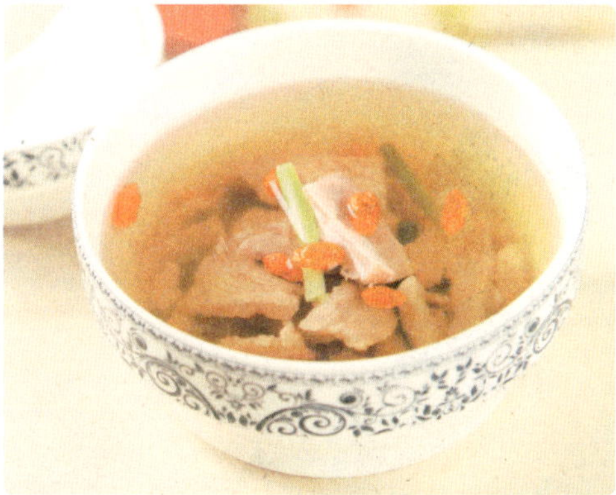

温补御寒

附子烧羊肉

做法： 羊肉200克，熟附子片30克，土豆1个，胡萝卜半根，当归10克，八角、桂皮、盐、生姜各适量。将所有材料放锅内，加水用小火焖熟食用。

解析： 羊肉温补，能御风寒，肉质嫩，易消化，适用于老年人体虚怕冷、腰酸腿软、夜尿多、小便频数、易感冒、风寒咳嗽气喘等阳虚病者。

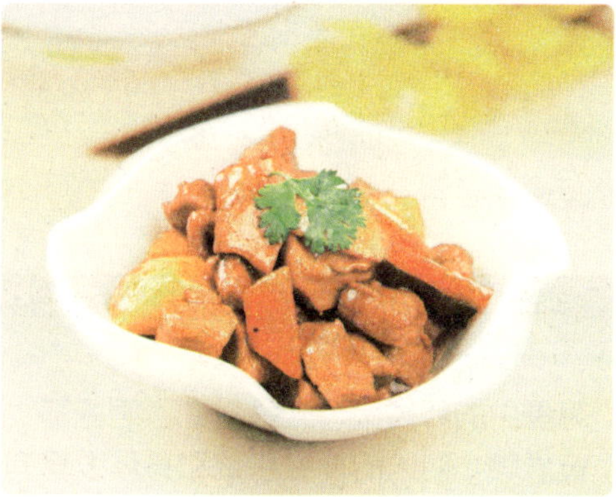

善补元气

羊肉山药粥

做法： 瘦羊肉100克，生山药50克，粳米100克，葱花适量。将羊肉与山药洗净，羊肉切薄片，山药切块。山药、羊肉、粳米一同下锅煮成粥，待粥熟透后盛出，撒上葱花即可。

解析： 羊肉山药粥益气补虚，温中暖下。治虚劳羸瘦、产后虚冷、寒凝腹痛等。

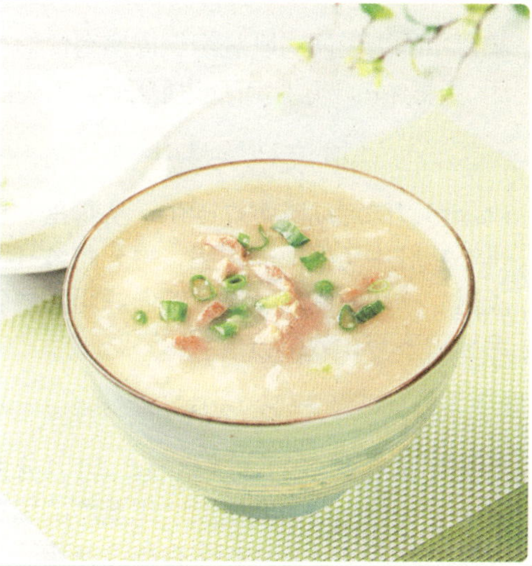

鸡蛋

卵中佳品

鸡蛋含有大量的维生素、矿物质及蛋白质，是人类常食用的食品之一。鸡蛋中含的蛋白质主要为卵白蛋白和卵球蛋白，其中含有人体必需的多种氨基酸，并与人体蛋白的组成极为近似，人体对鸡蛋蛋白质的吸收率可高达98%。

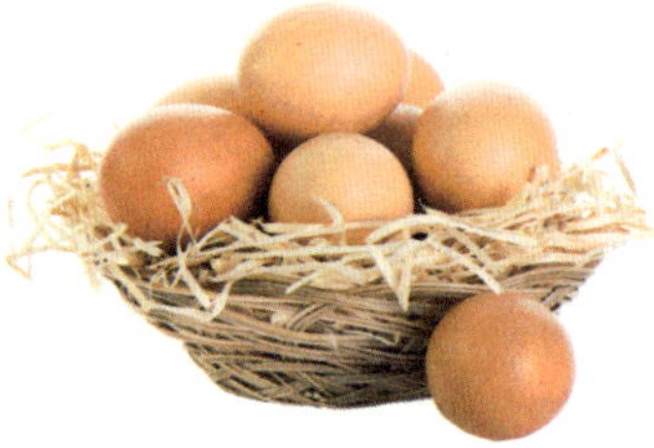

性味·归经

性平，味甘，入脾、胃经。

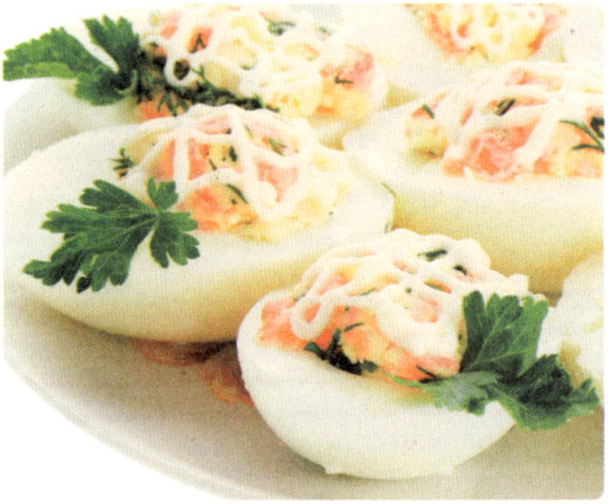

功效解析

增强记忆力

鸡蛋中的卵磷脂、三酰甘油、胆固醇、卵黄素等，对人的神经系统和身体发育有很大作用，对记忆力衰退也有一定减缓作用。

保护肝脏

鸡蛋中的蛋白质对肝脏组织损伤有修复作用。蛋黄中的卵磷脂可促进肝细胞的再生。

防治动脉硬化

鸡蛋可以防治动脉粥样硬化，从鸡蛋、核桃、猪肝中可提取卵磷脂，每天吃4～6汤匙，一段时间后，患者的血清胆固醇就会显著下降，效果显著。

预防癌症

鸡蛋中含有较多的维生素B_2，可以分解和氧化人体内的致癌物质。鸡蛋中的微量元素，如硒、锌等也都具有防癌作用。

食用宜忌

①体质虚弱、营养不良、贫血、女性产后病后者以及患有老年高血压、高脂血症、冠心病等病症者适合食用。

②鸡蛋是高蛋白食品，如果食用过多，可导致代谢产物增多，同时也可增加肾脏的负担，一般来说，孩子和老人每天1个，青少年及成人每天2个比较适宜。

③患有肝炎、高热、腹泻、皮肤生疮化脓等病症者及肾病患者禁食。

健康食养方

辅助治疗肺炎

鱼腥草炖鸡蛋

做法：新鲜鱼腥草1把，鸡蛋数只。将鱼腥草先煎10分钟，取汁备用。将鸡蛋打入煎好的鱼腥草汁中炖各10分钟即可。

解析：具有清热解毒、滋阴润肺的功效。可作为肺炎、肺脓疡等病症患者的辅助营养食疗菜肴。

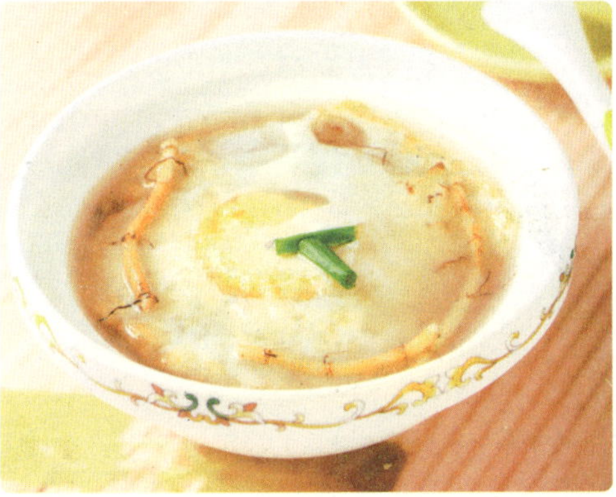

解毒润燥

丝瓜鸡蛋汤

做法：丝瓜1根，鸡蛋1个，盐、食用油各适量。丝瓜去皮切片，鸡蛋打进锅里煎熟炒散。下入切好的丝瓜和适量的清水或高汤。丝瓜煮熟煮软后加盐调味即成。

解析：《本草纲目》记载丝瓜通经络、行血脉、清热，鸡蛋补肺养血、滋阴润燥，还含有各种维生素和药用成分。

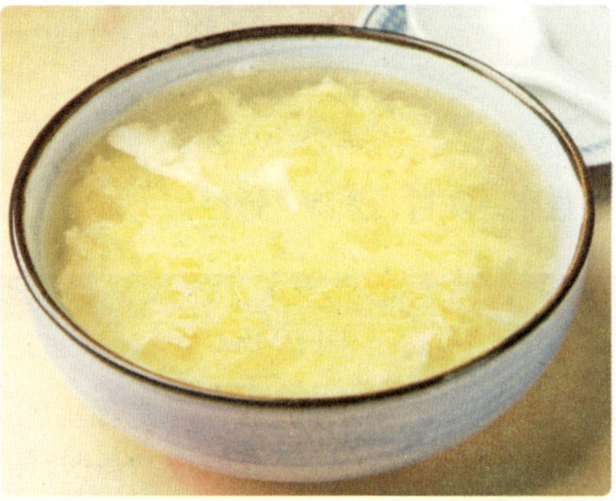

生活妙用方

祛妊娠纹——鸡蛋清外用

做法：将腹部洗净后按摩，把蛋清敷在肚子上，10分钟左右后擦掉，再做一下腹部按摩，这样皮肤吸收得更好一些。

粘合皮革裂痕——涂鸡蛋清

做法：皮衣、皮箱等皮革制品因穿着或使用过久，表面会出现裂痕，只要在裂痕处涂上少许鸡蛋清，就可以将裂痕黏合。

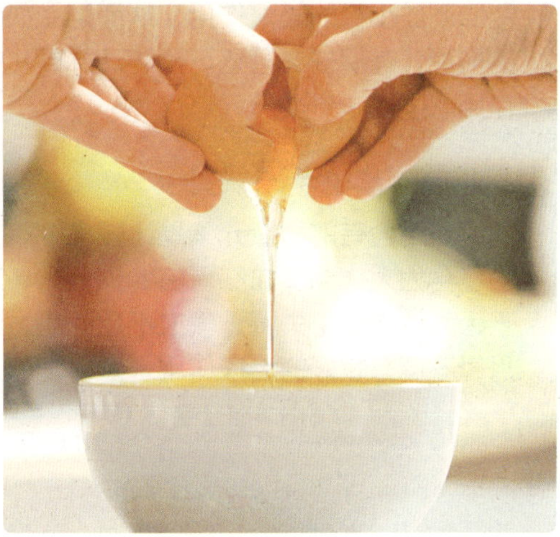

鹌鹑蛋 动物中的人参

鹌鹑蛋呈椭圆形，个体很小，一般只有5克左右。鹌鹑蛋营养丰富，含丰富的蛋白质、脑磷脂、卵磷脂、维生素A、维生素B_2、维生素B_1、铁、钙等营养物质，药用价值高，是天然补品，在营养上有独特之处，故有“动物中的人参”之称。

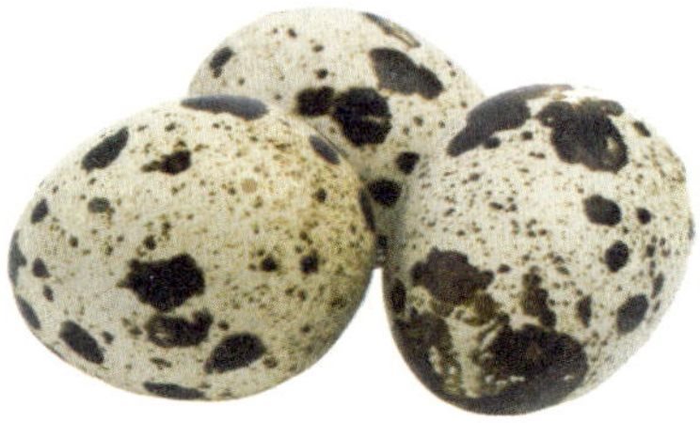

性味·归经

性平，味甘，入脾、胃经。

功效解析

保护视力

鹌鹑蛋中的维生素B_2含量是鸡蛋的2.5倍，对用电脑办公一族的视力有很好的保护作用。

预防动脉硬化

鹌鹑蛋富含卵磷脂，可以生成溶血磷脂，能抑制血小板的凝聚作用，从而阻止血栓的形成，有保护血管壁、预防动脉硬化的作用。

防止月经不调

鹌鹑蛋中含有的微量元素是比较多的，其中包含为人体制造血红蛋白的铁元素，对于因人体内分泌失调、气血不足而引发的月经不调有较好的治疗作用。

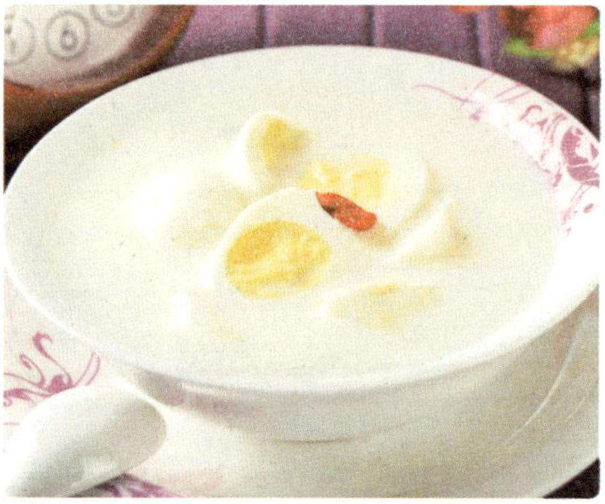

食用宜忌

①体质虚弱、营养不良、贫血、产后、病后者以及患有老年高血压、高脂血症、冠心病等病症者适合食用。

②一般来说，用眼比较多者，可以选择吃鹌鹑蛋，青少年每天食用2个，鹌鹑蛋中维生素A含量高，它对视力的发育有利。

③患有肝炎、高热、腹泻、胆结石、皮肤生疮化脓等病症者及肾病患者禁食。

健康食养方

气血双调

鹌鹑蛋煮板栗

做法： 鹌鹑蛋、板栗若干，胡萝卜半根，红枣5颗，食用油、盐各适量。将鹌鹑蛋煮熟，过冷水后备用。放入胡萝卜块煸炒至软，加入板栗、红枣、适量水，炖15分钟后加入鹌鹑蛋再炖10分钟，放入适量盐调味即可。

解析： 具有益气养血、壮肾强骨的功效。

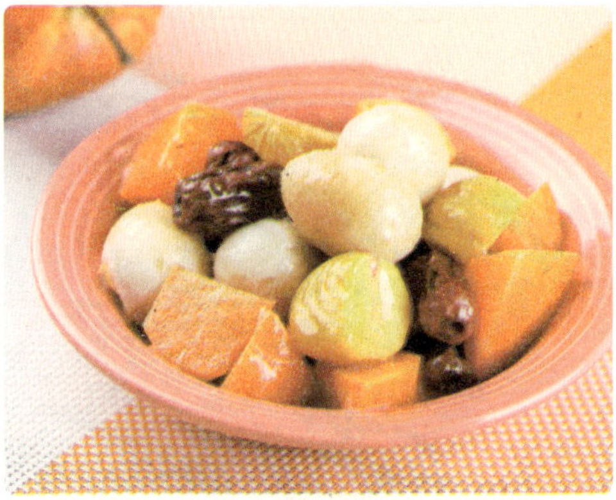

润燥清心

木瓜银耳炖鹌鹑蛋

做法： 水发银耳2朵，木瓜半个，鹌鹑蛋6个，红枣5颗，冰糖少许。木瓜去皮洗净切成小块，锅中放入适量的水，放入银耳大火煮开。加入鹌鹑蛋、木瓜拌匀，小火慢炖15分钟，放入红枣和冰糖，煮至冰糖溶化即可。

解析： 木瓜清润，银耳清热解毒，通便止血，鹌鹑蛋补益气血。

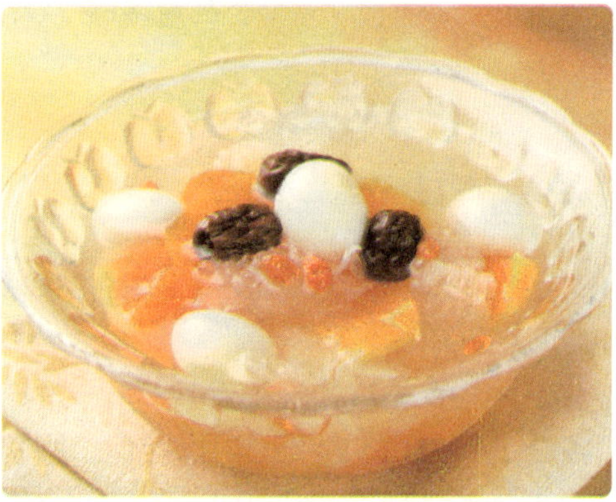

生活妙用方

洁肤液——鹌鹑蛋外用

做法： 鹌鹑蛋1～2个。将鹌鹑蛋清倒入容器内，加入细盐搅匀。用毛巾蘸蛋液，在皮肤上来回轻轻摩擦。

除水垢——与蛋壳同煮去除水渍

做法： 将鹌鹑蛋壳压碎后，放入有水垢的水壶中，煮3次即可去除水垢。

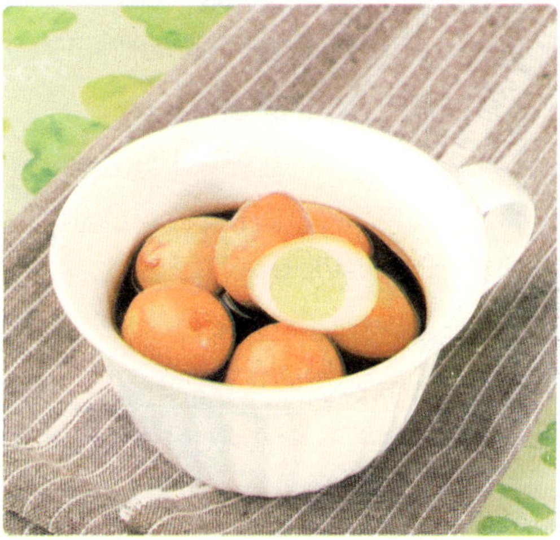

猪肝

维生素A之王

肝脏是动物体内储存养料和解毒的重要器官，含蛋白质、脂肪、维生素A、维生素B_1、维生素B_2、维生素B_{12}、维生素C、烟酸以及微量元素丰富的营养物质，具有营养保健功能，是最理想的补血佳品之一。中医认为其能补肝明目、养血。用于血虚萎黄、夜盲等症。

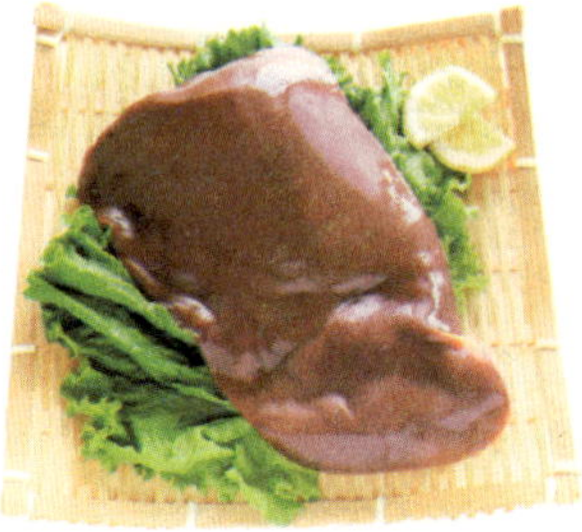

性味·归经

性温，味甘、苦，入肝经。

功效解析

缓解眼睛疲劳

猪肝中含有丰富的维生素A，具有维持正常生长和生殖功能的作用；能保护眼睛，维持正常视力，有效地防止眼睛干涩、疲劳。

增强免疫力

猪肝中含有一般肉类食品中缺乏的维生素C和微量元素硒，能增强人体的免疫力、抗氧化、防衰老，并能抑制肿瘤细胞的产生。

调节造血功能

猪肝中铁质丰富，是补血食品中经常用的食物，食用猪肝可调节和改善贫血病人造血系统的生理功能。

祛毒素

经常食用猪肝还能补充维生素B_2，这对补充机体重要的辅酶及对机体代谢解毒有着重要作用。

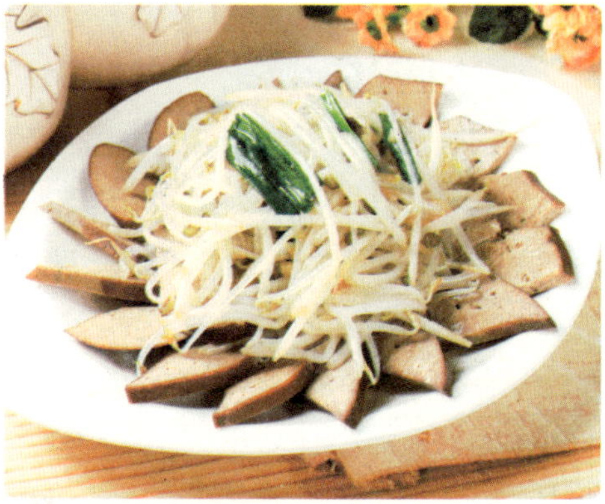

食用宜忌

①气血虚弱、面色萎黄、缺铁者和电脑工作者以及癌症患者适合食用。
②有病而变色或有结节的猪肝忌食。
③患有高血压、肥胖症、冠心病及高脂血症的患者禁食。
④炒猪肝时不要一味求嫩，否则既不能有效去毒，又不能杀死病菌、寄生虫卵。

健康食养方

养血安神

五味子炖猪肝

做法：五味子 15 克，猪肝 250 克，红枣 6 颗，生姜 5 克，盐适量。猪肝、生姜洗净切片，五味子、红枣洗净。猪肝用沸水汆去血沫。炖盅装水，放入所有食材炖 2 小时，加盐调味后即可。

解析：此汤有养血安神的作用，对改善气血亏虚引起的失眠多梦等症状有很好的效果。

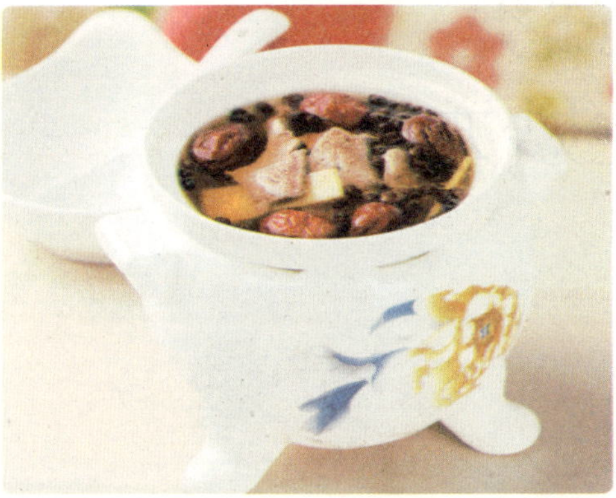

孕妈营养粥

猪肝瘦肉粥

做法：猪肝、猪瘦肉各 50 克，大米 150 克，葱花、料酒、胡椒粉、盐各适量。粳米放入锅中，加水以小火煮成粥。猪瘦肉片、猪肝片分别用料酒、少许盐腌渍后加入粥内，中火煮沸至熟，以胡椒粉、盐调味，撒上葱花即可。

解析：此粥美味而营养丰富，孕妇可以经常食用。

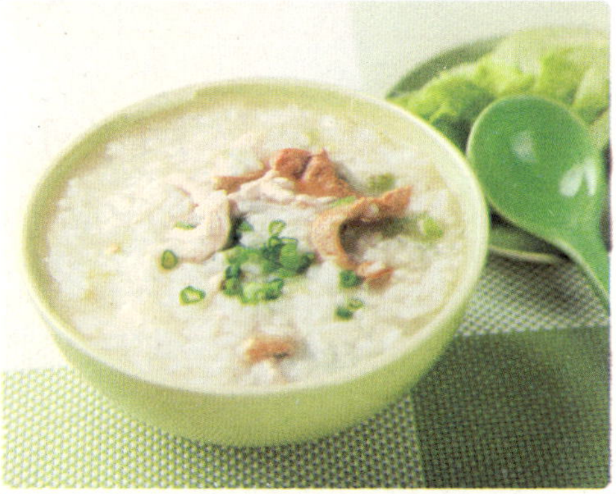

增强免疫力

猪肝炒花菜

做法：猪肝 150 克，花菜 200 克，胡萝卜片、姜片、葱花各少许，酱油、盐、食用油各适量。猪肝洗净切成薄片。花菜洗净汆熟后沥干备用。锅中热油炒香姜片和葱花，放入猪肝炒至肝即将熟时，倒入花菜、胡萝卜片及少许水翻炒，最后加入酱油、盐调味即可。

解析：猪肝含铁、锌、维生素 A 等比较丰富，适合少儿食用。

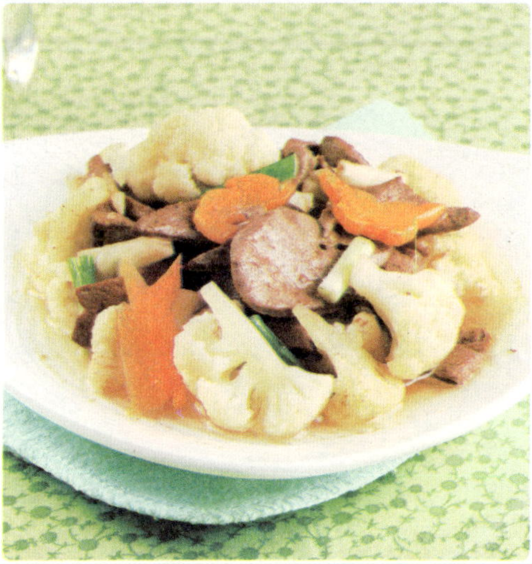

Part 7

鲜嫩丝滑：水产海鲜类食药养生妙方

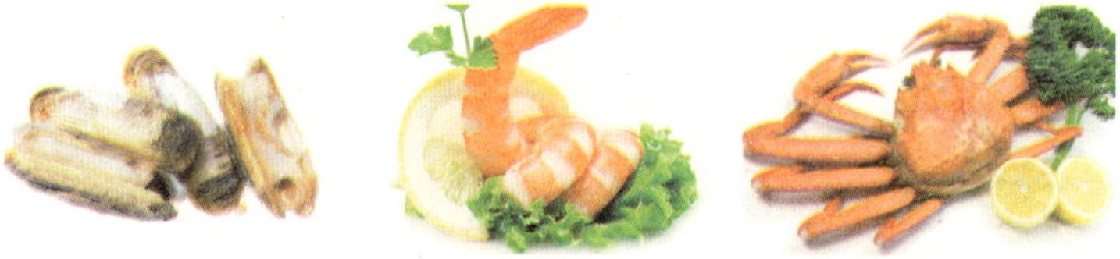

在我国的沿海地区，海鲜可以说是占领了大部分的市场，而现在并不仅仅是沿海地区的朋友们非常喜欢吃海鲜，内地的朋友们也越来越钟爱各类美味的海鲜。海鲜中的蛋白质的含量比起普通的肉类高很多，其实简单地说，海鲜成分中八成以上都是蛋白质，从而可以看出海鲜的养生价值是非常高的！

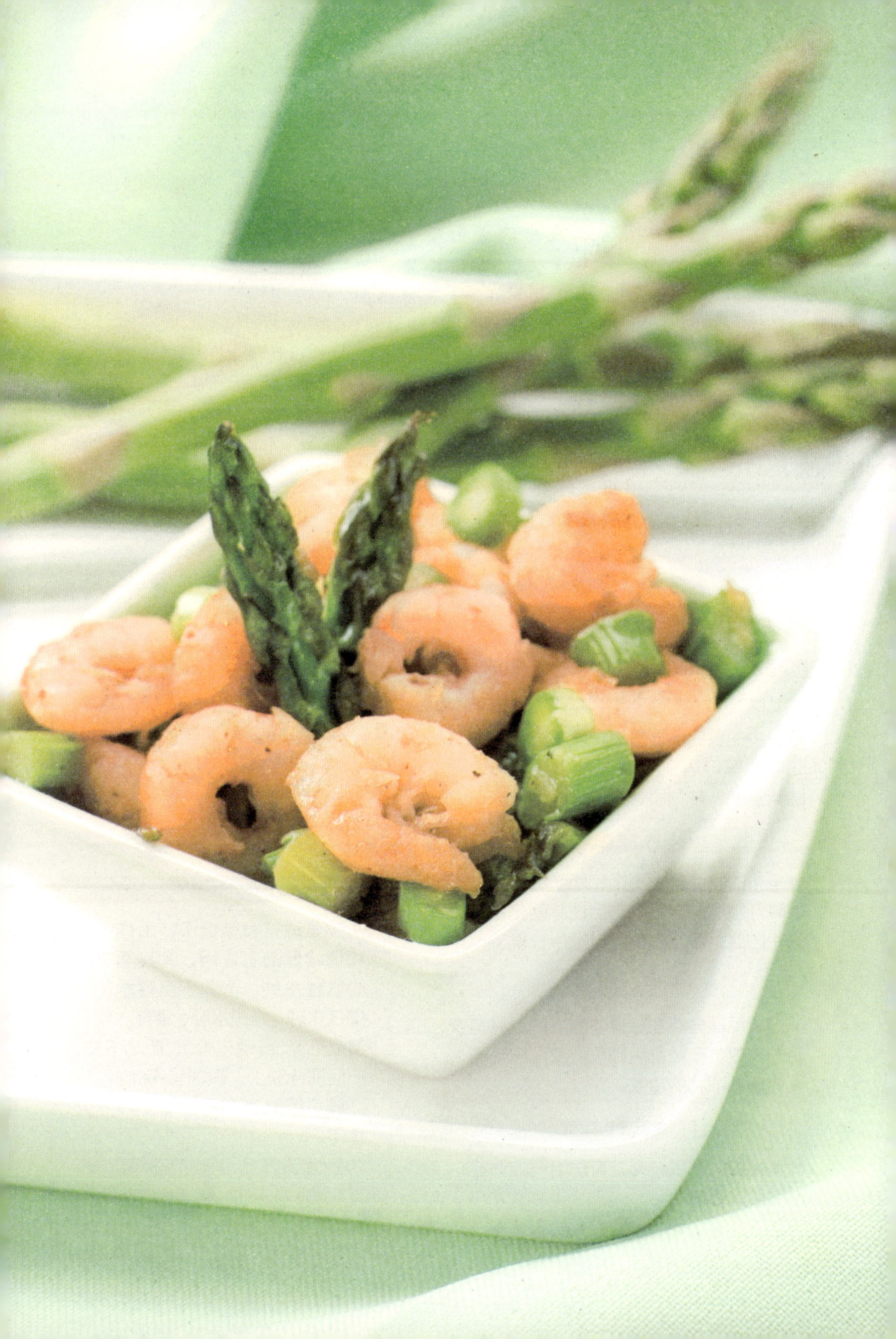

鲤鱼

诸鱼之长

鲤鱼中的蛋白质不但含量高，而且其质量也高，经常食用能大大降低胆固醇，也可以预防动脉硬化、冠心病，多吃可以提升健康质量。中医认为，鲤鱼具有健脾养胃、利水消肿、通乳安胎、止咳平喘等作用，可用于脾胃虚弱、食少乏力、脾虚水肿等症。

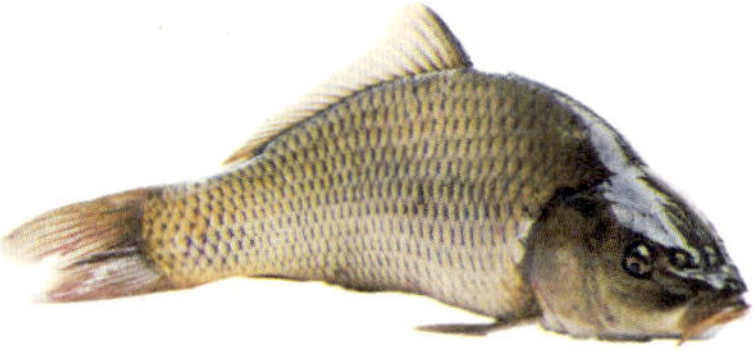

性味·归经

味甘，性平，入脾、肾、肺经。

功效解析

容易消化

鲤鱼中的蛋白质含量高、质量佳，人体消化吸收率可达96%，并能供给人体必需的氨基酸、矿物质、维生素和脂肪。

降低胆固醇

鲤鱼中的脂肪多为不饱和脂肪酸，能很好地降低胆固醇，可以防治动脉硬化、冠心病，因此，多吃鲤鱼可以健康长寿。

安胎、催乳

孕妇食用鲤鱼能去除身体的水肿，具有安胎的功效；产妇食用鲤鱼可使乳腺畅通，具有催乳下乳的功效。

防治低钾血症

鲤鱼中钾的含量较高，可防治低钾血症，增加肌肉强度。

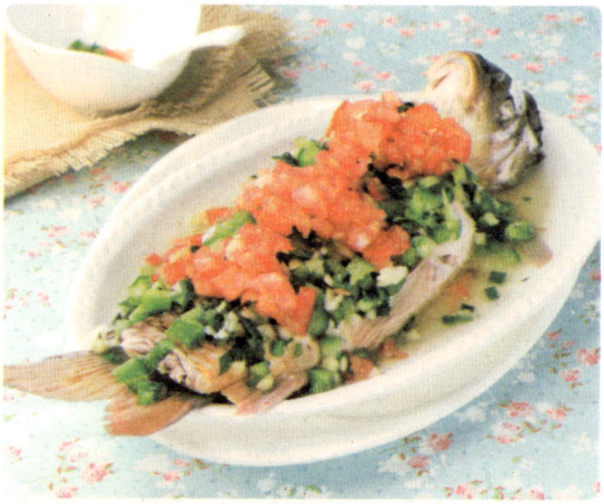

食用宜忌

①鲤鱼适宜食欲低下、工作太累和情绪低落者食用，尤其适宜患心脏性水肿、营养不良性水肿、脚气水肿、妊娠水肿、肾炎水肿、黄疸肝炎、肝硬化腹水、胎动不安、产后乳汁缺少、咳喘等病症者。

②鲤鱼胆味苦有毒，勿使其污染鱼肉。

③患有红斑狼疮、痈疽疔疮、荨麻疹、支气管哮喘、皮肤湿疹等病症者忌食。

健康食养方

补脾健胃

鲤鱼汤

做法： 鲤鱼 500 克，红豆 10 克，核桃 15 克，胡椒粉、盐各少许。所有食材入锅中，加水煮至鱼烂熟，再用胡椒粉、盐调味即可。饮汤吃肉。

解析： 鲤鱼煮汤能补脾健胃，与有温胃健胃作用的胡椒同用，尤有良效。用于病后或产后及脾胃虚寒、少食纳呆者食用，有益气补血的功效。

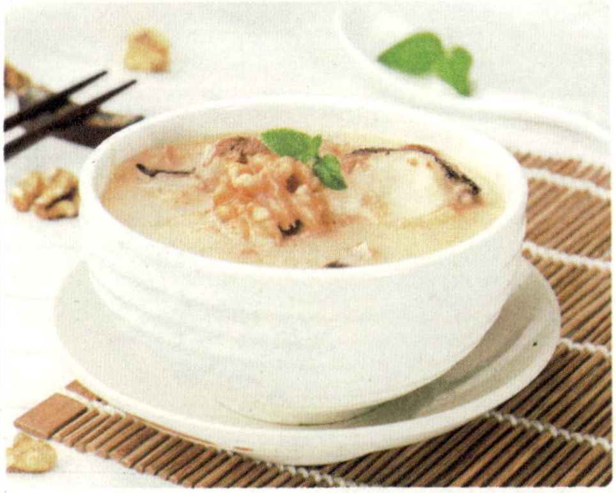

补血生乳

归芪鲤鱼汤

做法： 大鲤鱼 1 尾，当归 15 克，黄芪 50 克，豆腐 100 克。两味药与鲤鱼、豆腐煎汤服用。

解析： 乳汁为气血化生，而脾胃是气血生化之所。本方以当归、黄芪补益气血，以鲤鱼补脾健胃，大有生乳之效。用于产后气血虚亏、乳汁不足。

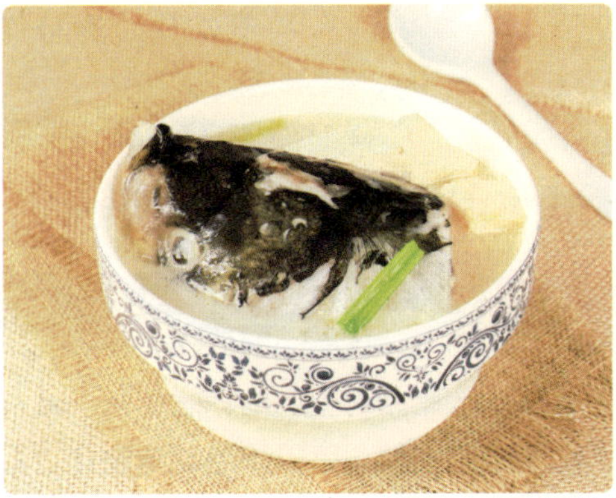

生活妙用方

浇花肥料——鱼鳞水

做法： 鲤鱼宰杀后，剩下的鱼鳞泡入水中，可用于浇花，能使花开得更茂盛。（鱼鳞含有丰富的蛋白质、脂肪和多种维生素，还有铁、锌、钙和多种人体必需的微量元素以及胶质。）

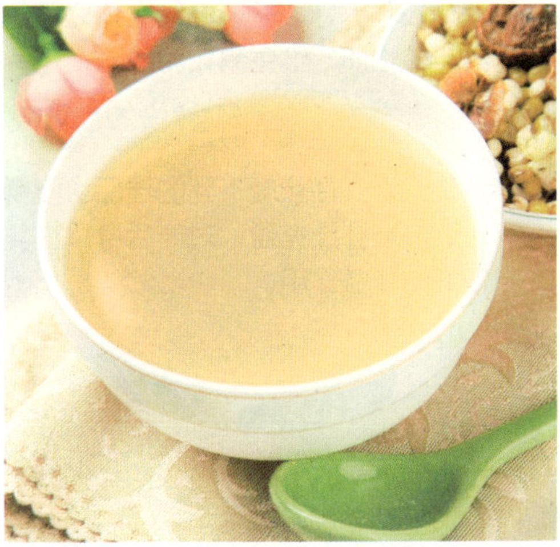

鲫鱼 补虚下乳的佳品

鲫鱼含有优质蛋白质、易于消化吸收，常食可以增强抗病能力，还富含脂肪、钙、铁、锌、磷等矿物质及多种维生素。中医认为，鲫鱼可补阴血、通血脉、补体虚，还有益气健脾、利水消肿、清热解毒、通络下乳、除风湿病痛之功效，具有较强的滋补作用。

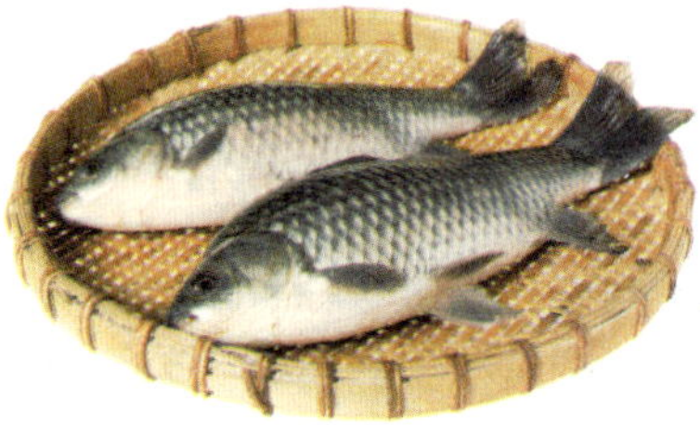

性味·归经

性平，味甘，入脾、胃、大肠经。

功效解析

降低胆固醇

鲫鱼中的脂肪多为不饱和脂肪酸，能很好地降低胆固醇，可以防治动脉硬化、冠心病等心脑血管疾病。

易消化吸收

鲫鱼中的蛋白质含量很高，质量也佳，人体消化吸收率好，并能供给人体必需的氨基酸、矿物质、维生素和脂肪。

下乳

鲫鱼是产后女性补虚下乳的佳品。吃鲫鱼可以让产妇乳汁充盈，对产后身体恢复也有很好的补益作用。

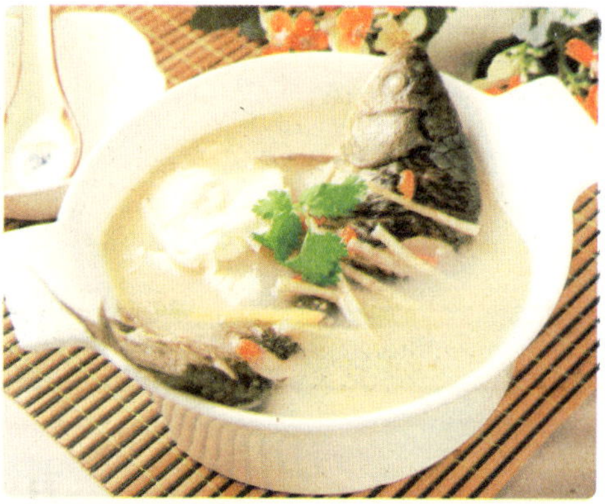

食用宜忌

①慢性肾炎水肿、肝硬化腹水、营养不良性水肿、孕妇产后乳汁缺少以及脾胃虚弱、饮食不香、小儿麻疹初期、痔疮出血、慢性久痢等病症者适宜食用。
②感冒者、高脂血症患者忌食。
③鲫鱼不宜和大蒜、白糖、芥菜、沙参、蜂蜜、猪肝、鸡肉、野鸡肉、鹿肉，以及麦冬、厚朴一同食用。

健康食养方

补阳壮气

山药炖鲫鱼

做法： 鲫鱼1条，山药100克，葱段、姜片、蒜末各少许，红枣5颗，料酒、盐各适量。鲫鱼去鳞洗净，用料酒、少许盐腌15分钟。山药去皮、切片，铺于锅底，把鲫鱼置上，加红枣、葱段、姜片、蒜末、料酒和适量清水，炖至熟再加盐调味即可。

解析： 可补阴血、通血脉、补体虚。

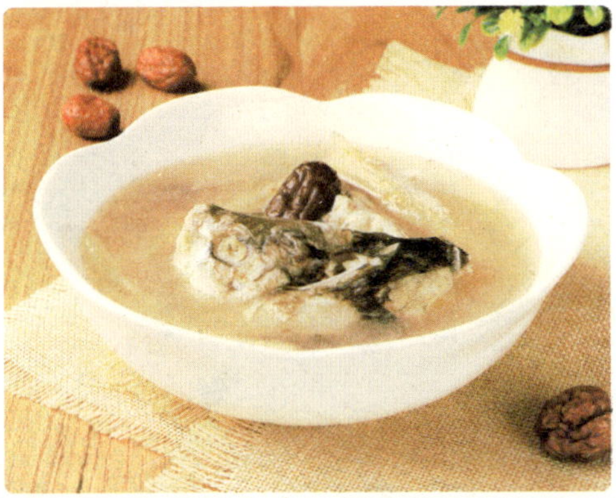

干燥季节清润汤品

木瓜莲子煲鲫鱼

做法： 木瓜1个，水发莲子、水发眉豆各20克，鲫鱼500克，红枣5颗，食用油、盐各适量。鲫鱼用慢火稍煎至微黄，木瓜切块。所有食材入锅中加适量清水用大火煲沸后，改用小火煲1小时，调入适量盐和食用油便可。

解析： 有通络下乳、利水消肿的功效。

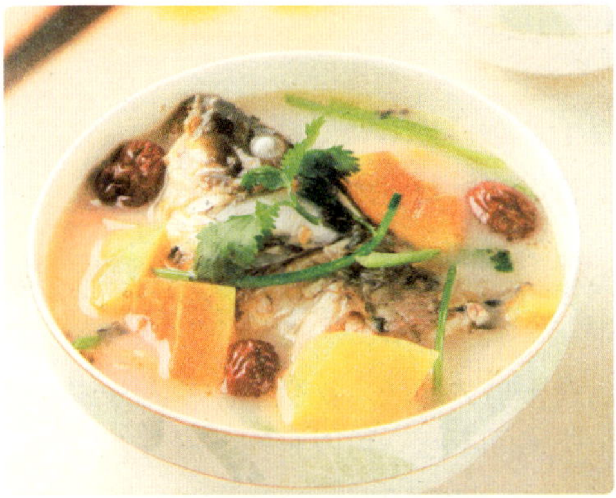

健脾补虚

玉竹鲫鱼健脾汤

做法： 鲫鱼2条，玉竹30克，胡萝卜半根，食用油、盐、姜片各适量。将所有食材洗净，鲫鱼去肠洗净。锅中热油入鲫鱼稍煎至微黄，盛起。取汤锅，加入适量水与所有食材，中火煲至汤成，约1小时后，加盐调味即可。

解析： 玉竹能滋阴润肺、生津养胃；鲫鱼益气健脾、利水消肿、清热解毒。此汤尤适合免疫力低下、体质虚弱、容易感冒的人。

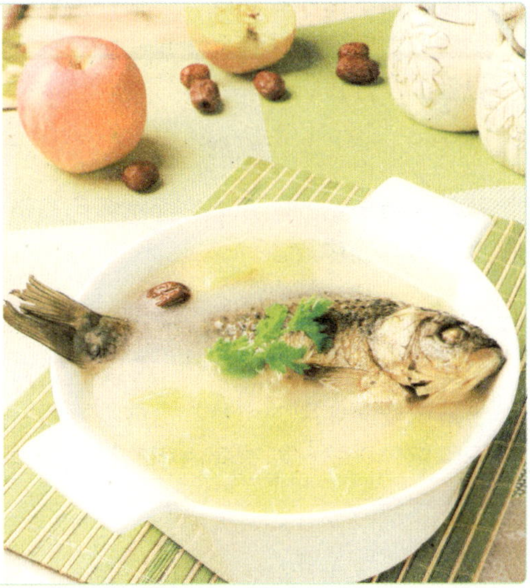

草鱼 淡水鱼中的上品

草鱼富含蛋白质、脂肪、钙、磷、铁、维生素 B_1、维生素 B_2、烟酸等，草鱼具有暖胃、平肝、祛风、活痹、截疟、降压、祛痰及轻度镇咳等功能，是温中补虚的养生食品。草鱼有利于血液循环，对心脑血管病人很有益处。

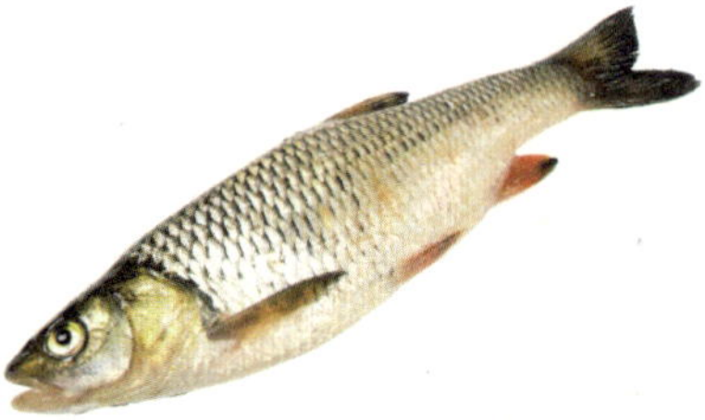

性味·归经

性温，味甘，无毒，入肝、胃经。

功效解析

开胃滋补

对于身体瘦弱、食欲不振的人来说，草鱼肉嫩而不腻，可以开胃、滋补。

防治心脑血管病

草鱼富含不饱和脂肪酸，能很好地降低胆固醇，对血液循环有利，是心脑血管疾病患者的良好食物。

养颜

草鱼含有丰富的硒元素，经常食用有抗衰老、养颜的功效。

明目

草鱼中含有的维生素 A 对眼睛的发育有十分重要的作用，可参与合成视网膜视杆细胞感光物质。能提高眼睛的抗病能力并预防夜盲症。

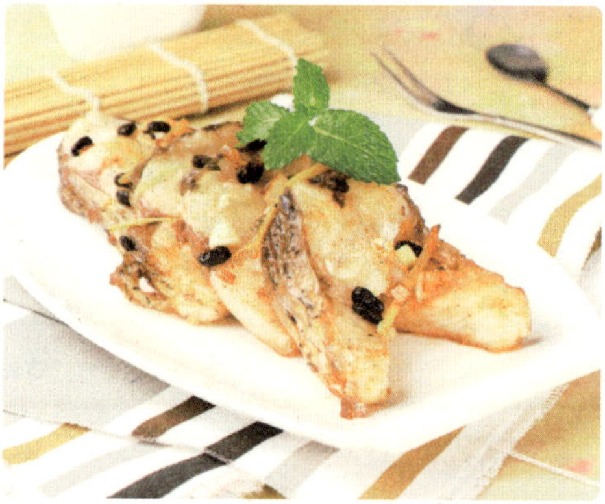

食用宜忌

①一般人群均可食用，尤其适宜虚劳、风虚头痛、肝阳上亢引起高血压、头痛、心脑血管病人。
②草鱼不宜大量食用，否则会诱发各种疮疥。同时，女子在月经期不宜食用。此外，需要特别注意的是草鱼胆虽可治病，但其胆汁有毒，需慎用。
③选用草鱼要新鲜，煮时火候不能太大，以免把鱼肉煮散。

健康食养方

增强免疫力

草鱼粥

做法： 草鱼1条，大米100克，盐、料酒、姜丝、葱花各适量。大米洗净用清水浸泡；草鱼洗净后切片，用料酒腌渍去腥。锅中注入清水，放入大米煮至五成熟。放入鱼肉、姜丝煮至粥将成，加盐调匀，撒葱花便可。

解析： 利于血液循环，对心血管有很好的帮助。

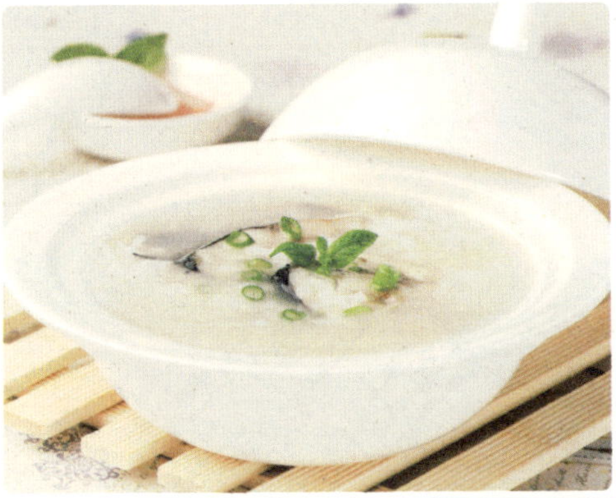

秋季滋润靓汤

木瓜草鱼汤

做法： 木瓜1个，草鱼1条，姜片、盐各适量。木瓜削皮，去子，切块。草鱼处理干净，抹干水分，用油锅稍微煎其两面。砂锅里加适量清水、姜片，煮开。把鱼放进砂锅，中火煮开，倒入木瓜块，转小火再煮至汤汁变白，加盐调味即可。

解析： 有养颜、抗衰老等功效。

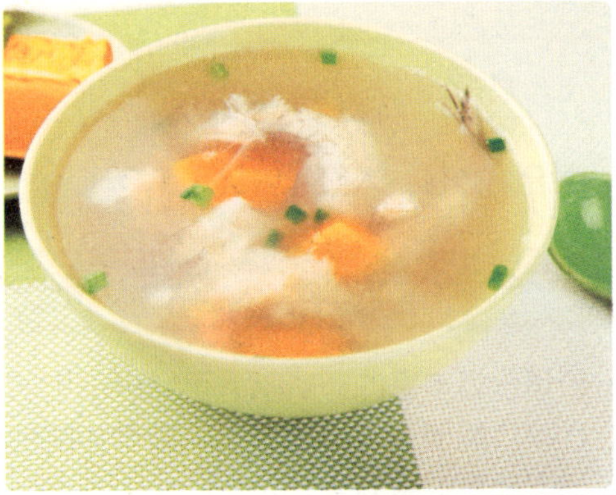

治脚气

蒜苗烧草鱼

做法： 草鱼300克，红椒1个，食用油、盐、老抽、葱末、姜片适量。草鱼切块，用老抽、少许盐、姜片腌15分钟，蒜苗切段，红椒切丝。锅中放油下鱼煎至两面金黄，倒入适量的水，大火烧开后焖几分钟再撒上红椒丝，最后加盐调味，撒上葱末即可。

解析： 蒜苗含有辣素，对病原菌和寄生虫都有良好的杀灭作用；草鱼肉嫩而不腻，可以开胃、滋补。

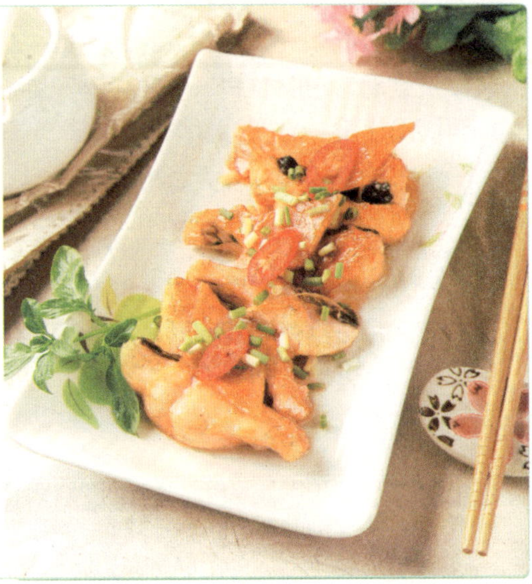

带鱼

补五脏虚

带鱼因身体扁长，形似带子，而被称为带鱼。带鱼为高脂鱼类，含蛋白质、脂肪、维生素B_1、维生素B_2、以及烟酸、钙、磷、铁、碘等成分，带鱼的鱼鳞中含有多种不饱和脂肪酸、纤维性物质等有效成分。带鱼肉厚刺少，营养丰富。

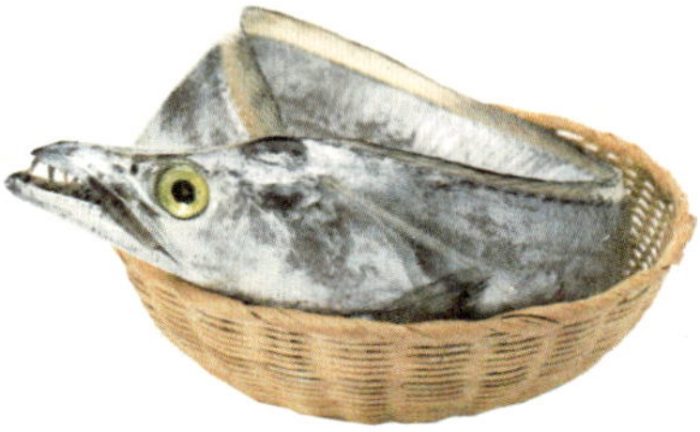

性味·归经

性温，味甘，入肝、脾经。

功效解析

延缓衰老

带鱼含有丰富的卵磷脂，可减少细胞的死亡率，能使大脑延缓衰老，被誉为能使人返老还童的魔力食品。

抗癌防癌

带鱼含有6-硫代鸟嘌呤，该物质是一种天然抗癌剂，对白血病、胃癌、淋巴肿瘤均有防治作用。

提高记忆力

带鱼富含DHA，DHA是大脑所需的营养物质，对提高记忆力和思考能力十分重要，加之带鱼含有丰富的卵磷脂，使其较一般淡水鱼更具补脑功能。

美容美发

带鱼中的不饱和脂肪酸可以增强皮肤表面细胞的活力，使肌肤光滑润泽，长发乌黑。

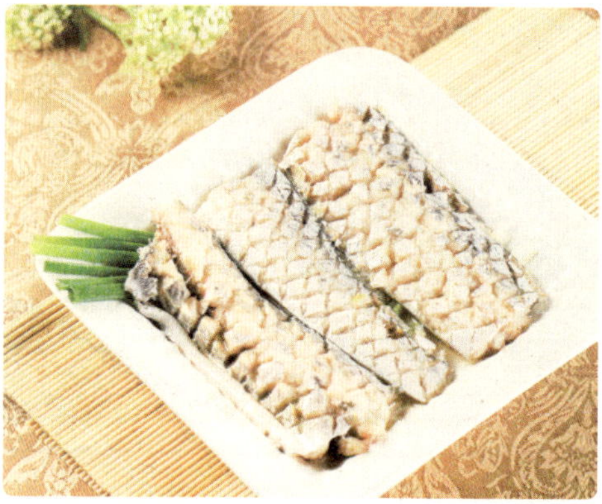

食用宜忌

①老人、儿童、孕产妇及气短乏力、久病体虚、血虚头晕、营养不良、皮肤干燥者适宜食用。
②有疥疮、湿疹等皮肤病者忌食，有皮肤过敏、癌症、红斑性狼疮、痈疖疔毒、淋巴结核、支气管哮喘等病症者及肥胖者忌食。
③带鱼肉质细腻，没有泥腥味，鱼肉易于消化，是老少咸宜的家常菜肴。

健康食养方

美颜家常菜

蒸带鱼

做法: 带鱼1条，葱花、姜片、料酒、盐、鱼露、明油各少许。将带鱼切成块状，洗干净，两面剞十字花刀，切半寸段。带鱼块装盘，加入除明油外的作料，上蒸笼蒸6分钟。将蒸熟的带鱼出笼，淋上明油即可。

解析: 蒸带鱼可以美容养颜、延缓衰老。

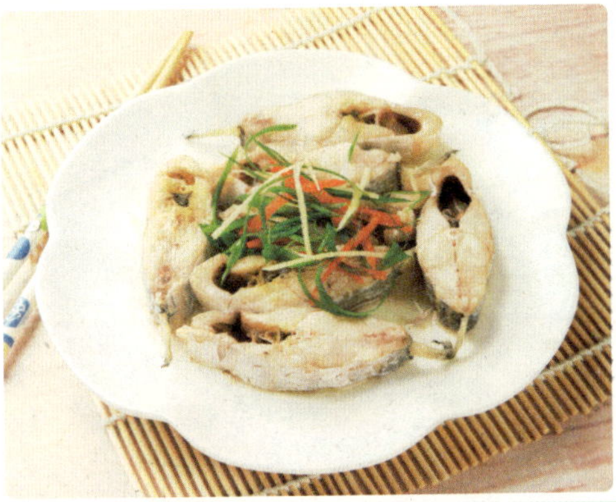

健脑佳品

糖醋带鱼

做法: 带鱼1条，葱花、姜片、蒜末、辣椒块、料酒、白糖、白醋、酱油各少许。沿锅边下带鱼入油中，炸至两面呈金黄色。将作料沿锅周边均匀倒入，加辣椒用中火一起炒，煮到水干成糖浆即可。带鱼出锅排好后撒上葱花，把锅中的糖浆淋上。

解析: 具有补益大脑、预防痴呆的功效。

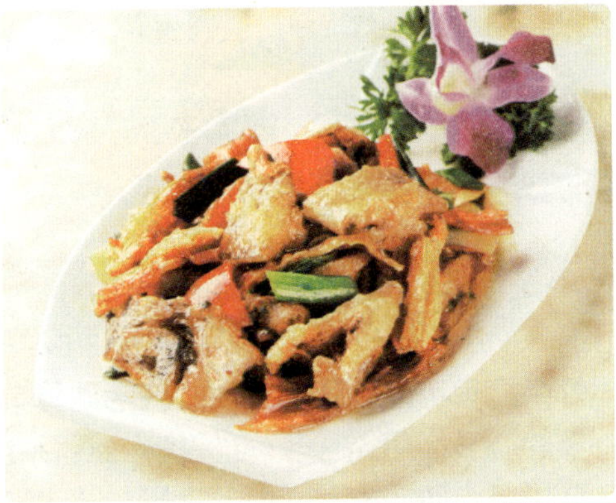

健身安胎

马蹄木耳煲带鱼

做法: 带鱼1条，食用油、马蹄、木耳、姜片、葱段、鸡粉、盐、胡椒粉各适量。将带鱼剖洗干净。马蹄去皮，木耳切小朵待用。将锅中油烧热，放入带鱼用中火煎香，盛出滤油。在煲内注入适量清水，放入马蹄、木耳、姜片、葱段。煮滚后再放入带鱼，用中火煲1小时，加入其它作料调味便成。

解析: 此汤具有补虚损、益胃气的功效。

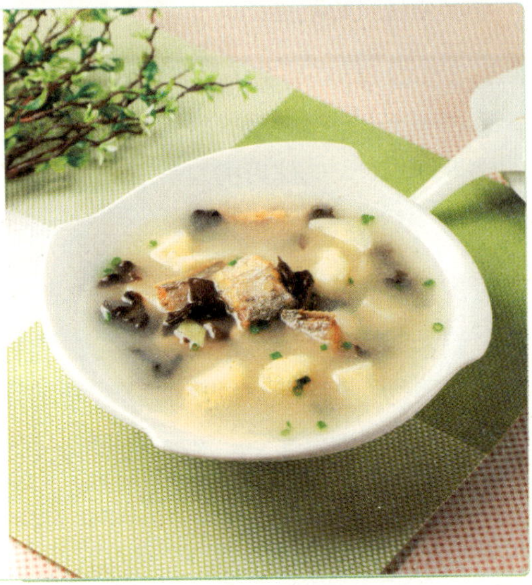

虾

宴席上的佳品

虾富含蛋白质、脂肪、糖类、谷氨酸、维生素以及钙、磷、铁、硒等矿物质。虾具有很高的营养价值，可使用蒸、炸等多种做法，并可作为中药材。中医认为，虾具有补肾、壮阳、通乳之功效，属强壮益精食品。

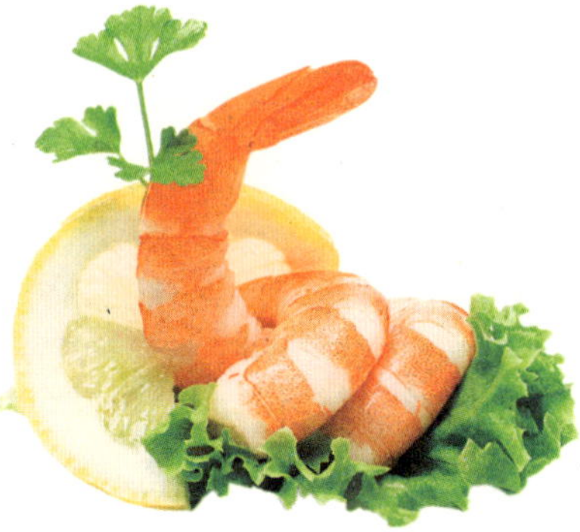

性味·归经

性温，味甘、咸，入脾、肾经。

功效解析

保护心血管

虾中含有丰富的镁，镁对心脏活动具有重要的调节作用，能很好地保护心血管系统，它可减少血液中胆固醇的含量，防止动脉硬化，同时还能扩张冠状动脉，有利于预防高血压及心肌梗死。

增强脑力

虾可为大脑提供营养，所含的不饱和脂肪酸能使人长时间保持精力集中。

镇静神经

虾皮有镇静作用，常被用来治疗神经衰弱及自主神经功能紊乱诸症。

增强免疫力

虾的营养价值极高，能增强人体的免疫力和性功能，补肾壮阳，抗早衰。

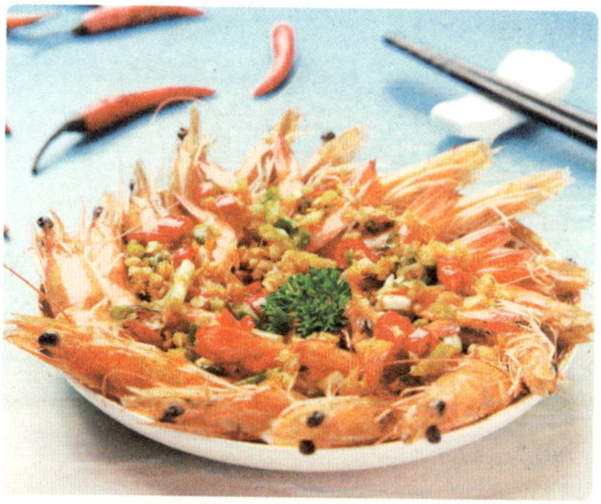

食用宜忌

①肾虚阳痿、男性不育症者，腰脚虚弱无力、小儿麻疹、水痘、中老年人缺钙所致的小腿抽筋等病症者及孕妇适宜食用。

②生于水田及沟渠的虾有毒，制成腌制品更有害。没有须或腹下通黑的，煮后变为白色的，都不能吃。

③高脂血症、动脉硬化、心血管疾病、皮肤疥癣、急性炎症者忌食。

健康食养方

增补营养

鲜虾粥

做法： 鲜虾300克，粳米100克，盐、香油、葱花、姜丝、白糖、胡椒粉适量。将鲜虾挑去泥肠、洗净，加姜丝和白糖、盐、胡椒粉略腌，粳米淘净，共煮粥，加香油、葱花即成。

解析： 此粥营养丰富，易于消化，常食能有效减少冠心病和心肌梗死的发生，还可治疗神经衰弱等症。

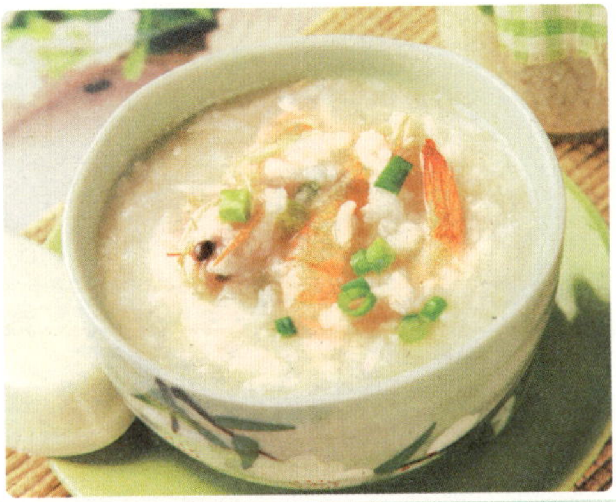

补肾壮阳

白灼虾

做法： 鲜虾200克，葱段、姜片、香菜、芥末酱、料酒各少许。将处理好的虾，放入沸水中并加入葱段、姜片及料酒，虾烫熟后捞出，以香菜装饰。将芥末酱放于小碟内，用来蘸虾吃。

解析： 虾营养价值丰富，含脂肪、微量元素等，有助于补肾壮阳。

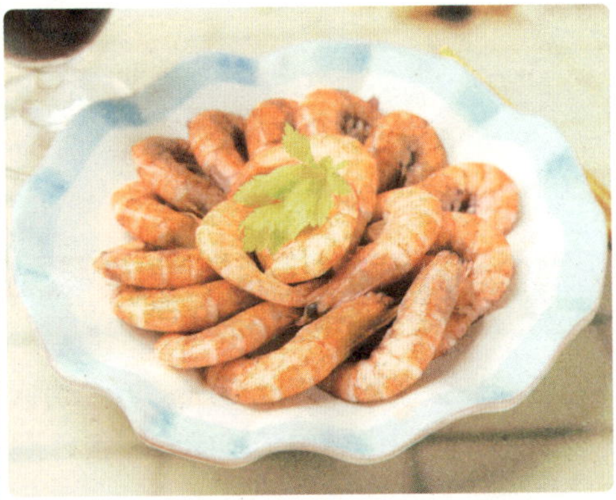

生活妙用方

煮出新鲜海味——自制海鲜酱油

做法： 将剥下来的虾头和虾壳洗净、沥干，放入无油锅中，炒出虾油，盛出。洗净锅，倒入适量酱油、八角和水煮开，放入炒好的虾油，以中小火煮15分钟盛出，冷却后过滤掉杂质即可。

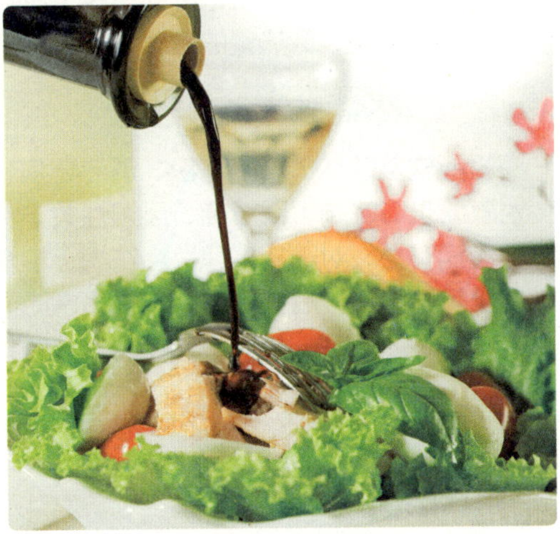

海蜇 软坚化痰善降压

海蜇的营养极为丰富，含蛋白质、糖类、钙、碘以及多种维生素。加工后的产品，伞部者称为海蜇皮，腕部者称为海蜇头，海蜇头的商品价值高于海蜇皮。海蜇还是一味治病良药。祖国医学认为，海蜇具有清热平肝、化痰消积、润肠之功效。

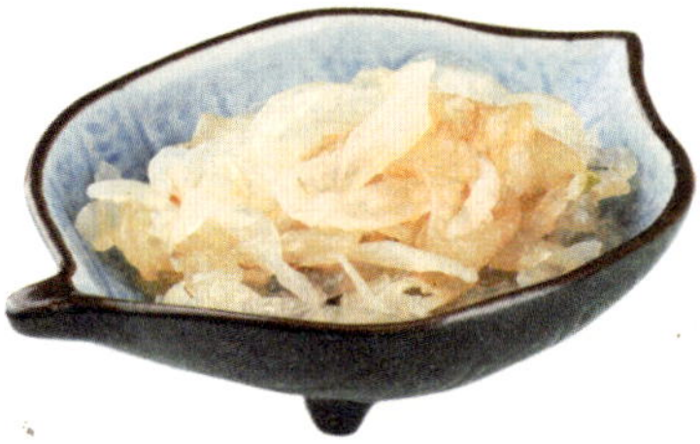

性味·归经

性平，味咸，入肝、肾经。

功效解析

防治动脉硬化，防肿瘤

海蜇能扩张血管，降低血压，防治动脉粥样硬化，同时也可预防肿瘤的发生，抑制癌细胞的生长。

降脂美食

海蜇中富含蛋白质、钙以及多种维生素，尤其含有人们饮食中所缺的碘，是一种高蛋白、低脂肪、低热量的营养食品。

软坚散结，清肠胃

海蜇能软坚散结、行瘀化积、清热化痰，对气管炎、哮喘、胃溃疡、风湿性关节炎等疾病有益；对于从事理发、纺织、粮食加工等与尘埃接触较多的工作人员常吃海蜇，可以去尘积、清肠胃，保障身体健康。

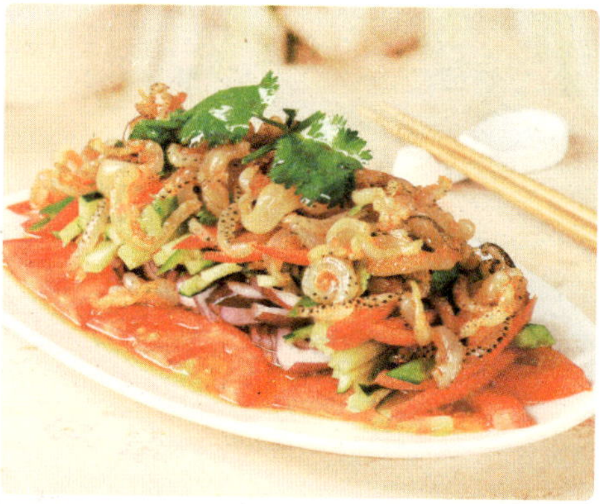

食用宜忌

①有多痰、哮喘、头风、风湿性关节炎、高血压、溃疡等病症患者以及大便燥结者、皮肤干燥者适宜食用。

②食用新鲜海蜇时要注意，新鲜海蜇有毒，必须先用盐、明矾腌制，浸渍去毒，滤去水分，然后再烹调。

③肝性脑病、急性肝炎、肾衰竭、甲状腺功能亢进、慢性肠炎患者忌食。

健康食养方

滋阴化痰

海蜇胡萝卜瘦肉汤

做法：胡萝卜、猪瘦肉150克，马蹄、海蜇头各100克。马蹄、胡萝卜均洗净切好备用；海蜇头浸泡，洗净，入沸水中汆烫。将清水放入瓦煲内，煮沸后加入以上备好的原料，大火煮沸。

解析：此汤消痰而不伤正，滋阴而不留邪，为老少皆宜的靓汤。

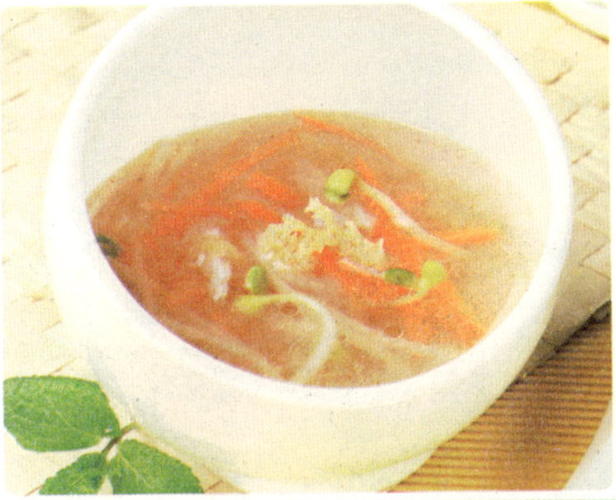

开胃去火

芝麻苦瓜拌海蜇丝

做法：海蜇100克，苦瓜1根，白芝麻、香油、白醋、盐各适量。苦瓜切丝沸水汆熟后泡在凉水中。将洗好的海蜇切丝泡水。芝麻与香油、盐、白醋在小碗里拌好。将海蜇丝和苦瓜丝拌匀撒上调好的芝麻汁，拌匀即可食用。

解析：美白减肥，适宜夏天食用，尤其适用于那些火大的人士。

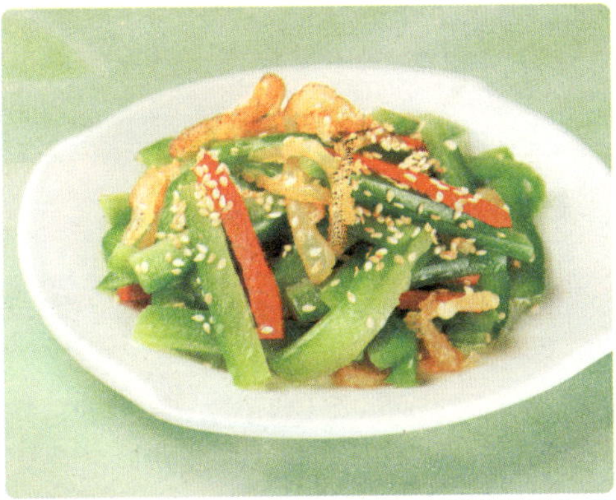

生活妙用方

治无名肿毒——海蜇贴方

做法：白皮子1片，海蜇、白糖各适量。《医方集听》记载："无名肿毒，重者溃，轻者散，又止痛：皮子一片，白糖霜揉软，中开一孔贴上"。用海蜇皮贴于太阳穴两侧，能治头痛；贴在髌骨上可治膝关节风湿疼；用白糖揉软，中开一孔，贴于患处，对无名肿痛有效。

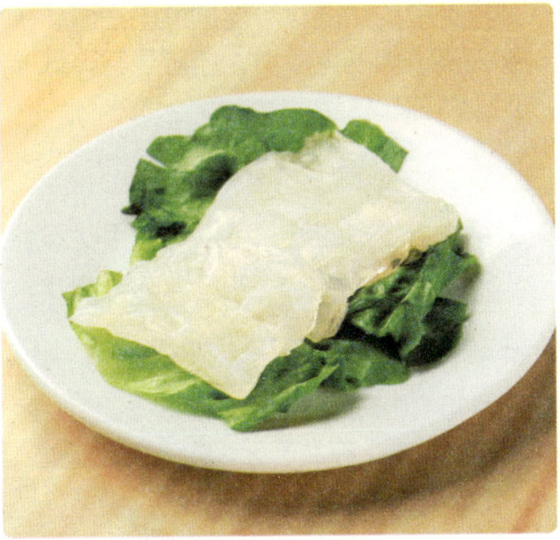

紫菜 维生素的宝库

紫菜叶状体多生长在潮间带，喜风浪大、潮流通畅、营养盐丰富的海区。紫菜富含蛋白质、维生素A、维生素C、维生素B_1、维生素B_2、碘、钙、铁、磷、锌、锰、铜等，同时紫菜还可以入药，具有化痰软坚、清热利水、补肾养心的功效。

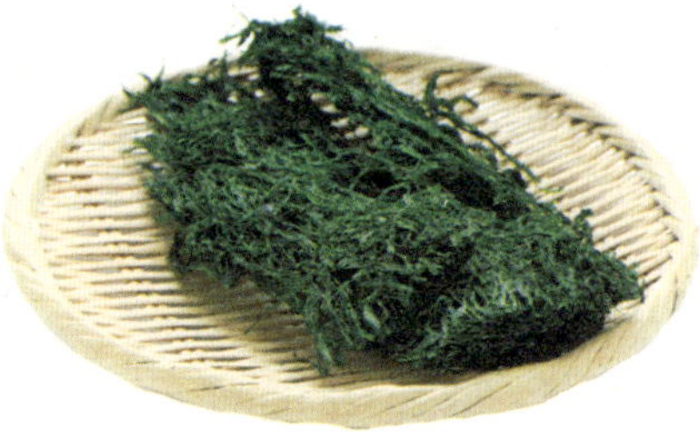

性味·归经

性寒，味甘、咸，入肺经。

功效解析

利尿护肝

紫菜含有丰富的微量元素，其中的甘露醇是一种很强的利尿剂，有消水肿的作用，有利于保护肝脏。

提高免疫力

紫菜所含的多糖具有明显增强细胞免疫和体液免疫的功能，可促进淋巴细胞转化，能提高机体的免疫力，还可显著降低血清胆固醇的总含量。

防治大脖子病

紫菜中含较多的碘，可以防治甲状腺肿大（俗称大脖子病），又可使头发润泽。

辅助治疗水肿

紫菜富含胆碱和钙、铁，能增强记忆，可治疗妇女贫血，有益于牙齿的生长和保健。其含有的甘露醇可作为治疗水肿的辅助食品。

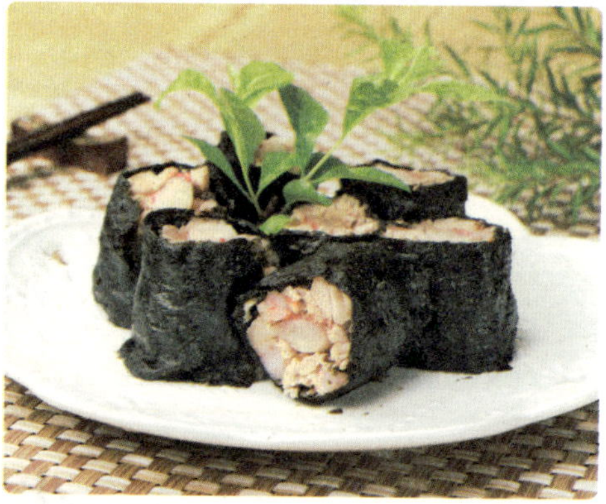

食用宜忌

①淋巴结核、淋病、胃溃疡、夜盲症、阳痿、头皮屑增多者适宜食用。
②每次不能食用太多，以免引起腹胀、腹痛。
③关节炎、结石、甲状腺功能亢进者以及脾胃虚寒、腹痛便溏之人忌食。
④若紫菜在凉水浸泡后呈蓝紫色，说明其在干燥、包装前已被有毒物质污染，这种紫菜对人体有害，不能食用。

健康食养方

延年益寿

紫菜猪骨汤

做法： 干紫菜 50 克，猪骨 200 克，食用油、葱末、姜末、蒜末、盐和胡椒粉各适量。干紫菜用清水反复洗净，猪骨洗净汆水。锅内烧油，下入姜末炝香，注入适量清水，加入猪骨先煲 40 分钟，再下紫菜烧开，加入其他调料，用中火滚透。

解析： 对老年人有延年益寿的作用。

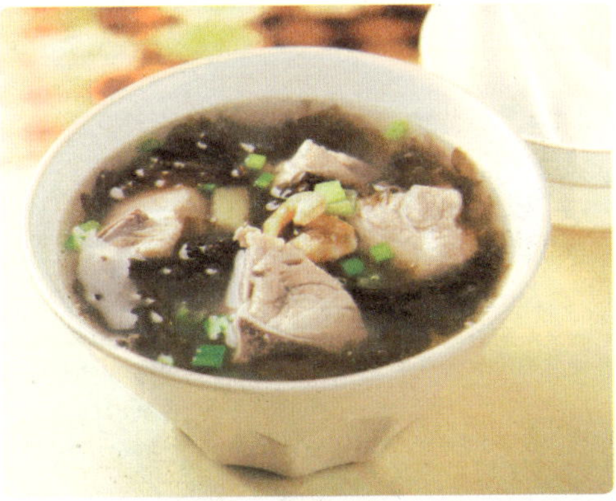

利湿消水肿

紫菜冬瓜汤

做法： 紫菜 10 克，冬瓜 200 克，姜片少许，食用油、盐各适量。冬瓜洗净，去皮切块。将冬瓜、紫菜、姜片放入锅内，加水适量，共煮成汤。加适量油，下盐即可食用。

解析： 紫菜软坚化痰、利尿，冬瓜热量低，此汤可清热降火，去除体内油脂，调理肠胃，排毒养颜。

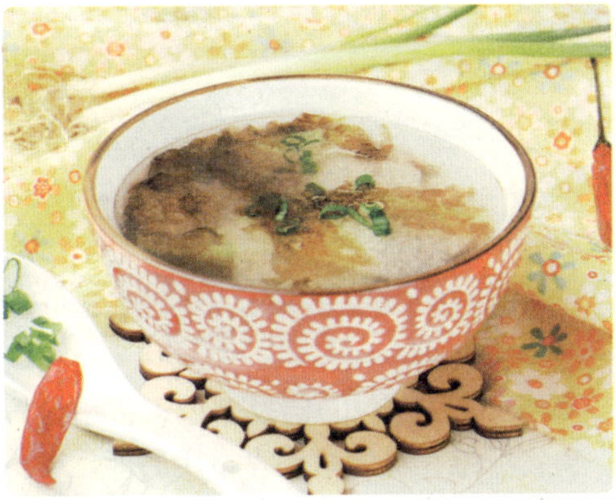

生活妙用方

治咳嗽、消痰——紫菜

做法： 紫菜适量，放在口中干嚼，徐徐咽下，或将紫菜研末以蜂蜜水送服。每天 2 次，一次 3 克。可辅助治疗肿脓疡，止咳、消痰。

菜肴增鲜——紫菜粉

做法： 将紫菜放入搅拌器里打碎成粉末，放入密封瓶中，放在干燥的环境内保存。制作菜肴时加入 1 茶匙（5 克）左右，菜肴味道会非常鲜美。

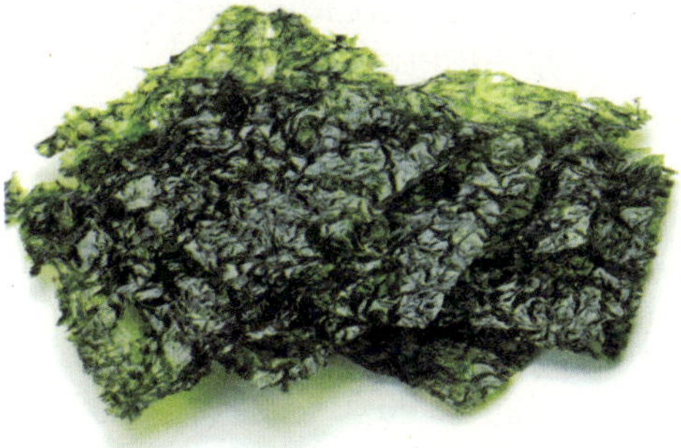

海带

含碘冠军

海带是一种含碘量很高的海藻，还含有蛋白质，钾、钙、钠、镁、铁、铜、硒，维生素A，岩藻多糖。从海带中提取的碘和褐藻酸被广泛应用于医药、食品和化工。中医认为其能化痰、软坚、清热、降血压，防治夜盲症，维持甲状腺正常功能。

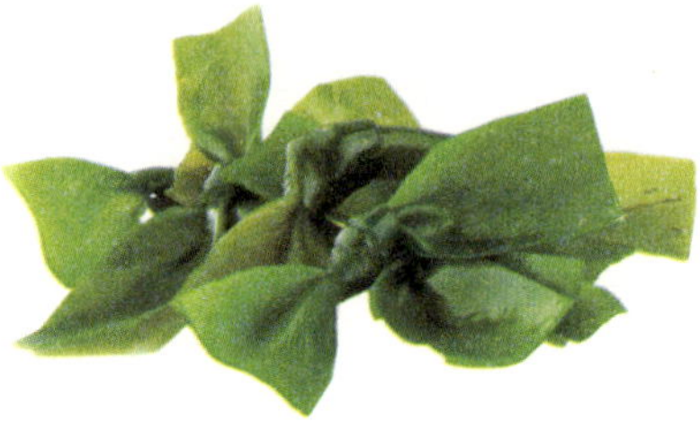

性味·归经

性寒，味咸，入肝、胃、肾三经。

功效解析

降血糖

海带中有60%的岩藻多糖，它是极好的食物纤维，糖尿病患者食用后能延缓胃排空和食物通过小肠的时间，即使在胰岛素分泌量减少的情况下，血糖含量也不会上升，从而达到治疗糖尿病的目的。

利尿消肿

海带上常附着一层白霜似的白粉——甘露醇，它是一种贵重的药用物质。现代科学研究证明，甘露醇具有降低血压、利尿和消肿的作用。

美容

海带汁可以美容养颜，用海带熬成的汤汁泡澡可以润泽肌肤，使皮肤清爽细滑，光洁美丽。

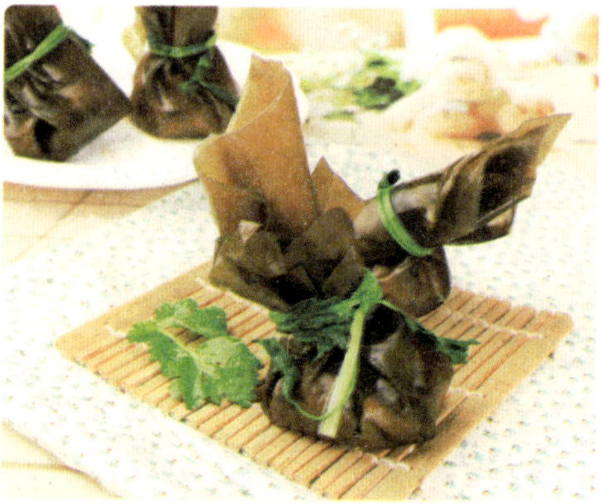

食用宜忌

①甲状腺肿大、高血压、冠心病、动脉粥样硬化、急性肾衰竭、脑水肿患者适宜食用。
②吃海带后不要马上喝茶（茶含鞣酸），也不要马上吃酸涩的水果（酸涩水果含植物酸）。因为海带中含有丰富的铁，以上两类食物都会阻碍人体对铁的吸收。
③孕妇、甲状腺功能亢进患者忌食。

健康食养方

预防甲状腺肿大

豆腐海带汤

做法： 豆腐 100 克，海带 30 克，冬瓜块、姜末、葱花、盐各适量。豆腐洗净切成小块。海带洗净，切段。锅中注油烧热，放入葱花、姜末煸香，再放入豆腐、海带和冬瓜块，注入适量清水烧沸，加入盐即可。

解析： 豆腐能抑制脂肪的吸收，促进其分解，而海带可使体内碘元素处于平衡状态。

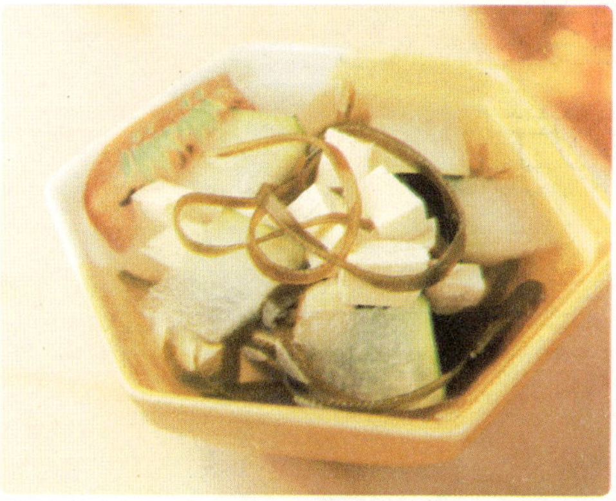

清凉解暑

海带猪骨汤

做法： 海带 50 克，猪骨 1 根，料酒、盐、胡椒粉各适量。海带泡洗干净，切条。将猪骨焯水、沥干。将猪骨入锅过一下热油，盛出控油。锅中加入适量热水和料酒，猪骨煮 20 分钟后加入海带，出锅前加入胡椒粉和盐调味。

解析： 能够起到滋养脏腑、补中益气、润泽皮肤等作用。

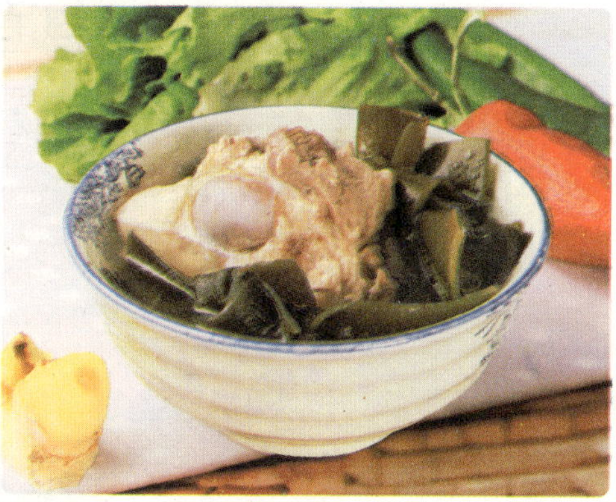

生活妙用方

天然沐浴露——海带水

做法： 煮海带的水不要倒掉，可倒入浴盆中用来泡澡，能令皮肤细嫩光滑。

防止大米生虫——干海带干燥剂

做法： 梅雨季节，家中的米桶最容易生虫，可取适量干海带放进米中，干海带可吸收其中的潮气，晾干后可继续使用。

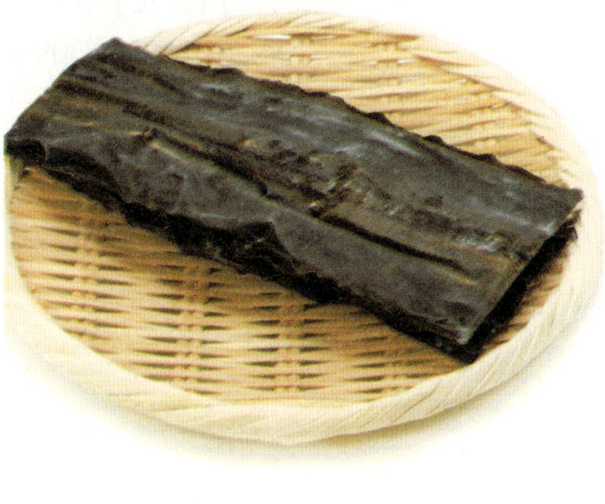

Part 8

良药不苦口：中草药类养生妙方

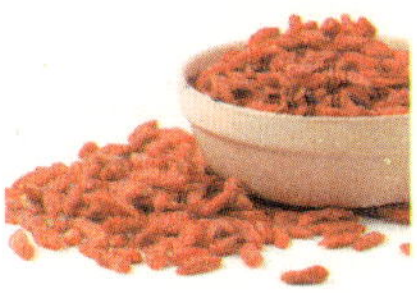
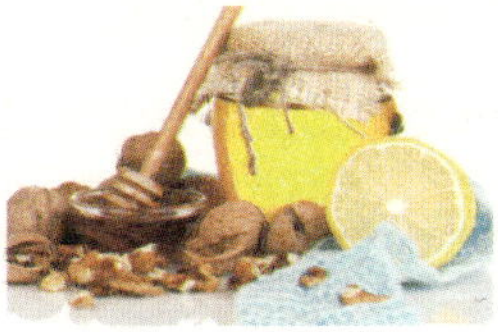
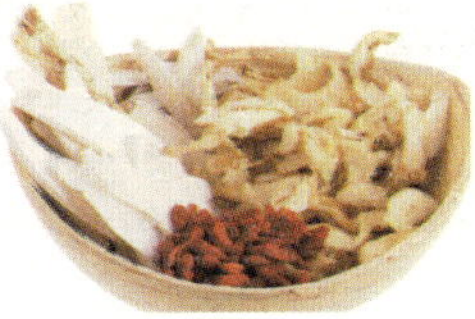

中医养生，就是指通过各种方法颐养生命、增强体质、预防疾病，从而达到延年益寿的一种医事活动。中草药养生重在良药苦口，是预防疾病、治未病的养生方。中药养生有其独特的规律，主要是以中医学的基本特点——“整体观念”为指导思想，辨证地达到补益脏腑、调和气血、平衡阴阳、增进健康之目的。

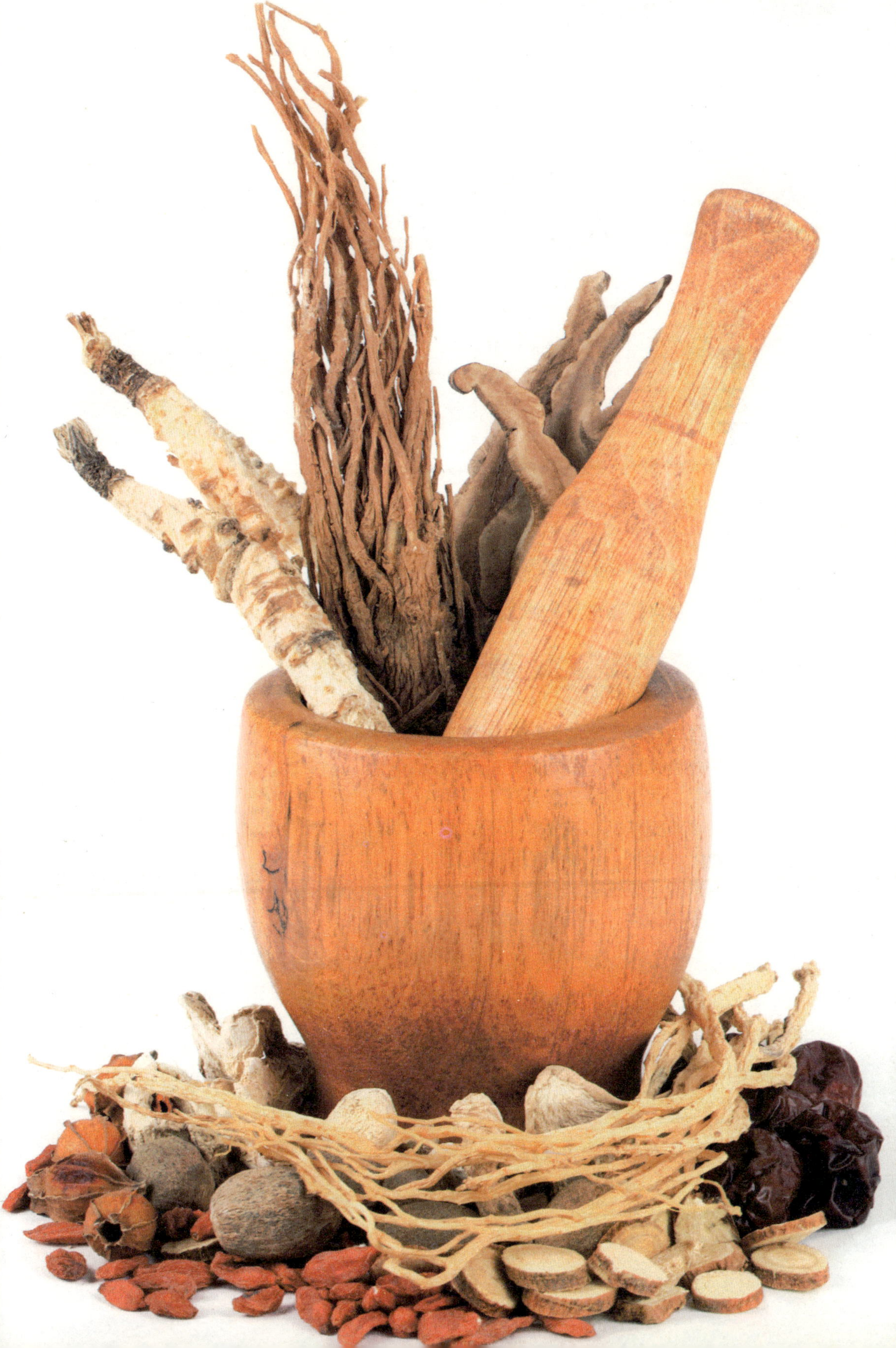

人参

百草之王

人参自古以来拥有“百草之王”的美誉，更被东方医学界誉为“滋阴强身，扶正固本”之极品。《神农本草经》中记载着人参药用的精髓：“人参，味甘微寒，主补五脏，安精神，定魂魄，止惊悸，除邪气，明目，开心益智。久服，轻身延年。”

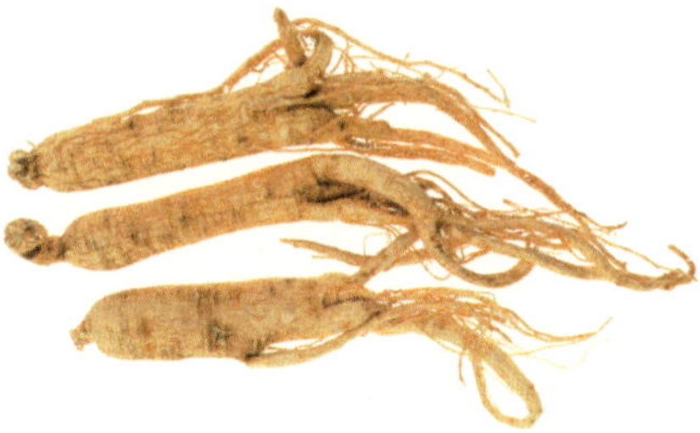

性味·归经

性平、微温，味甘、微苦，入脾、肺经。

功效解析

美容护肤

人参含多种皂苷和多糖类成分，其浸出液可被皮肤缓慢吸收且无不良刺激，能扩张皮肤毛细血管，促进皮肤血液循环，增加皮肤营养，调节皮肤的水油平衡，防止皮肤脱水、硬化、起皱。人参中的活性物质能抑制黑色素的还原性能，使皮肤洁白光滑，能增强皮肤弹性，使细胞获得新生。

降血脂

人参皂苷对脂质代谢有促进作用，能促使胆固醇及血中脂蛋白的生物合成、分解转化、排泄加速，最终可使血中胆固醇降低。

治疗神经衰弱

人参对神经系统有显著的兴奋作用，能提高机体活动能力，减少疲劳；对不同类型的神经衰弱患者均有一定的治疗作用。

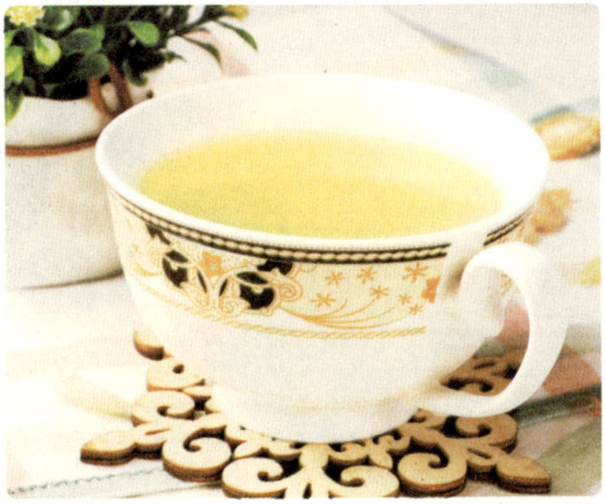

食用宜忌

①人参不宜与茶叶、咖啡、萝卜一起服用，忌与葡萄同吃，会使其营养受损，葡萄中含有鞣酸，极易与人参中的蛋白质结合而生成沉淀，影响吸收而使药效降低。

②人参反藜芦，畏五灵脂，恶莱菔子、皂荚。

③忌用五金炊具烹调人参。

④实证、热证、无体虚之人以及高血压者、青少年、普通人不宜服用人参。

健康食养方

补中益气

人参蜜饯粥

做法：人参5克，大米80克，蜜枣10克，白糖、葱花各少许。将人参放入1500毫升水中，中火煮开。加入大米以大火煮沸，转为小火煮25分钟。再用大火煮沸，熄火后加入蜜枣加盖闷5分钟，加入白糖，撒上葱花即可。

解析：人参补脾益肺、生津止渴，蜜枣清心润肺，具有滋补润肺、益气血的功效。

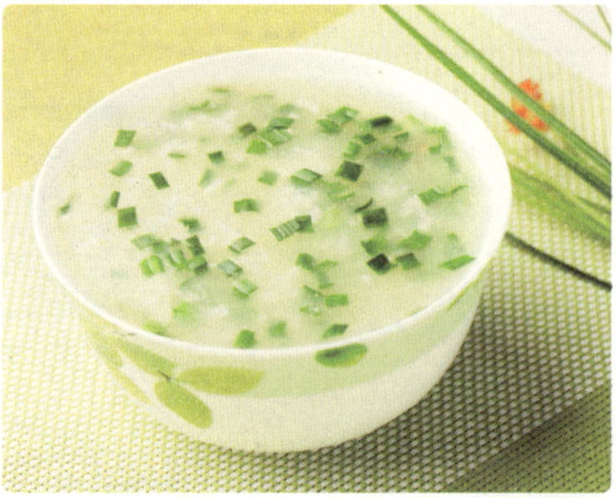

益气活血

人参三七饮

做法：人参8克，三七末3克。将人参放入砂锅中加适量水煎15分钟至析出有效成分，取汁送服三七末。

解析：人参补中益气，三七散瘀止血、消肿定痛，二者合一，功效互补。

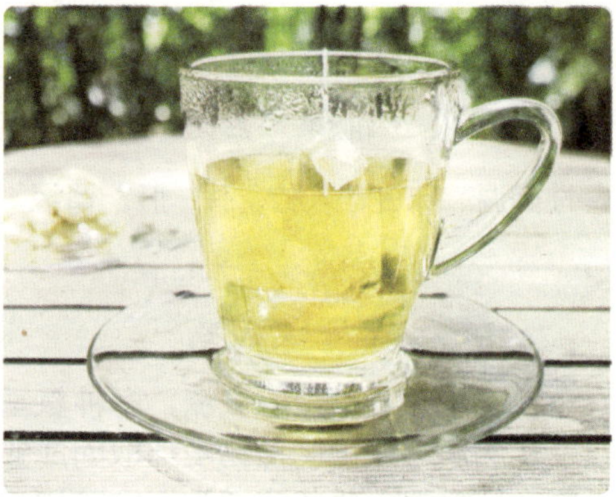

生活妙用方

光滑肌肤——人参汁

做法：将人参直接浸入50%甘油，10日后，用甘油搓脸。或将人参煎成浓汁，每日往洗脸水中倒一点儿，用含人参的甘油搓脸或人参水洗脸可使皮肤相当滋润。

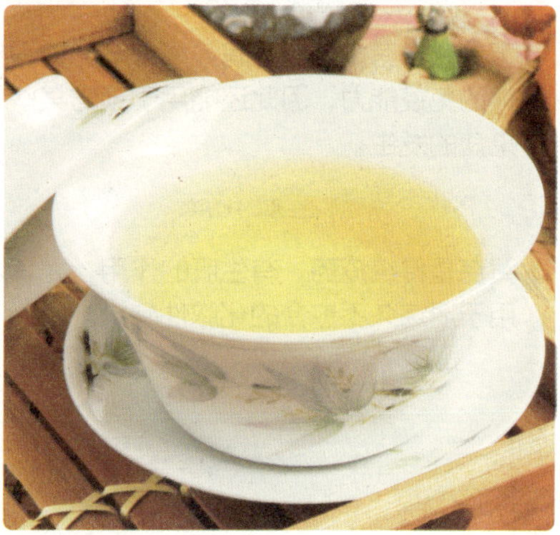

黄芪

补气良药

黄芪在民间流传着“常喝黄芪汤，防病保健康”的顺口溜，素以“补气诸药之最”著称，其有增强机体免疫功能、保肝、利尿、抗衰老、抗应激、降压作用以及较广泛的抗菌作用。《本经逢原》载“黄芪能补五脏诸虚，治脉弦自汗，泻阴火，去肺热，无汗则发，有汗则止”。

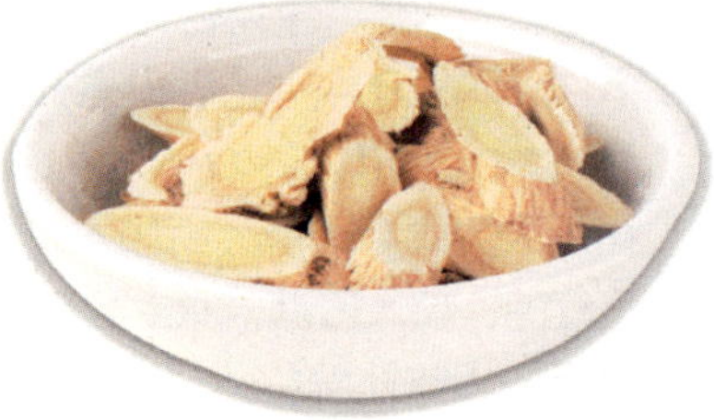

性味·归经

性微温，味甘，入肺、脾、肝、肾经。

功效解析

延缓衰老

黄芪含皂苷、蔗糖、多糖、多种氨基酸及矿物质。从黄芪植物中提取而成的药物，可增强人体免疫细胞抵抗艾滋病病毒的能力，并对人体一些器官起到延缓衰老的作用。

增强免疫力

黄芪内含有多种抗菌有效成分，能增强机体的免疫能力，因此还能用于预防某些传染病的发生。

生肌化脓

黄芪是传统疮药，有生肌的作用，尤其适用于溃疡久不愈合的化脓性感染。

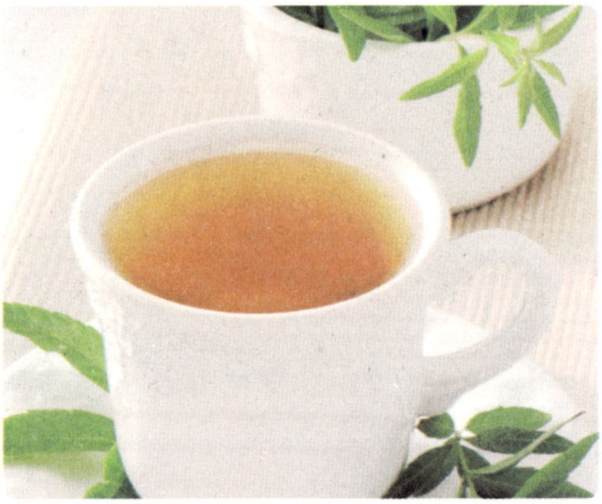

食用宜忌

①从体质上来说，黄芪最适合气虚脾湿型的人，这种人往往身体虚胖，肌肉松软，尤其是腹部肌肉松软。而对身体十分干瘦结实的人则不适宜。

②从身体状况来说，人在感冒、经期时都不要吃黄芪。黄芪为固表药，可助机体抵御外邪入侵，可是当身体已经感受外邪的时候，就会变成闭门留寇，把病邪关在体内，而致无从宣泄了。

健康食养方

补气养血

黄芪鳝鱼汤

做法： 黄芪30克，红枣5颗，鳝鱼块300克，姜片、盐、食用油各适量。油锅中放入鳝鱼块、姜片，炒至鳝鱼块半熟，将黄芪、红枣加入锅内，加清水适量，大火煮沸后，改小火煲1小时至熟，加盐调味即可食用。

解析： 黄芪补气升阳，鳝鱼补中益血，故此汤有补气养血、健美养颜的功效。

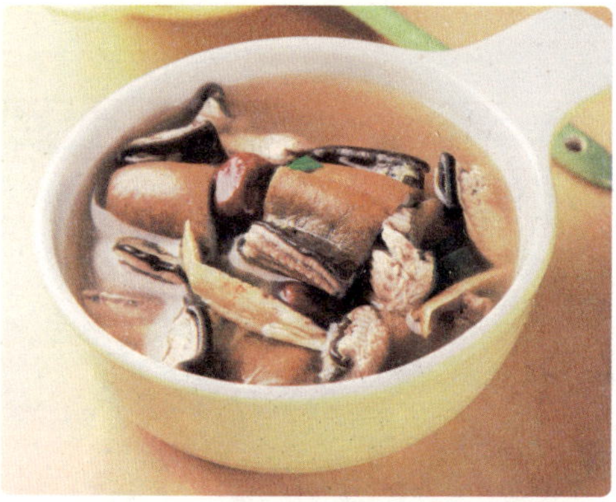

缓解过度劳累

黄芪红枣汤

做法： 红枣8颗，黄芪15克。把所有食材放到砂锅里，加清水，大火煮开后转小火煮约15分钟，代茶饮。

解析： 红枣具有益气补血、健脾和胃等功效，黄芪性温，补气升阳，二者合用对气血两虚的病人大有好处，能够缓解人体乏力、怕冷等症状。

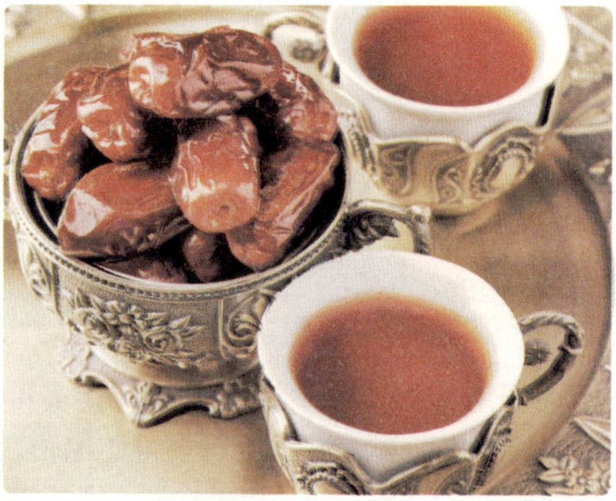

治过敏性鼻炎

黄芪茶

做法： 黄芪10～20克泡茶或煎汤饮服即可。

解析： 黄芪内含有多种抗菌有效成分，能增强机体的免疫能力，因此可用于预防某些传染病的发生。故服用黄芪茶的疗程最短1个月，最长半年，治愈后一般不复发。

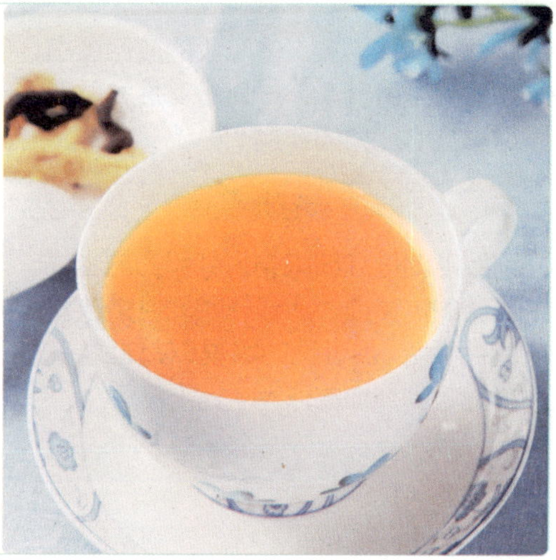

阿胶

补血圣药

阿胶呈长方形块、方形块或丁状，黑褐色，有光泽，质硬而脆，断面光亮，碎片对光照视呈棕色半透明状。阿胶善于止血，对一切失血之症均可应用，但以咯血、便血、崩漏等较为适宜。对出血引起的血虚症状，应用阿胶既能止血，又能补血，有标本兼顾之效。

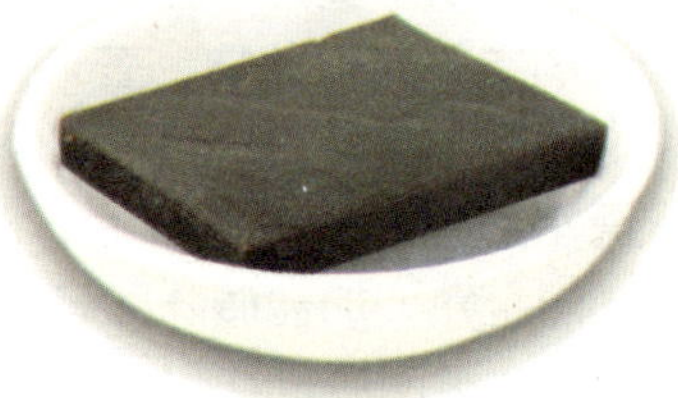

性味·归经

性平，味甘，入肺、肝、肾经。

功效解析

延年益寿

阿胶含丰富的胶原蛋白，水解可得多种氨基酸，此外还含有钙、硫等多种矿物质，这些成分是人体重要的营养物质，可补充人体所需多种营养素，起到延年益寿的作用。

活血养颜

阿胶含多种易被人体吸收的胶原蛋白、矿物质和微量元素，一直是女性补益气血、增强抗病能力的佳品。

滋阴养血

阿胶能促进红细胞与血红蛋白的生成，有显著的抗贫血、止血作用，并能改善体内的钙平衡，促进钙的吸收，使血清钙增高，进而起到补血的作用。

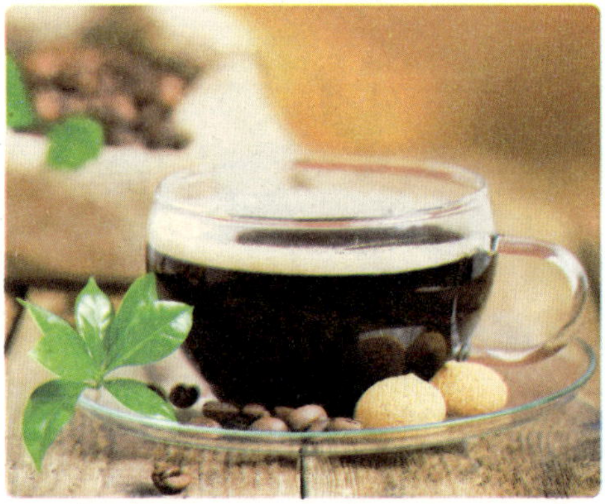

食用宜忌

①感冒、咳嗽、腹泻、胃部胀满、消化不良、饮食不香、脾胃虚弱者忌食阿胶，孕妇、高血压患者、糖尿病患者应在医师指导下服用，阿胶不能与茶水、萝卜和油腻食品同服。

②在南方地区，湿热天气较多，如果没有适应证就不适合吃阿胶进补。

③阿胶药用时一般用量为 3 ~ 5 克，吃多了易引起消化不良。

健康食养方

活血补血

阿胶红枣粥

做法：阿胶15克，红枣10颗，大米100克。将所有食材洗净，大米放入锅中，注入适量水，煮至米熟软后加入阿胶和红枣，续煮至阿胶溶化即可。

解析：此汤适合气血两虚、头晕心慌、没有热象的人。口干、咽干、口渴的人不可食用。

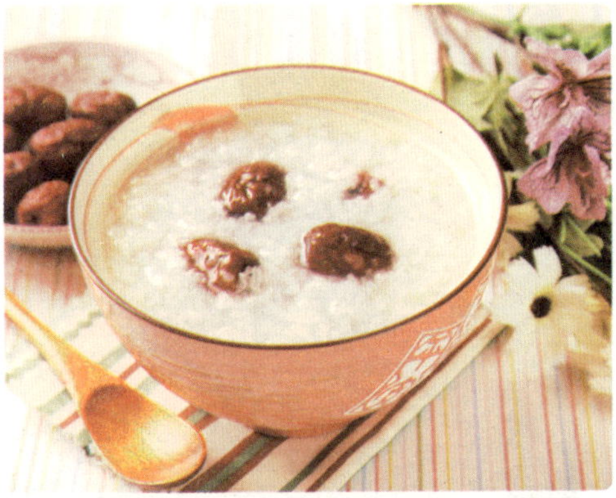

补血养肝

阿胶鳖甲汤

做法：鳖甲1只，银耳10克，阿胶、白芍、炙甘草各少许，西洋参5克。银耳泡发半个小时。将以上食材洗净，鳖甲处理干净。将所有食材一起放入炖盅，加入适量的水，中火滚开后转至小火蒸1小时即可。

解析：鳖甲滋阴潜阳，阿胶滋阴补血，此汤主治血虚不足养肝而致肝风内动者。

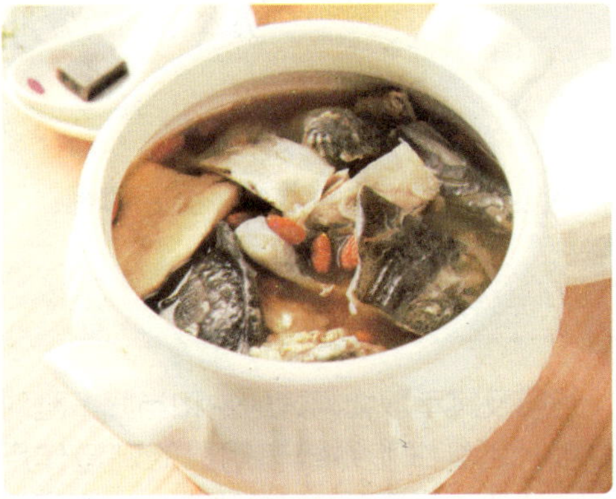

滋阴补血

阿胶枸杞小米粥

做法：阿胶10克，枸杞20克，小米60克。将枸杞和小米放入锅中，加适量水煮成粥，再放入阿胶搅拌至溶化，再煮3分钟即可。

解析：阿胶善补血滋阴、润肺止咳，小米滋阴养血，可使病后或手术后的患者得到调养，较快地恢复体力，枸杞补肾保肝、抗疲劳，阿胶枸杞小米粥是补气补血良品。

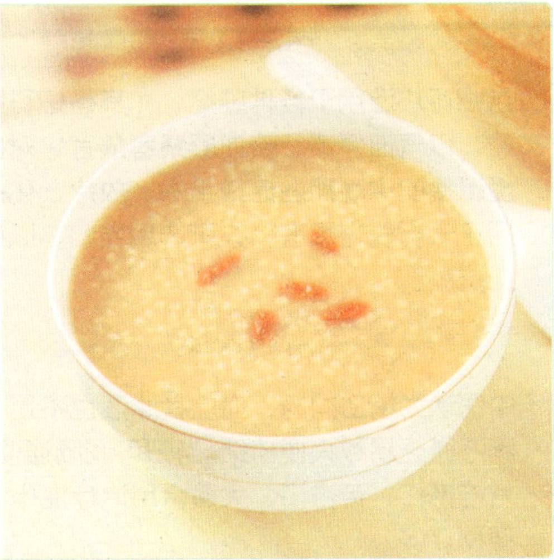

当归

血中圣药

当归入药历史悠久，许多宫廷的中药方剂都离不开当归，有“十方九归”之说，被尊为“药王”“血中圣药”。《本草备要》说它：“血虚能补，血枯能润”。当归具有补血活血、祛瘀调经、润肠通便的功效。因它长于调经，尤被妇科重视，为妇女月经不调的常用药物。

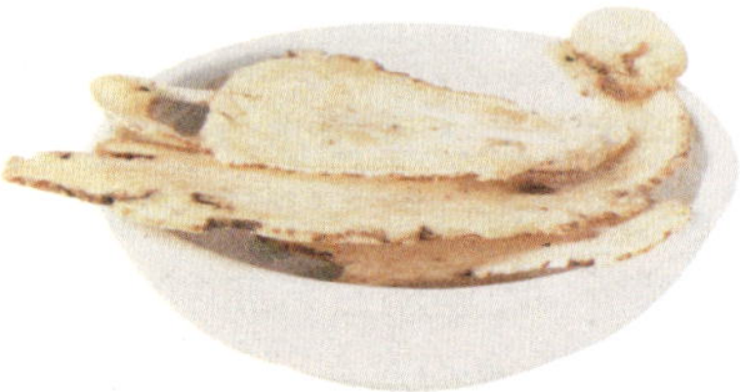

性味·归经

性温，味甘、辛，入心、肝、脾经。

功效解析

增强免疫力

当归及其萃取物阿魏酸钠和当归多醣对单核－吞噬细胞系统有明显的刺激作用，对免疫功能低下的机体也有免疫调解和恢复作用，当归对健康人的淋巴细胞转化也有促进作用。

扶正抗癌

当归可广泛用于各种肿瘤，尤其是妇科肿瘤，以气血停滞、瘀血凝聚者最宜，对血虚羸瘦的中晚期癌症或手术、放疗、化疗后正气虚弱之患者，亦可选用当归，以扶正抗癌。

润肠通便

中医认为精血同源，血虚者津液也不足，肠液匮乏易致大便秘结。当归可润肠通便，常与麻仁、苦杏仁、大黄合用治疗血虚、便秘。

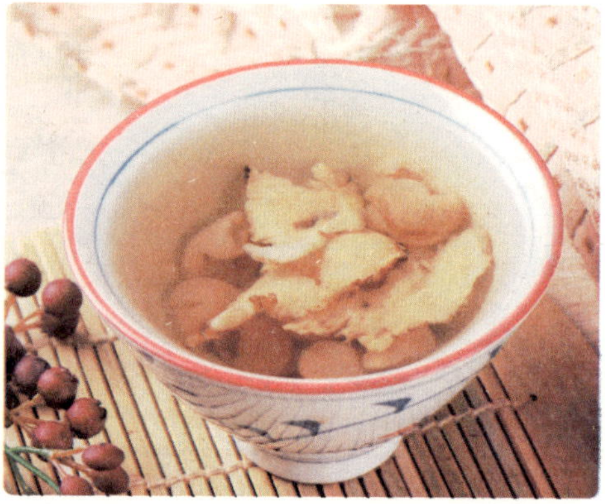

食用宜忌

①脾虚、脘腹胀痛、大便溏泻者不宜食用当归，以免加重出血、腹泻等症状。
②气血不足、月经不调、闭经、痛经、头痛头晕、便秘者最适宜食用当归。
③当归属甘温润补之品，月经过多、有出血倾向、阴虚内热者均不宜食用。
④孕妇不宜食用当归。

健康食养方

益气补血

归芪鸡汤

做法：当归、黄芪各6克，鸡腿1个，盐、枸杞各适量。先将鸡腿洗净并切块，再将鸡腿放入水中，以大火煮开，接着放入黄芪，炖至鸡腿七成熟，再放入当归、枸杞煮10分钟，加入适量盐调味。

解析：当归性温补血，黄芪性温补气，气旺则血生。两药配伍，益气生血功效强，对于血虚或气血双亏的患者大有裨益。

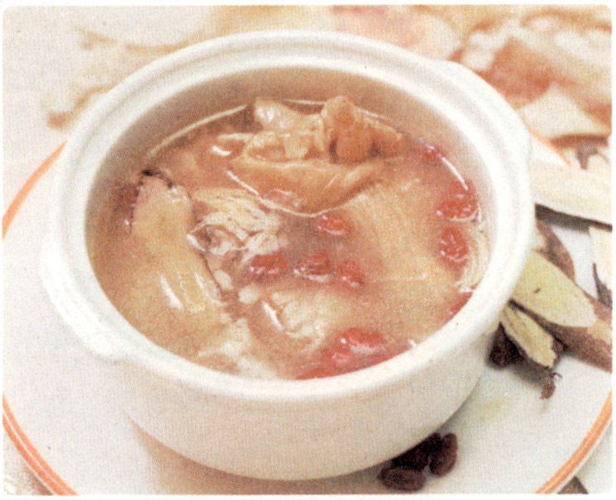

疏风养血

归芪防风瘦肉汤

做法：猪瘦肉150克，黄芪、生姜各20克，当归、防风各10克，红枣、枸杞、盐各适量。将以上材料洗净备用。猪瘦肉洗净、切块。以上材料放进锅内，加入适量清水，用大火煮沸后，改用小火煮，加盐调味即成。

解析：此方适用于气血两虚、感受风寒之上呼吸道感染。

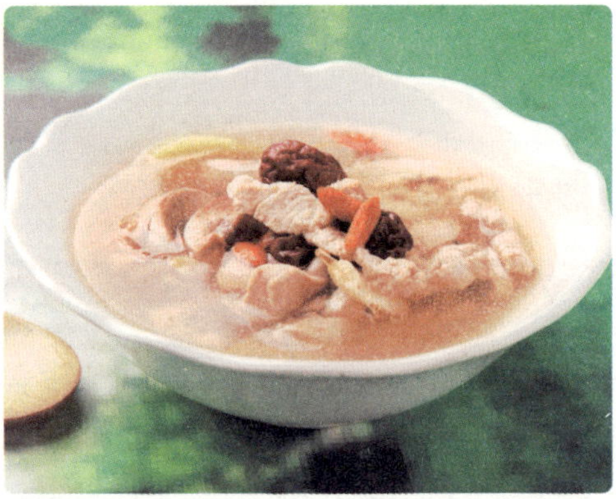

生活妙用方

祛色斑、护发——当归汁

做法：当归5克研成粉末，加适量水调匀。脸部清洁后，用棉花棒沾上少许均匀涂在脸上，尤其是色素沉着处，可去除脸部色斑。

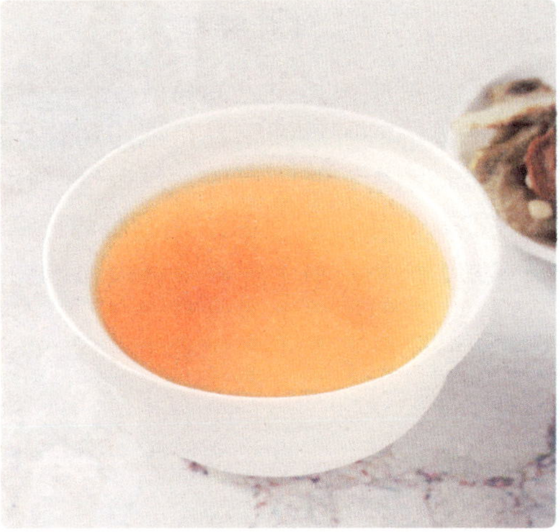

灵芝

仙草

灵芝作为拥有数千年药用历史的中国传统珍贵药材，具有很高的药用价值。现代药理学研究证实，灵芝对于增强人体免疫力、调节血糖、控制血压、辅助肿瘤放化疗、保肝护肝，促进睡眠等方面具有显著疗效。

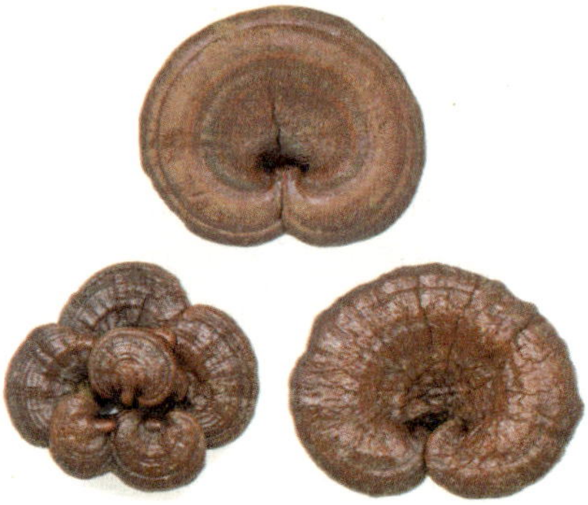

性味·归经

性平，味甘，入心、肝、肺经。

功效解析

抗衰老

灵芝中富含灵芝多糖、多肽等物质，可清除自由基，阻止自由基对机体的损伤，防止机体的过氧化，可保护细胞。灵芝多糖能显著促进细胞核内 DNA 的合成能力，并可增加细胞的分裂代数，延缓细胞衰老，进而延缓机体的衰老。

护肝解毒

三萜类物质也是灵芝的有效成分之一，对人体内的肝癌细胞具有细胞毒作用，也能抑制组织胺的释放，具有保肝和抗过敏等作用。灵芝还能促进肝脏对药物、毒物的代谢，对于中毒性肝炎有确切的疗效，并可有效地改善肝功能，使各项指标趋于正常。

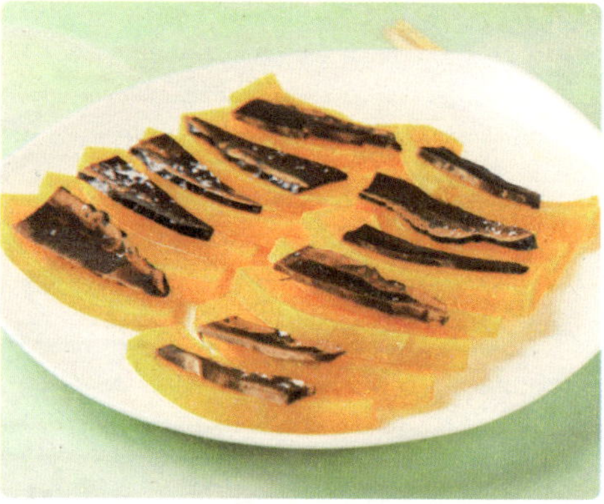

食用宜忌

①病人手术前、手术后一周内忌服，正在大出血的病人忌服。

②患有顽固性的皮肤瘙痒者忌用灵芝。

③若治病一般须 1 个月以上；若用于预防衰老，延年益寿，则应连服 3 个月以上，停药 3 个月再服，间歇服药法，效果才佳。

④有些体质的人吃了灵芝会上火，可以吃陈阿胶。

健康食养方

缓解支气管炎

灵芝二仁汤

做法： 灵芝、核桃仁各 15 克，甜杏仁 12 克，冰糖适量。剪碎灵芝，加水煎两次，每次 1 小时，取汁。把核桃仁、甜杏仁、冰糖放入锅内，倒入灵芝煎液，用小火炖 30 分钟即可。

解析： 灵芝含有的三萜类物质和多糖对人体的细胞炎症有显著的抗菌作用，适用于支气管炎、咳嗽多痰等病症。

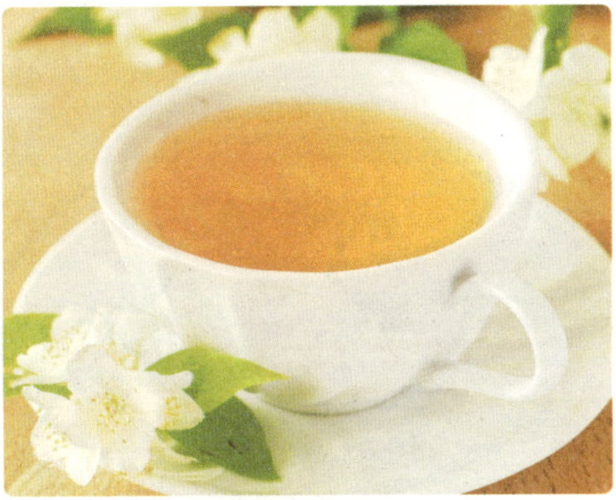

健中安神

灵芝猪蹄汤

做法： 灵芝 15 克，猪蹄 1 只，红枣、食用油、料酒、盐、葱姜蒜各适量。猪蹄去毛洗净，沸水中焯烫片刻，捞出备用。锅中注油烧热加葱姜蒜煸香，放入猪蹄、料酒、灵芝、红枣、适量水，小火煮沸 2 小时，加入盐调味即可。

解析： 此菜肴具有滋补强壮、补肺益肾、健脾安神等功效。

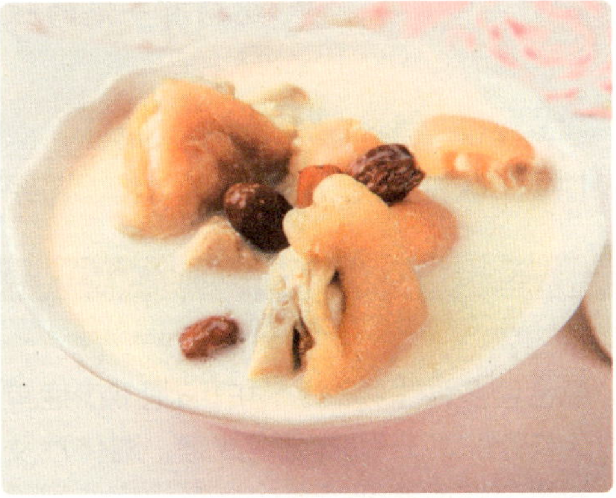

滋补健身

灵芝煲乌龟

做法： 灵芝 30 克，乌龟 1 只，红枣 10 颗，料酒、姜片、盐各适量。红枣去核，将乌龟在沸水中焯烫片刻，捞出取肉，去内脏，切块，加姜片和料酒略炒，与红枣、灵芝同入砂锅内，大火烧开后转小火煲 1 小时，加盐调味。

解析： 此汤滋补健身，养血安神，适用于结核病、神经衰弱、高脂血症及肿瘤患者。

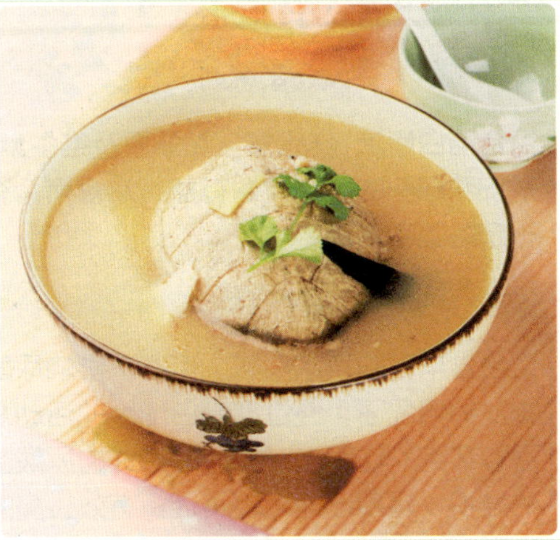

百合

美食良药

百合主要含秋水碱等多种生物碱和蛋白质、脂肪、淀粉、钙、磷、铁及维生素 B_1、维生素 B_2、维生素C、β－胡萝卜素等营养物质，这些成分综合作用于人体，不仅具有良好的营养滋补之功，而且还对秋季气候干燥而引起的多种季节性疾病有一定的防治作用。

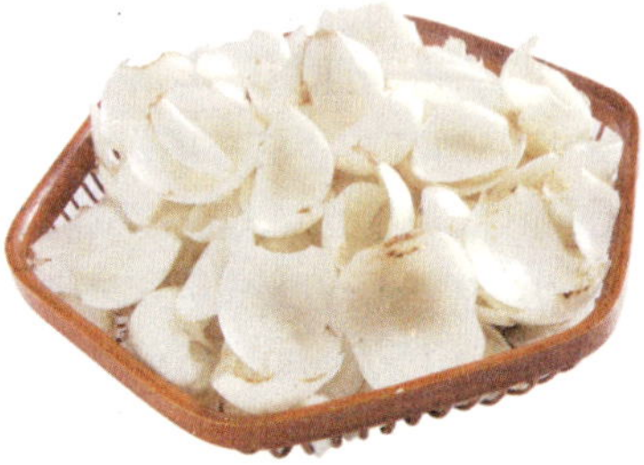

性味·归经

性平，味甘、淡，入心、肺、脾、肾经。

功效解析

防癌抗癌

百合含多种生物碱，对白细胞减少症有预防作用，能升高血细胞数量，对化疗及放射性治疗后的细胞减少症有治疗作用。百合在体内还能促进和增强单核细胞的吞噬功能，提高机体的免疫能力，因此百合对多种癌症均有较好的防治效果。

美容养颜

百合洁白娇艳，鲜品富含黏液质及维生素，对皮肤细胞的新陈代谢有益，常食百合有一定的美容作用。

治疗痛风

百合含丰富的秋水仙碱，可在不影响尿酸排泄的情况下，通过抑制白细胞的活动及吞噬细胞的作用来减少尿酸形成的尿酸盐的堆积，起到迅速减轻炎症、有效止痛的作用。

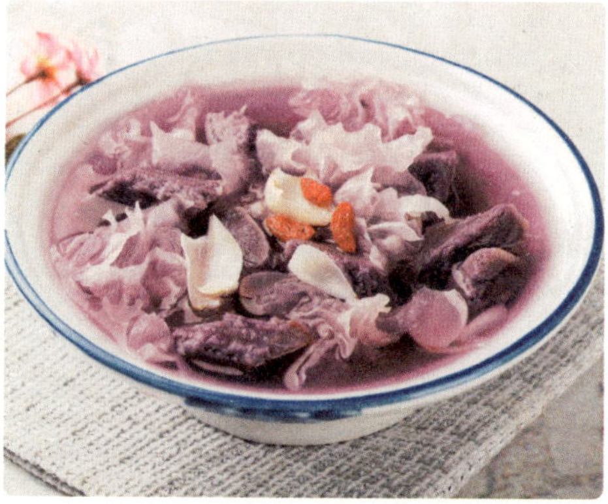

食用宜忌

①体虚肺弱、慢性支气管炎、肺气肿、肺结核、支气管扩张者，咳嗽者，睡眠不宁、惊醒易醒者，肺癌、鼻咽癌患者，劳嗽咯血、虚烦惊悸、失眠多梦、精神恍惚等病症的患者适宜食用百合。

②风寒咳嗽者、虚寒出血者、脾胃不佳者少吃百合。

③食疗上建议选择新鲜百合为佳。

④百合虽能补气，亦伤肺气，不宜多食。

健康食养方

润燥解渴

百合雪梨银耳羹

做法：水发银耳、水发百合各 20 克，雪梨 50 克，冰糖适量。雪梨去皮、去核，切块备用。银耳、百合入饭煲，加适量冷水，炖 20 分钟。加入冰糖、雪梨，继续炖 10 分钟即可。

解析：本品健胃润肺、生津解渴、清热明目，还可清心火，防止秋季易出现的烦躁不安。

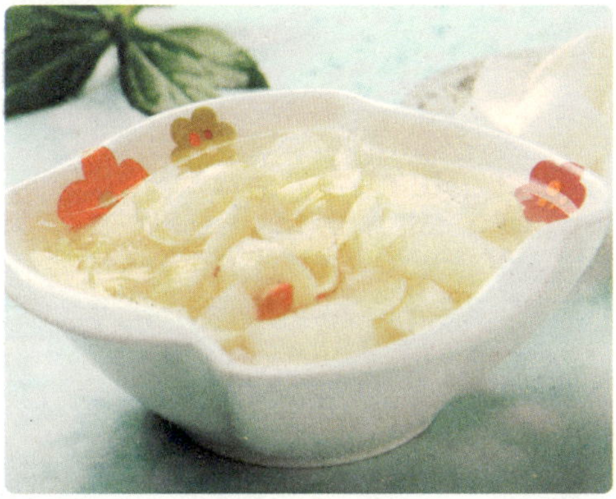

滋补强身

百合鸡丝

做法：鲜百合 40 克，鸡丝 200 克，青、红椒丝各 15 克，食用油、鸡蛋清、白糖、盐、料酒、葱、生姜末各适量。鸡丝加盐、料酒、蛋清拌匀。鲜百合、葱切丝。碗内加调料兑成汁。锅中热油放入所有材料炒匀，加入兑好的汁。爆起后立即盛盘。

解析：本品能滋补强身。

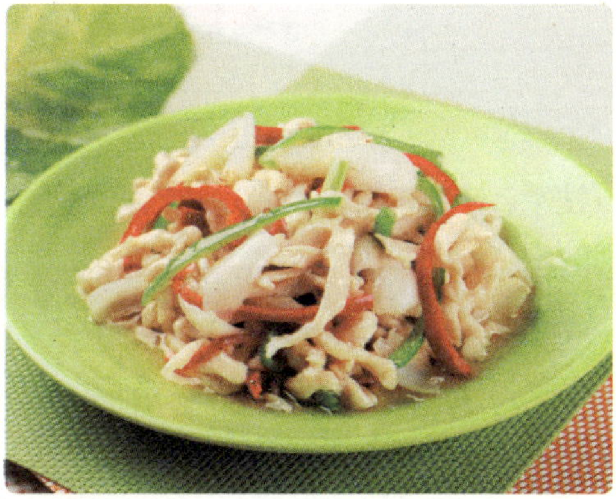

生活妙用方

美白滋润面膜——百合粉外用

做法：百合粉 10 克，牛奶、蜂蜜各适量。清洁脸部皮肤，用热毛巾敷脸 5 分钟后，把百合粉和适量蜂蜜、牛奶调和搅拌均匀涂于脸部，保持 20 分钟后用清水洗净，可使肌肤白嫩光滑。

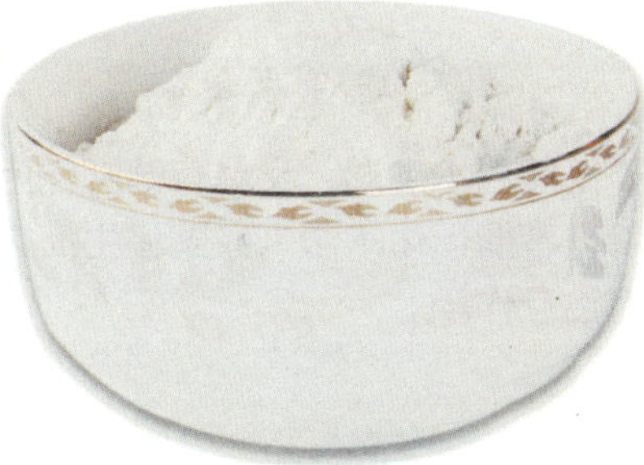

茯苓

仙家食品

茯苓为多孔菌科植物茯苓的干燥菌核。茯苓药材类为球形或不规则的块状，大小不一，以体重、坚实，外皮色棕褐、无裂隙、断面色白腻、嚼之黏性强者为佳。粉状用来制作女士喜爱的美白面膜。古人称服食茯苓为神仙度世法，有“仙家食品”之美誉。

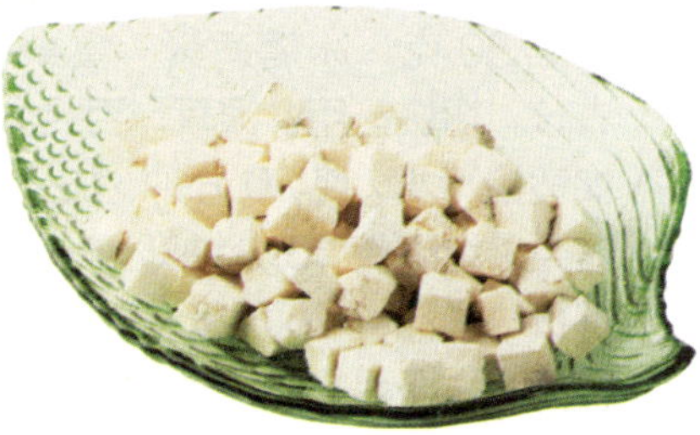

性味·归经

性平，味甘、淡，入心、肺、脾、肾经。

功效解析

利尿

茯苓有利尿作用，能增加尿中钾、钠、氯等电解质的排出。

抑菌，护肝

茯苓中的主要成分为茯苓聚糖，含量很高，对多种细菌有抑制作用，对肝损伤有明显的保护作用，能多方面对人体免疫功能进行调节，能使化疗所致白细胞减少得到加速回升。

健脾渗湿

茯苓既能利水渗湿，又具有健脾作用，对于脾虚不能运化水湿，致聚化生痰之症，具有治疗作用。

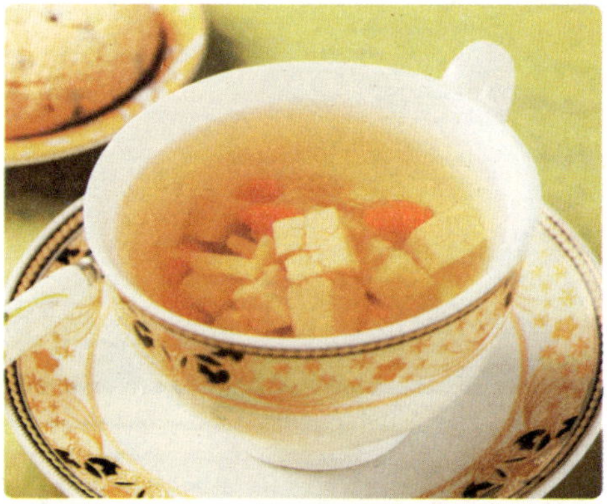

食用宜忌

①肾虚多尿、虚寒滑精、气虚下陷者慎服。
②阴虚火旺、口干咽燥者不宜吃茯苓。
③忌米醋。
④茯苓适宜于一般人群。尤宜于水湿内困、水肿、尿少、眩晕心悸、胃口欠佳、大便稀溏、心神不安、失眠、多梦者。

健康食养方

益气消肿

茯苓红枣粥

做法： 茯苓30克，红枣15颗，粳米150克，红糖适量。粳米入锅加适量水煮粥，待粥将成时倒入红枣、茯苓，再用小火煮20分钟，加适量红糖搅匀，趁热服用。

解析： 茯苓可治小便不利、水肿胀满，红枣补中益气、养血安神。

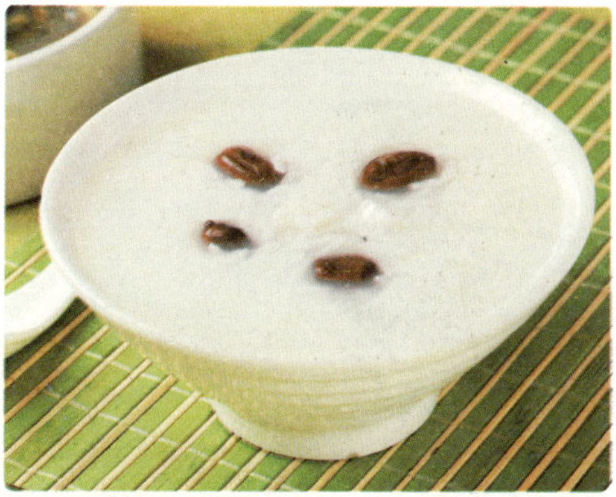

补脾益肾

茯苓核桃粥

做法： 茯苓15克，核桃仁、黑芝麻各20克，黑豆30克，粳米150克，红糖30克，蜂蜜30毫升。以上材料洗净，把所有材料放入锅内，加水适量，置大火上烧沸，再用小火煮至黑豆熟透，加入红糖、蜂蜜搅匀即成。

解析： 本方用茯苓补脾利湿、补肝肾、生发、乌发。

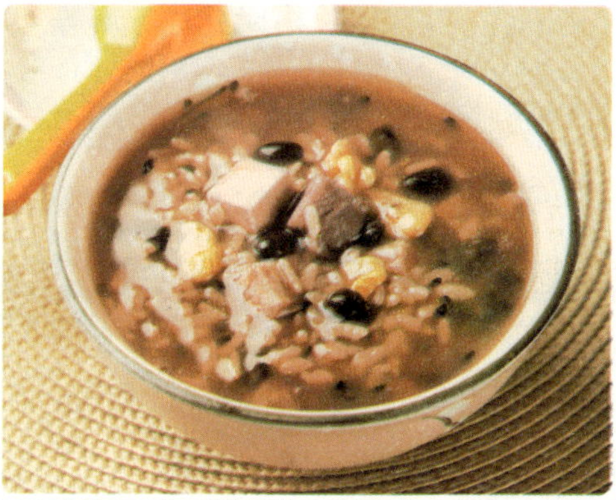

生活妙用方

去皱祛斑——自制茯苓粉面膜

做法： 茯苓粉10克，杏仁粉30克，莲子粉10克，面粉适量。将四种材料一起充分搅拌均匀备用。适合于任何肤质，尤适用于对皮肤进行基础保养以及皮肤干燥粗糙的人群。

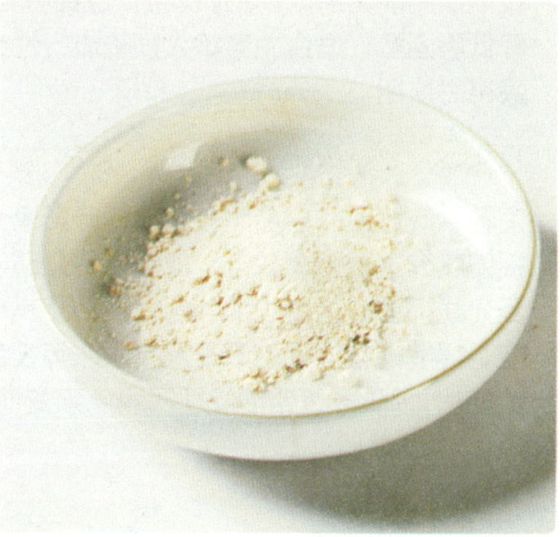

菊花

药中圣贤

菊花主要分为白菊、黄菊、野菊。黄、白两菊，都有疏散风热、平肝明目、清热解毒的功效。白菊花味甘，清热力稍弱，长于平肝明目。黄菊花味苦，泄热力较强，常用于疏散风热。野菊花味甚苦，清热解毒的力量很强。菊花有疏散风热、清肝明目、平肝阳、解毒的功效。

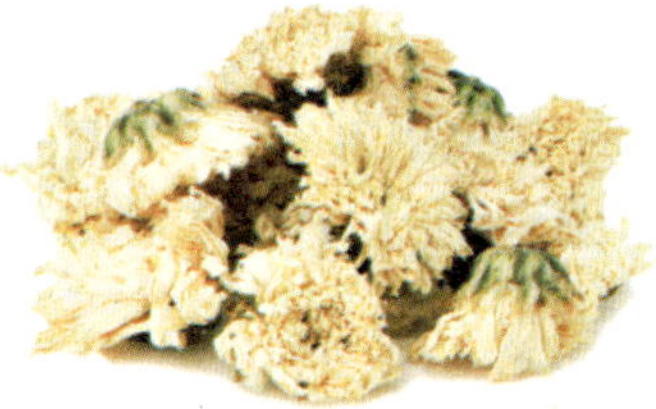

性味·归经

性微寒，味甘、苦，入肝、肺经。

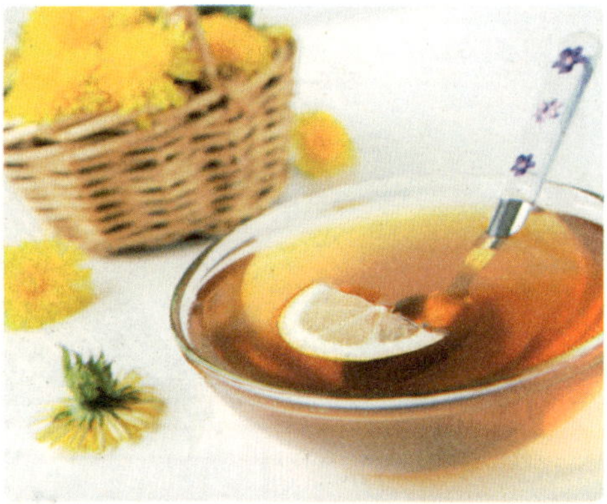

功效解析

提神

菊花茶香气浓郁，提神醒脑，具有一定的松弛神经、舒缓头痛的功效。

降血压

现代医学研究发现，菊花具有降血压、消除癌细胞、扩张冠状动脉和抑菌的作用，长期饮用能增加人体钙质、调节心肌功能、降低胆固醇，适合中老年人预防流行性结膜炎时饮用。

缓解视疲劳

菊花中叶黄素的含量比较高，而叶黄素为视网膜的主要色素成分，能够保护眼睛不受光线损害，延缓眼睛的老化及防止其病变，缓解视物模糊、眼干涩、眼胀等视疲劳症状，预防黄斑变性及视网膜色素变性。

食用宜忌

①痰湿型、血瘀型高血压患者及体虚、脾虚、畏寒腹泻者不宜用菊花。
②糖尿病患者、血糖偏高者和不明确自己体质的人喝菊花茶时，不要加糖或蜂蜜。
③野菊花味苦有毒，不宜用。
④过敏体质的人应先泡一两朵试试，若没有问题再多泡，不应过量饮用。

健康食养方

滋阴养血

菊花枸杞瘦肉粥

做法： 菊花 8 克，枸杞 5 克，粳米 100 克，猪瘦肉 50 克。将菊花与枸杞洗净，放入锅中，加入适量水烧开，继续煎 10 分钟，取汤备用。粳米淘洗干净，与猪瘦肉同放入煎好的菊花枸杞汤中，煮成粥，一同食用即可。

解析： 此粥具有滋阴润燥、补虚养血的功效。

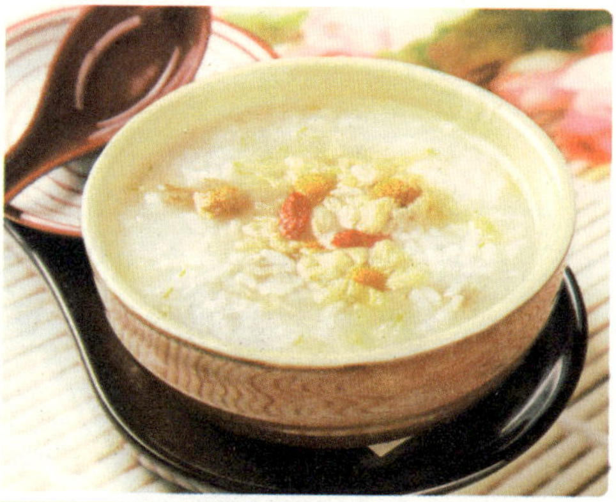

平肝解郁

菊花夏枯草茶

做法： 夏枯草、菊花各 15 克，白糖适量。所有材料同入杯中，冲入开水浸泡 15 分钟，加入白糖搅匀，可不拘时服，频频饮之，代茶饮。

解析： 菊花清热解毒，夏枯草有清肝明目之功效，能治目赤肿痛、头痛等。菊花夏枯草茶平肝解郁，主治肝气郁滞型经行头晕、头痛。

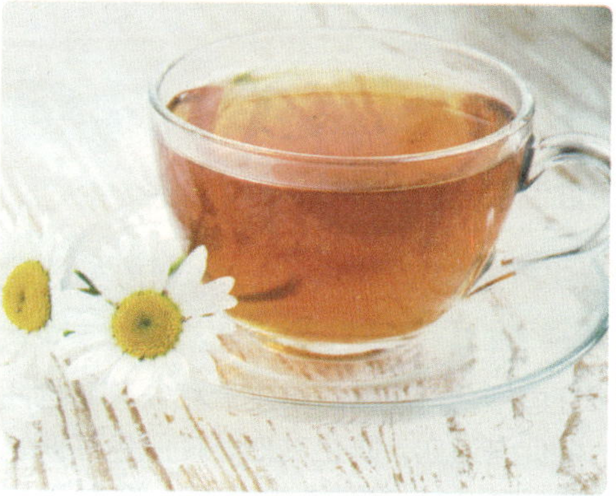

生活妙用方

润肤去皱——菊花沐浴

做法： 菊花 15 克，将菊花放入水中煮开，20 分钟后入蜂蜜数滴，待水温热，沐浴。可以润肤、去皱。

治疗头晕、失眠——菊花枕

做法： 将菊花阴干后收入枕中，做成菊花枕，对高血压、头晕、失眠、目赤有较好疗效。

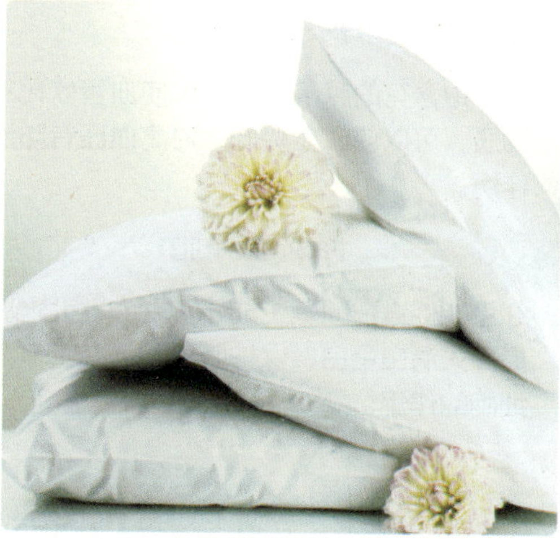

红枣

补血养颜

红枣中含有多种氨基酸、糖类、有机酸、黏液质、维生素A、维生素C、维生素B_2及钙、磷、铁等矿物质，有益气补血、健脾和胃、祛风之功效，主要用于脾胃气虚、血虚萎黄、血虚失眠多梦等症的治疗。

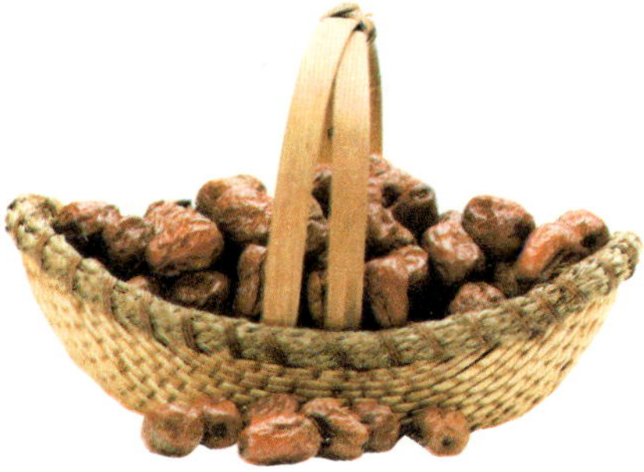

性味·归经

性温，味甘，入心、脾、肝经。

功效解析

补血养颜

红枣中含有丰富的维生素和铁等矿物质，能促进造血，防止贫血，使肤色红润。加之红枣中丰富的维生素C、维生素P和环－磷酸腺苷能促进皮肤细胞代谢，使皮肤白皙细腻，防止色素沉着，达到护肤美颜的效果。

防治高血压

红枣中含有的芦丁是一种可使血管软化的物质，可以使血压降低，对高血压有防治作用。

抑制癌细胞

红枣能促进白细胞生成，降低血清胆固醇，提高人清白蛋白，保护肝脏，还有抑制癌细胞的作用。

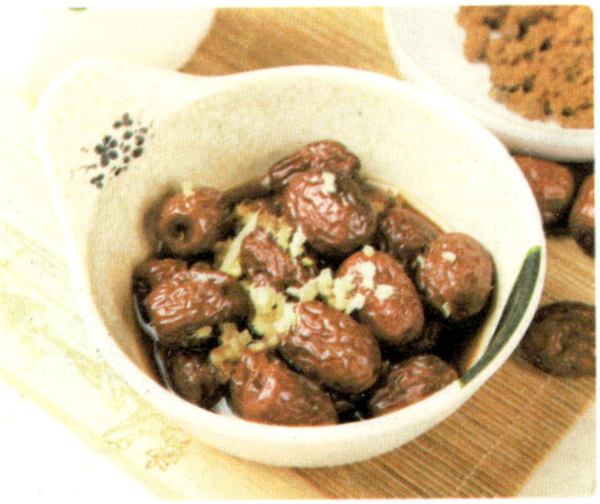

食用宜忌

①一般人群，慢性肝病、心血管疾病、过敏性紫癜、支气管哮喘、荨麻疹、过敏性湿疹、过敏性血管炎患者，胃虚食少，脾虚便溏、气血不足、营养不良、心慌失眠、贫血头晕者，肿瘤患者，放疗、化疗而致骨髓抑制不良反应者适宜食用。

②湿热内盛者、小儿疳积和寄生虫病儿、牙病患者、痰湿偏盛之人、腹部胀满者、舌苔厚腻者不宜食用。

健康食养方

补血调经

红枣当归粥

做法： 当归15克，白糖20克，红枣50克，大米100克。先将当归用温水浸泡片刻，加水200毫升，煎成浓汁100毫升，去渣取汁，与大米、红枣和白糖一同加水煮至成粥即可。

解析： 当归活血，红枣益气补血，两者一同食用，气通血行，可缓解经期的不适症状。

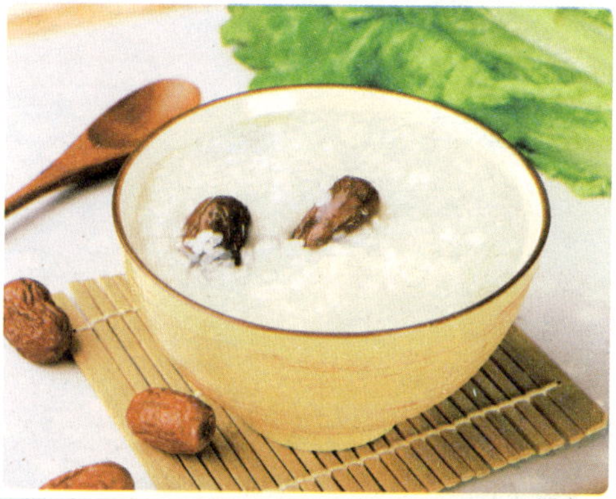

安神养颜

红枣百合龙眼粥

做法： 百合、龙眼各15克，红枣15颗，大米100克，冰糖适量。百合泡软，红枣洗净去子，龙眼肉掰散。大米入锅，加水6碗熬粥，待米将熟时加入百合、龙眼、红枣，煮沸10分钟后加入冰糖调味，续煮5分钟即可。

解析： 百合镇静安神，红枣、龙眼能促进造血，使肤色红润。

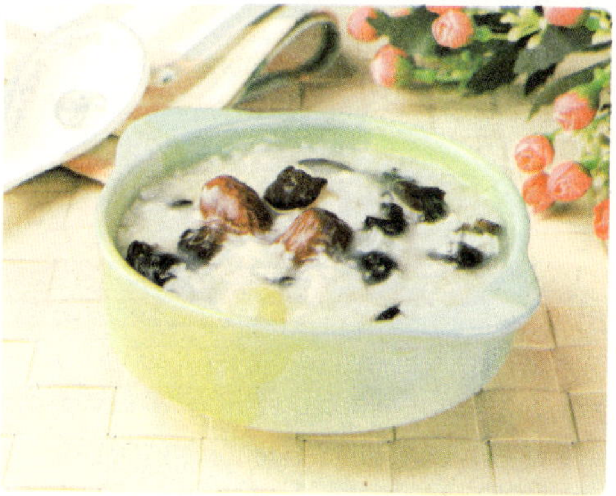

润肺祛斑

红枣酿枇杷

做法： 枇杷6个，白糖10克，红枣6颗。将枇杷冲洗干净，撕去外皮，挖去枇杷核。红枣洗净，去核，蒸熟撕碎。将红枣碎填满枇杷肉内，白糖加水搅拌匀淋上，放进蒸笼蒸熟即可。

解析： 红枣益气补血，能促进造血，防止贫血，使肤色红润。枇杷中含有苦杏仁苷，能够润肺止咳、祛痰，治疗各种咳嗽。红枣酿枇杷可润肺养颜、祛斑健胃。

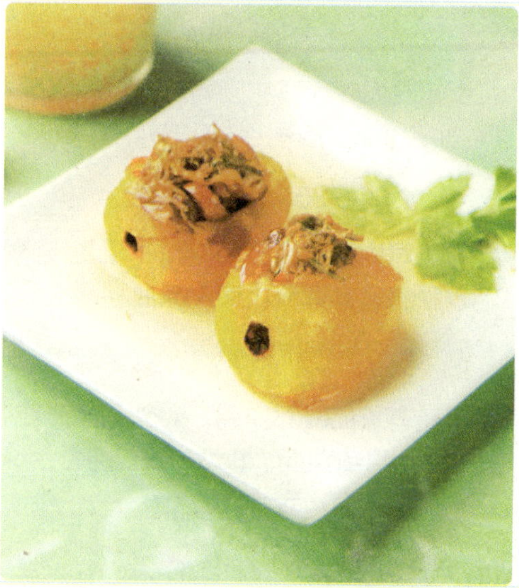

金银花 中药抗生素

金银花自古以来就以它的药用价值广泛而著名，其功效主要是清热解毒、疏风散热，主治温病发热、热毒血痢、痈疽疔毒等。有“中药抗生素”之称。炎热夏季，人们容易中暑，用金银花制成凉茶，频频饮用，能够预防中暑。

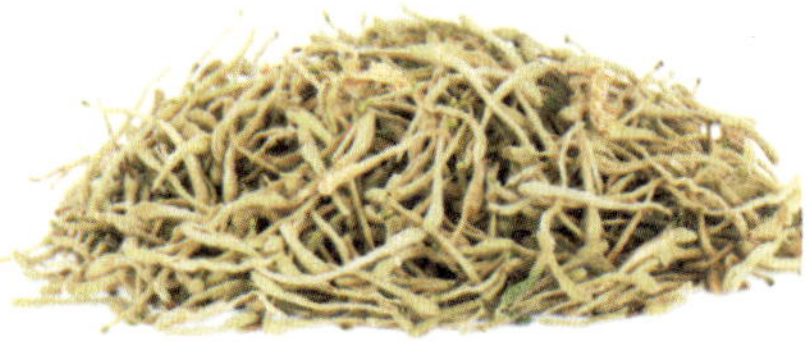

性味·归经

性寒，味苦，入肺、胃、心、大肠经。

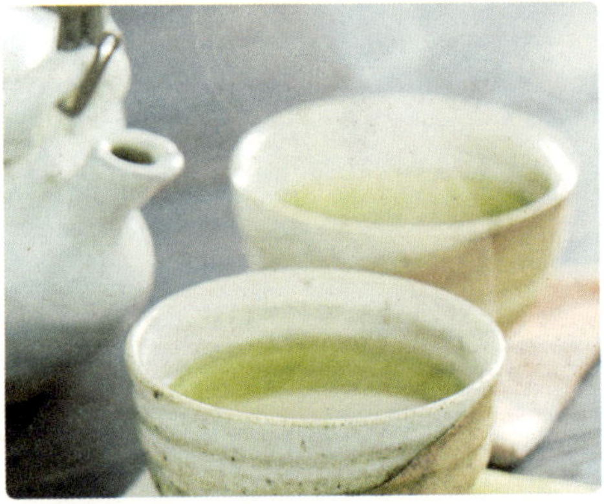

功效解析

抑菌

金银花含有绿原酸、木犀草素苷等药理活性成分，对溶血性链球菌、金黄色葡萄球菌等多种致病菌及上呼吸道感染致病病毒等有较强的抑制力。

散痈消肿

金银花对痈肿疔疮、肠痈肺痈有较强的散痈消肿、清热解毒、消炎的作用。

凉血止痢

金银花对热毒痢疾、下痢脓血、湿瘟阻喉、咽喉肿痛等有解毒止痢、凉血利咽之效。

解热

金银花有疏热散邪作用，对外感风热或温病初起、身热头痛、心烦少寐、神昏舌绛、咽干口燥等有一定作用。

食用宜忌

①脾胃虚寒、慢性骨髓炎、慢性淋巴结核者不宜用金银花。
②女性月经期间内忌食金银花。
③肥胖症、高脂血症和高血压、冠心病和等病症的患者适宜食用。
④新鲜的金银花摘下来后，要记得把花蒂摘掉，那里是金银花苦味的来源。此外，金银花的浆果有微毒，千万不能摘来食用。

健康食养方

清热开胃

金银花粥

做法： 粳米 100 克，金银花 30 克，白糖 15 克。将金银花择洗干净。锅中放入适量水和粳米，先用大火煮沸，再改用小火煮至粥成时，加入金银花煮沸，用白糖调味，即可食用。

解析： 本品有清热解毒、润肺生津、补中益气、清热燥湿的功效。

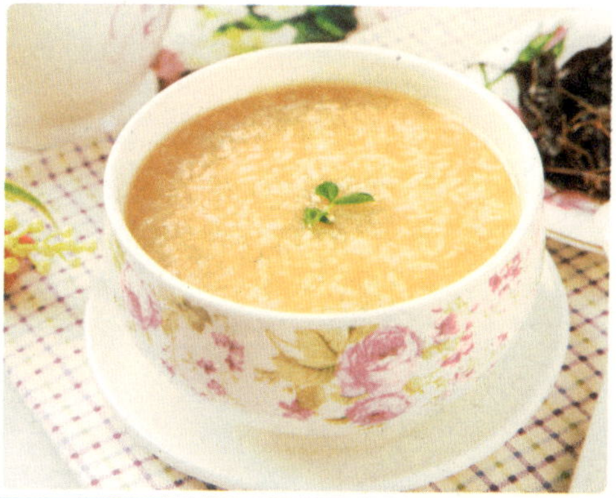

利咽茶

金银花蜂蜜茶

做法： 金银花 30 克，蜂蜜适量。将金银花放入杯中，开水冲泡 5 分钟，略温时加入适量蜂蜜即可。

解析： 金银花凉血利咽，蜂蜜能润燥，二者结合能很好地缓解咽喉不适的症状。

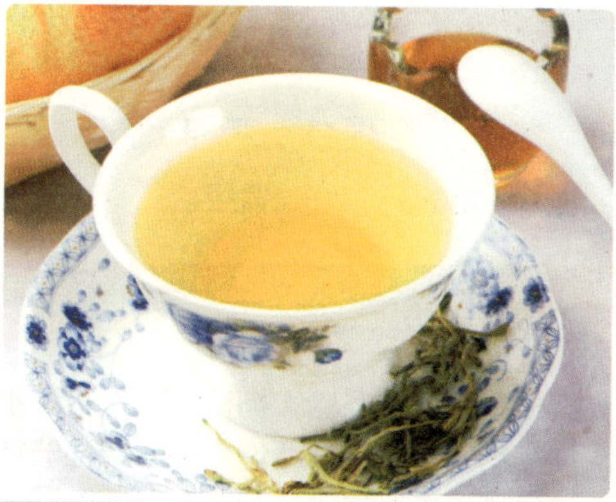

生活妙用方

治慢性鼻窦炎——金银花外用

做法： 金银花、野菊花、黄连各 15 克，蒲公英、苍耳子、白芷、当归、辛夷花各 12 克，水煎浓缩，取液滴鼻。

治小儿湿疹——金银花藤

做法： 金银花藤适量，煮水洗澡，每晚睡前 1 次，连用 3 日即可见效。

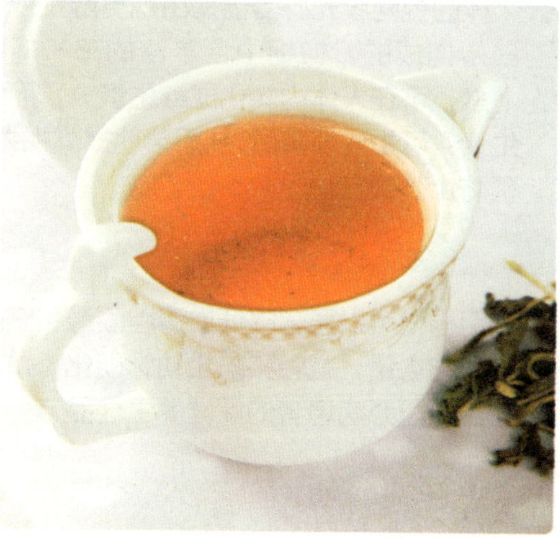

枸杞

润肺明目

枸杞柔润多液，是一味补养肝肾的药品，与潼蒺藜、菟丝子功效相近。《本草纲目》记载："枸杞甘平而润，性滋补……能补肾、润肺、生精、益气，此乃平补之药。"众所周知，宁夏枸杞是我国传统的名贵中药材，具有补肾养肝、润肺明目等功效。

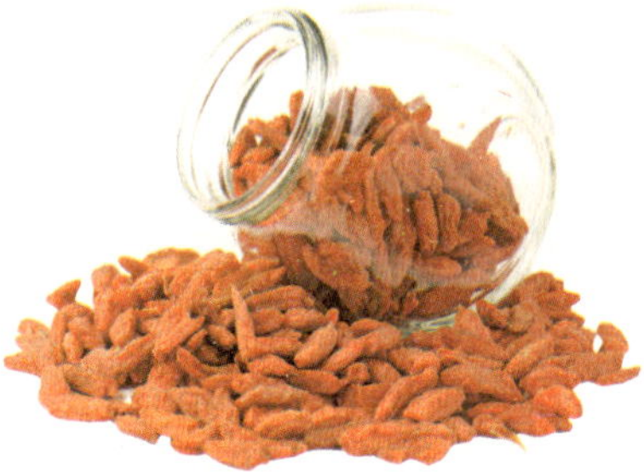

性味·归经

性平，味甘，入肝、肾经。

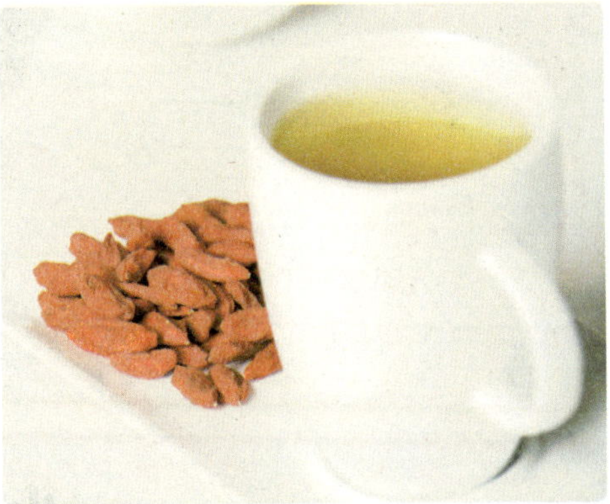

功效解析

免疫调节

枸杞富含枸杞多糖，枸杞多糖是一种水溶性多糖，具有生理活性，能够增强非特异性免疫功能，提高抗病能力，抑制肿瘤生长和细胞突变。

提高视力

人体的视网膜光感受器是由视黄醇和视蛋白所构成的，枸杞中含丰富的β-胡萝卜素，可在人体内转化成维生素A，而维生素A可生成视黄醇，从而帮助提高视力，预防止黄斑症。

降血脂

食用枸杞可以显著降低血清胆固醇和三酰甘油的含量，减轻和防止动脉硬化，是高血压、冠心病患者的保健养生佳品。

食用宜忌

①不是所有的人都适合服用枸杞，枸杞性温，一些感冒发热、身体有炎症、腹泻的病人最好不吃。
②患有高血压、性情太过急躁的人，或平日大量摄取肉类导致面红泛光的人最好不要食用。
③健康的成年人每天吃20克左右的枸杞比较合适，如果想起到治疗的效果，每天最好吃30克左右。
④绿茶与枸杞不能同服。

健康食养方

安神养心

枸杞小米安神粥

做法： 小米1/2杯，枸杞1小把。小米淘洗干净，枸杞洗净。锅内注水烧开，加入小米和枸杞同煮。烧开以后，小火煮30分钟左右装碗即可。

解析： 枸杞滋补肝肾、明目润肺，小米有健脾、和胃、安眠的功效，二者同服则安神养心功效增强，适用于气血不足、烦躁失眠等症。

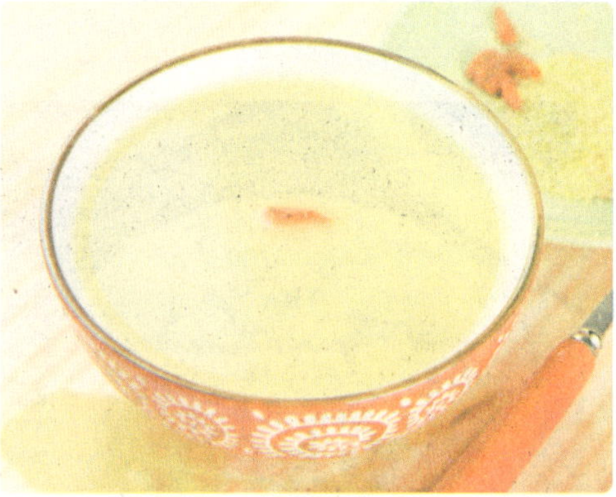

降压茶

杞菊决明子茶

做法： 决明子10克、枸杞一小勺、菊花5朵。先将决明子洗净，放入锅中，小火干炒至有香味，并且听到噼啪的响声即可。将炒决明子、枸杞、菊花三者用开水冲泡，闷15分钟左右即可饮用。

解析： 有改善微循环、降低血脂、降低血压的作用。

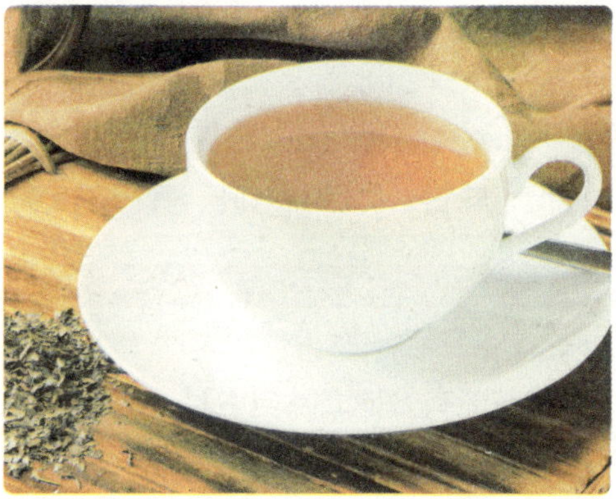

生活妙用方

治冻疮——枸杞粉外用

做法： 枸杞30克，红辣椒5克，吴茱萸5克，将上药烘干研末，加入香油适量，调成膏状，涂于患处，每隔4～6小时涂药一次，连用7天冻疮即可痊愈。

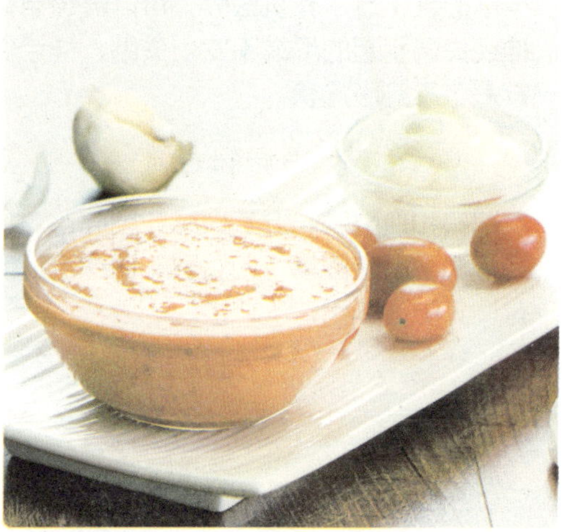

玫瑰花

疏肝解郁

玫瑰花富含维生素C、香茅醇、柠檬酸，能促进血液循环、抗风湿、活血调经、润肠通便、镇静安神、消除疲劳、缓解情绪、提升睡眠品质，对肝及胃有调理的作用，并可防止内分泌失调与肌肤老化。

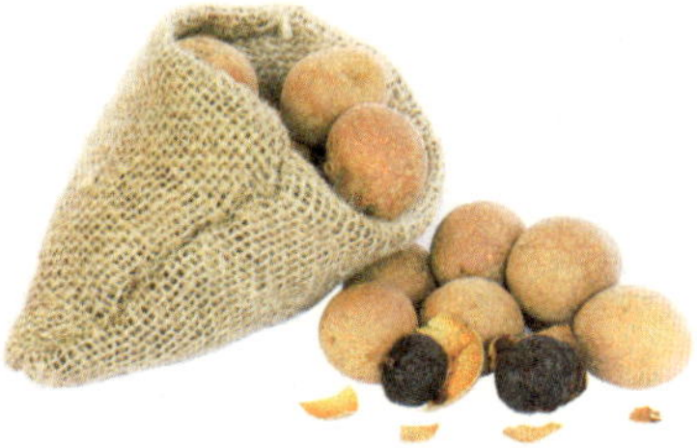

性味·归经

性温，味甘、微苦，入肝、脾经。

功效解析

美容养颜

玫瑰花能有效地清除自由基，消除色素沉淀。长期服用，美容效果甚佳。

缓和情绪，调节内分泌

玫瑰花种含香茅醇、橙花醇、香叶醇、苯乙醇及苄醇等多种挥发性香气成分，以及丰富的维生素、有机酸等，可以舒缓自律神经失调引起的烦躁不安、失眠、神经性胃痛等不舒服症状。

防治妇科病

玫瑰花和血散瘀、温养血脉，因此可对月经不调、白带异常、妇女更年期综合征等有调养防治作用。

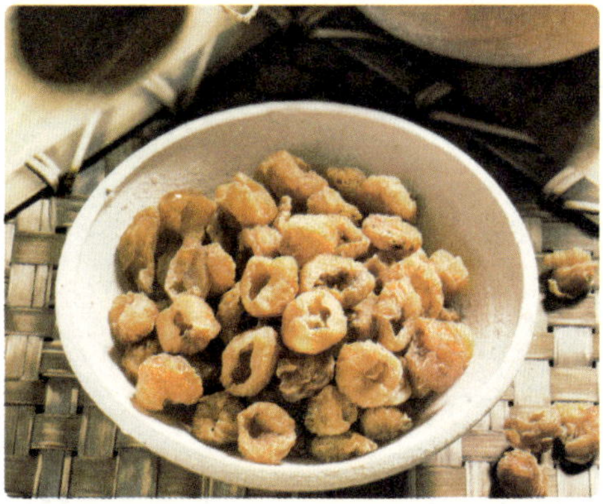

食用宜忌

①神经性或贫血性、大脑神经衰弱、健忘和记忆力低下者，年老气血不足、产后女性体虚乏力、营养不良引起的贫血患者，肿瘤病人及更年期女性适宜食用。
②有上火发炎症状、内有痰火或阴虚火旺、风寒感冒、消化不良者，糖尿病患者，月经过多者最好不要食用。
③花粉过敏者及孕妇不宜食用。

健康食养方

养颜健脾

玫瑰山药

做法： 去皮山药 150 克，玫瑰花 5 克，奶粉、白糖各 20 克。将山药蒸 20 分钟至熟取出，装进保鲜袋，倒入白糖、奶粉，压成泥状装盘。取出模具，填满山药泥，并压实，待稍定型后取出，反扣放入盘中，撒上掰碎的玫瑰花瓣即可。

解析： 山药健脾，热量低；玫瑰花调节内分泌，是女士保养佳品。

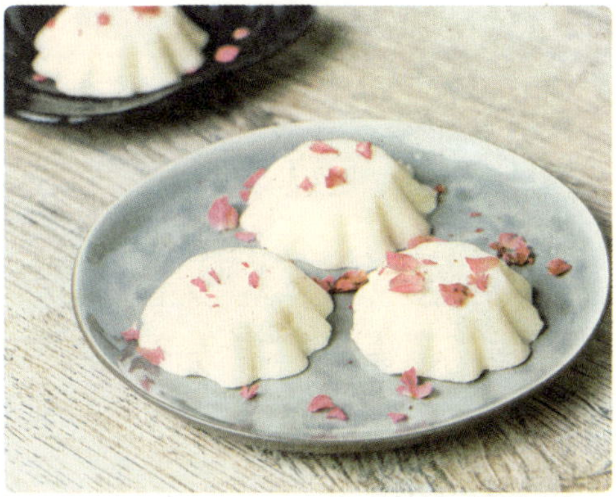

和胃养肝

茉香玫瑰茶

做法： 玫瑰花 5 克，茉莉花 4 克。所有材料洗净放入壶中，用热开水冲泡 5 分钟即可。

解析： 茉莉花振脾健胃、抗菌消炎、润肠通便。玫瑰花可理气和胃、调理肝脏。二者共同饮用，具有消除疲劳、和胃养肝、疏肝健脾的良好功效，适合女士长期饮用。

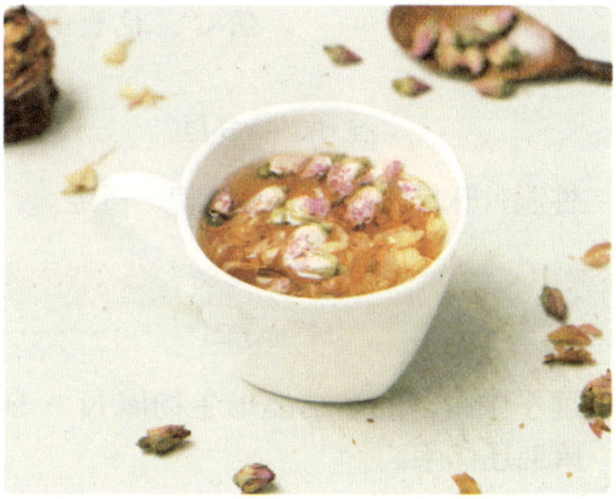

生活妙用方

日常美容方——玫瑰醋

做法： 新鲜的玫瑰花朵 3~4 朵，米醋 250 毫升（选用酿造的效果佳，保健型的黑醋也可以），纯净水 150 毫升。把新鲜的玫瑰花朵放入醋中浸泡，放置一周。一周后，往酿好的玫瑰醋里倒入纯净水调匀。面部清洁干净后，用手指或化妆棉蘸取醋液拍于面部，或是把醋液倒入洗脸水里少许，用来洗脸。也可以放少许醋液在浴缸里用于泡澡。

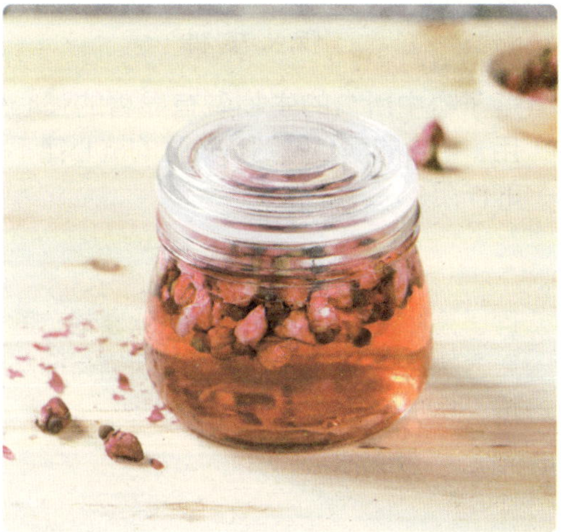

莲子 食药中的『双面间谍』

莲子营养十分丰富，除含有大量淀粉外，还含有β－谷固醇、生物碱及丰富的钙、磷、铁等矿物质和维生素，对于其在养心安神、健脑益智、消除疲劳等方面的药用价值，历代医药典籍中多有记载。现代药理研究证实，莲子有镇静、强心、抗衰老等多种作用。

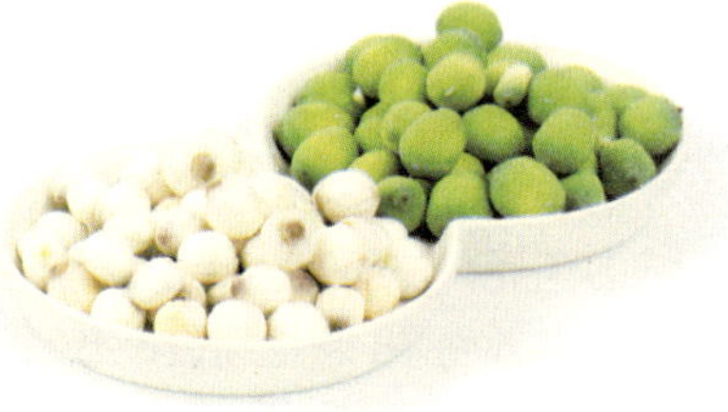

性味·归经

性温，味甘、涩，入心、脾、肾经。

功效解析

降血压

莲子中所含的非结晶形生物碱N－9有降血压作用。

滋养补虚

莲子中所含的棉子糖，是老少皆宜的滋补品，对于久病、产后或老年体虚者，更是常用的营养佳品。

强心安神

莲子心中所含的生物碱有显著的强心作用，所含的莲心碱则有较强的抗心律不齐的作用。

防癌，抗癌

莲子善补五脏不足，能使血脉通畅，莲子所含的氧化黄心树宁碱对鼻咽癌有抑制作用，有防癌抗癌的功效。

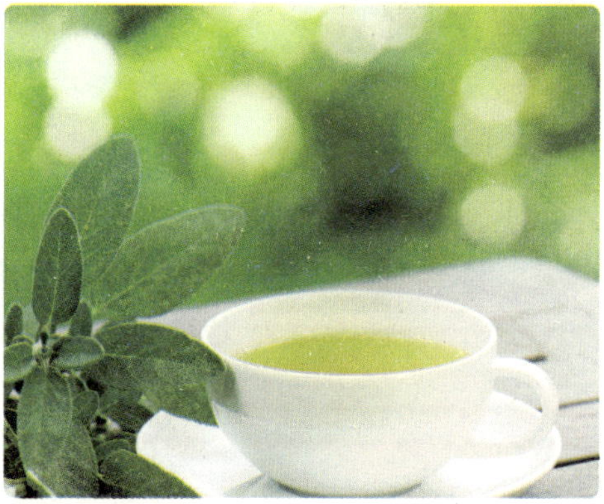

食用宜忌

①便秘、消化不良、腹胀者忌服。
②慢性腹泻、癌症、失眠、多梦、遗精、心慌者适宜食用。
③莲子作为保健药膳食疗时，一般是不弃莲子心的。
④干莲子在煮之前要先用清水泡2小时才容易煮熟。

健康食养方

生津养胃

莲子银耳冬瓜羹

做法： 冬瓜200克，莲子30克，银耳1朵，冰糖适量。将莲子放入砂锅中，加足量水煮。冬瓜去皮洗净切成片。莲子煮15分钟后，放入泡发好的银耳，小火煮约20分钟。放入冬瓜片和冰糖，煮至食材熟软即可。

解析： 此品可补养脾胃、养神益气、滋阴润肺。

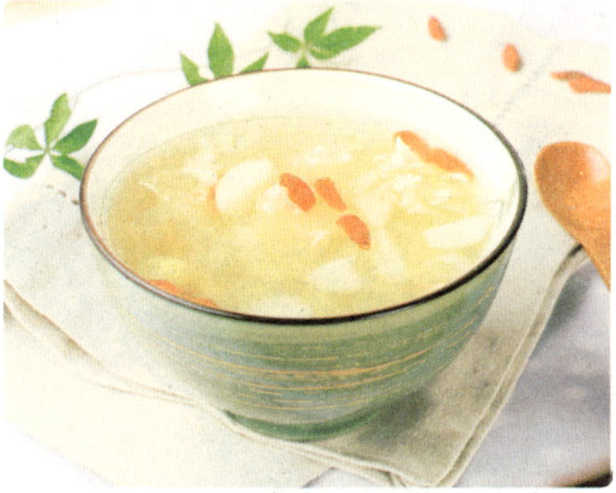

治疗心烦口干

莲子百合麦冬汤

做法： 莲子15克（带心），百合30克，麦冬12克。所有材料洗净后放入锅中，加适量水煎15分钟至药材析出有效成分即可。

解析： 本方用带心莲子以清心宁神，百合、麦冬亦有清心宁神之效。用于病后余热未尽、心阴不足、心烦口干、心悸不眠等症。

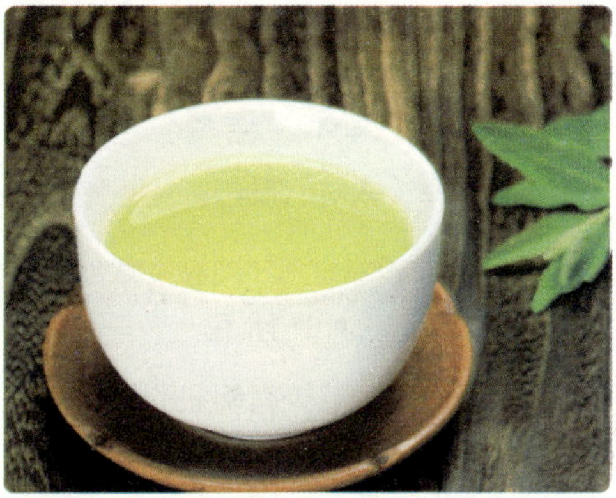

生活妙用方

自制美白面膜——莲子粉外用

做法： 将莲子、绿豆、白芷、茯苓、薏米等量磨成粉，混合在一起。加适量的水调成糊状。洗净脸后将混合的敷料涂于脸上，待敷料干透时洗净面部即可。

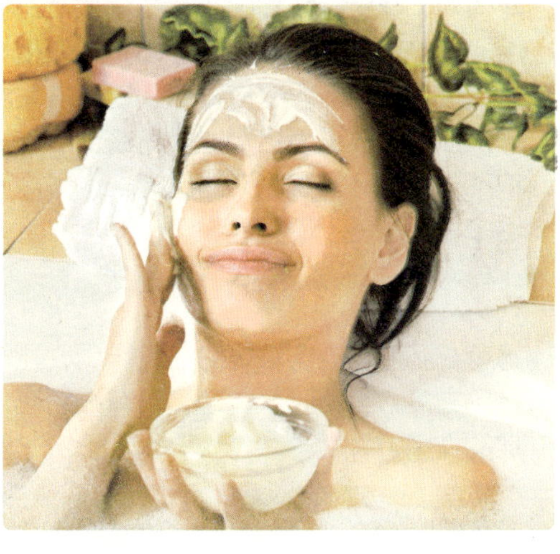

薄荷

疏散风热

薄荷具有医用和食用双重功能，主要食用部位为茎和叶，也可榨汁服。在食用上，薄荷既可作为调味剂，又可作为香料，还可配酒、冲茶等。中医认为，薄荷为疏散风热的要药，有发汗的作用，主要用于风热表证、身不出汗、头痛目赤等病症。

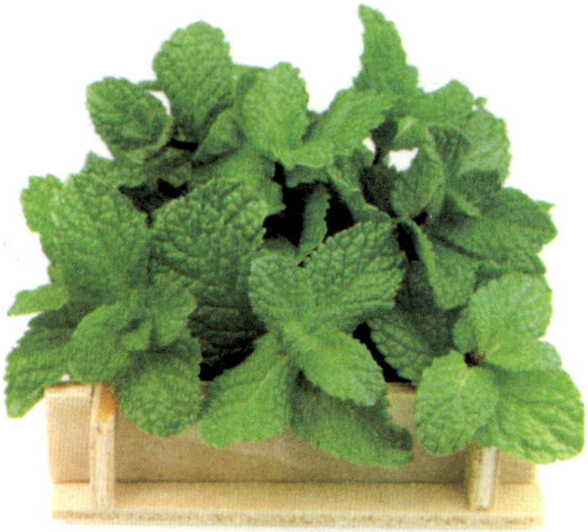

性味·归经

性凉，味辛，入肝、肺经。

功效解析

消炎抗菌

薄荷对上呼吸道感染有明显的止咳、消炎和抑菌作用，对痔疮、肛裂有消肿止痛、消炎抗菌的作用，外用对蚊虫叮咬也有消炎抗菌的作用。

健胃

薄荷对于味觉神经和嗅觉神经有兴奋的作用。它对口腔黏膜有炮热感和刺激作用，能促进口腔流涎、增进食欲、增加胃黏膜的供血量，改进消化功能。有益于治疗食积不化、解除胃脘胀滞的感觉，也可用于治疗呃逆和痉挛性胃痛。

祛风

薄荷在肠道内亦有较好的祛风作用，能减轻肠充气、舒缓肠肌蠕动，具有减缓肠疝痛的作用。

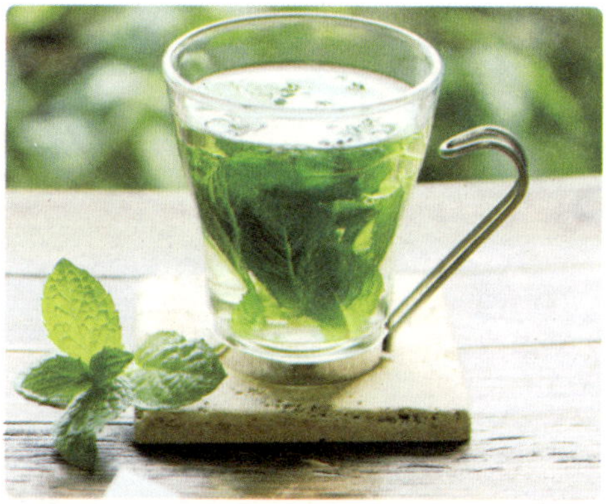

食用宜忌

①外感风热、头痛、目赤、咽喉肿痛、口疮、口臭、牙龈肿痛以及风热瘙痒者宜食。

②阴虚血燥体质或汗多表虚者忌食；脾胃虚寒、腹泻便溏者切忌多食久食。

③怀孕期间的妇女应避免使用。又因薄荷叶有抑制乳汁分泌的作用，所以哺乳中的妇女也不宜多用。

健康食养方

夏日减肥方

薄荷柠檬汁

做法：柠檬2～3片，鲜薄荷5克，冰糖适量。柠檬、薄荷叶加入果蔬机中榨成果汁，加入冰糖搅拌即可。

解析：薄荷疏风散热、清利头目，帮助消化，柠檬中的柠檬酸和果胶可以帮助人们控制食欲，从而达到减肥的效果。

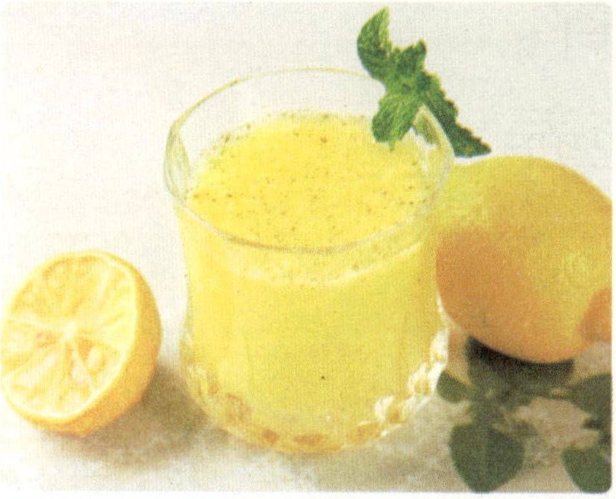

治小儿久咳

薄荷鲫鱼汤

做法：活鲫鱼1条，葱白1段，红枣3颗，生姜3片，鲜薄荷10克，食用油、盐各适量。鲫鱼剖洗干净，锅中热油煎香鲫鱼，将葱白、红枣、生姜入锅加适量水煮熟，放盐调味，撒上薄荷即可。

解析：鲫鱼通血脉、补体虚、清热解毒，鲜薄荷利咽、疏散风热，此汤可用于辅助治疗小儿久咳不止。

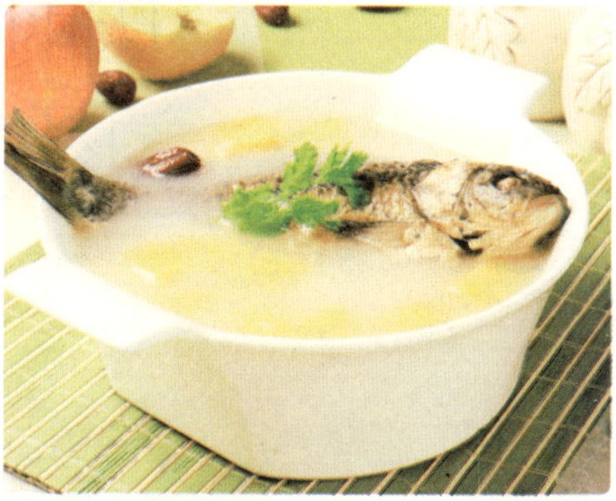

生活妙用方

去除冰箱异味——薄荷芳香剂

做法：取薄荷叶适量放在冰箱、车里、房间等处，可以去除异味。

治蜂蜇肿胀——薄荷鲜叶

做法：将薄荷鲜叶捣烂贴患处，立即见效。薄荷有消炎、抗菌的作用，此法对于蜂蜇、蚊虫叮咬均有疗效。

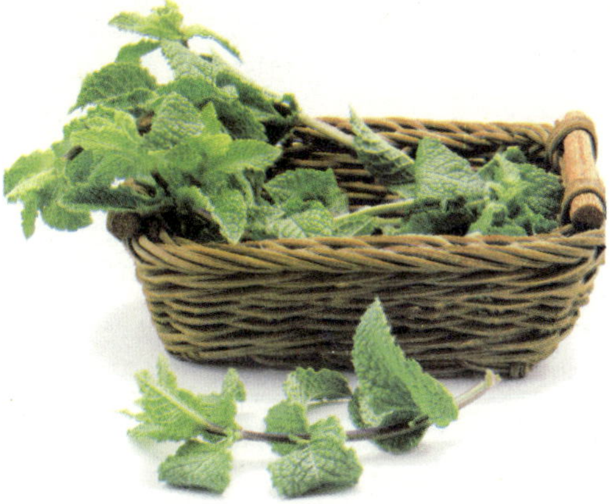

Part 9

四季养生，因时制宜，因人施养

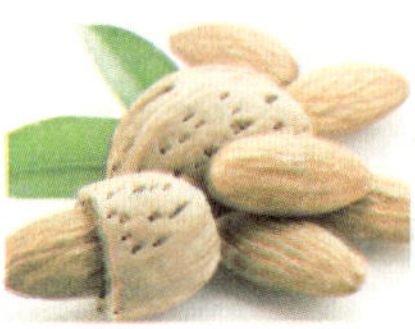
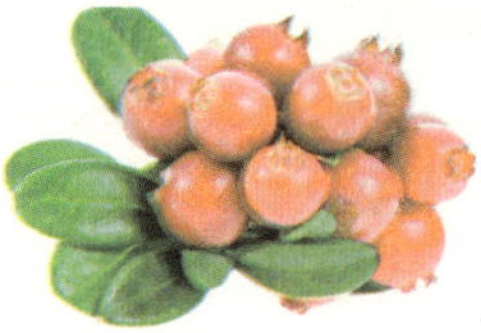
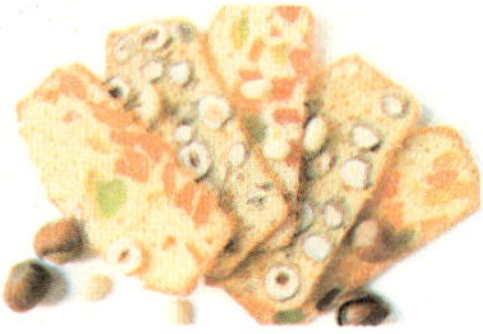

中医认为人的身体与四季有着某种对应关系，提出了“春夏养阴，秋冬养阳”“四季五补”的养生原则，以帮助人们适应气候的变化，来调节机体、促进健康。所谓 " 春夏养阴，秋冬养阳 "，是因为春夏气候温热，容易伤人阴液；秋冬气候寒冷，容易损人阳气，故宜养之。四季养生不但要顺应气候变化，还与人的体质息息相关。在《 本草纲目 》中，对草药的分析不仅对应四季，还往往指明适应体质，讲究因人而异。对各种体质要一一分清才能有效施养。

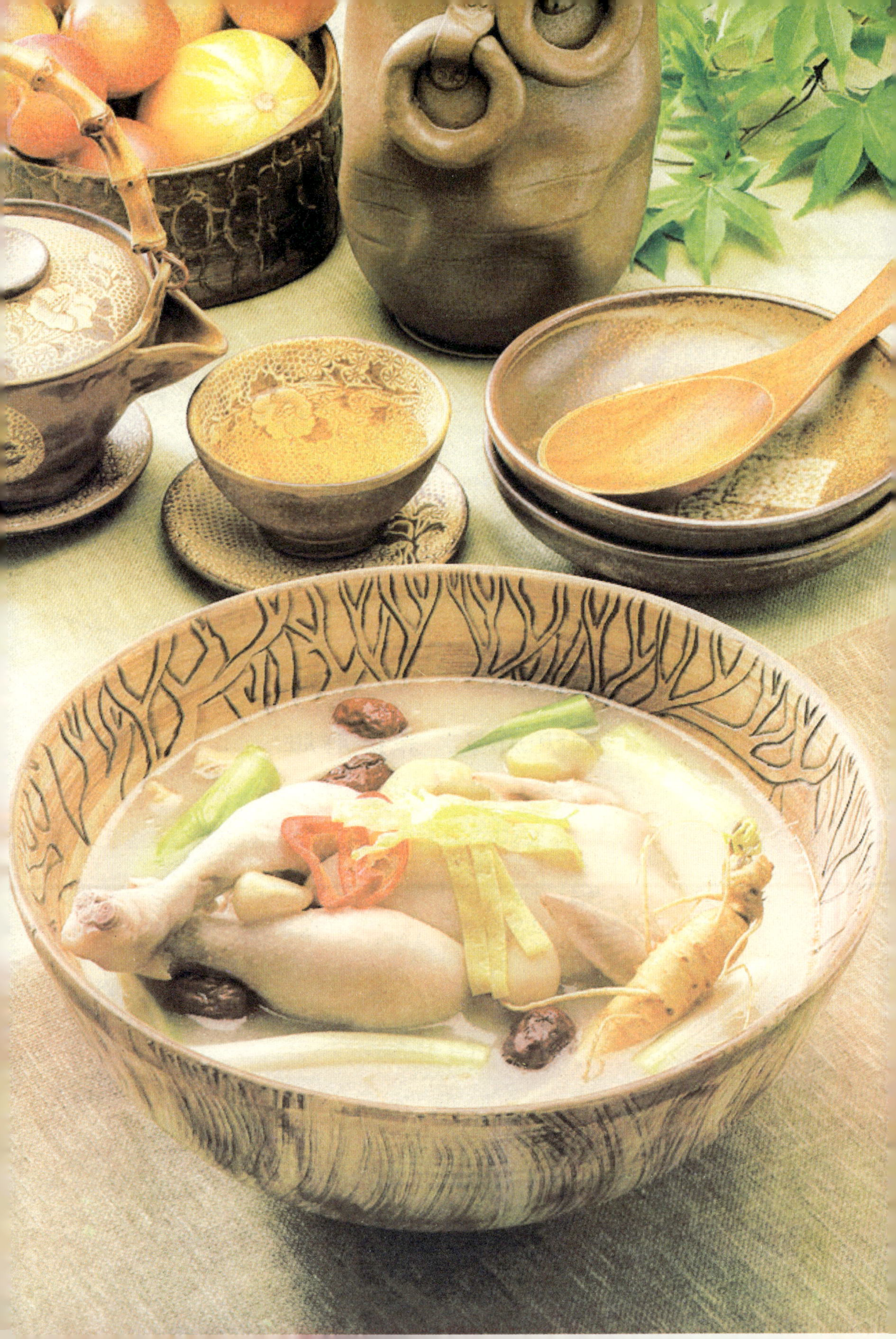

春季保健的食药一般选用益气升发、养阴柔肝、疏泄条达的材料。在选用食药时，应避免过于升散，也要避免过于寒凉。常用的食材药物有：黑木耳、番茄、猕猴桃、苹果、韭菜、猪血、猪肝、杂粮、首乌、地黄、白芍、枸杞、川芎、太子参等。

补元气，固脱生津

太子参猪肚汤

材料： 猪瘦肉 50 克，太子参 10 克，猪肚 150 克，海底椰片、姜片和盐各适量。

做法： ①将各食材洗净，沥干。将猪瘦肉、猪肚切片。

②锅中放入猪肚和太子参、姜片、海底椰片，中火煲1小时。

③猪肚将好时放入猪瘦肉，煮 10 分钟，加盐即可。

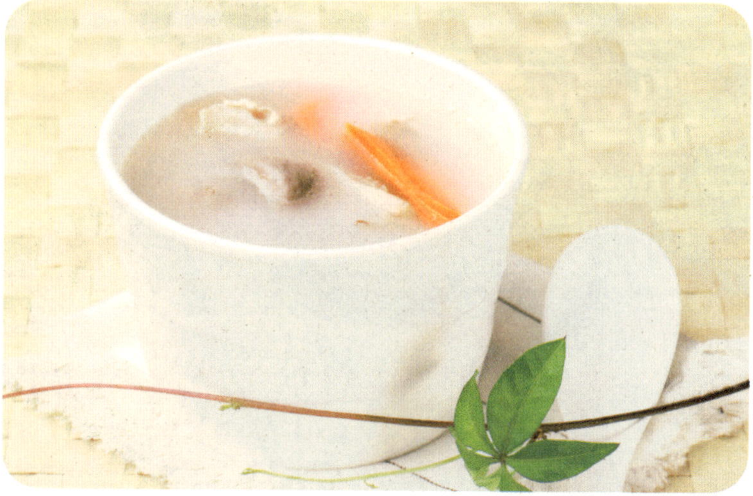

滋阴润燥，养护肝脏

虫草花枸杞汤

材料： 虫草花、薏米各 15 克，西洋参、枸杞、香菇各 10 克，乌鸡 100 克，盐适量。

做法： ①将各食材洗净，沥干。鸡肉斩块，汆水片刻捞出。

②将所有食材放进汤煲，加适量水，大火煲开转小火煲1.5小时，加盐调味即可。

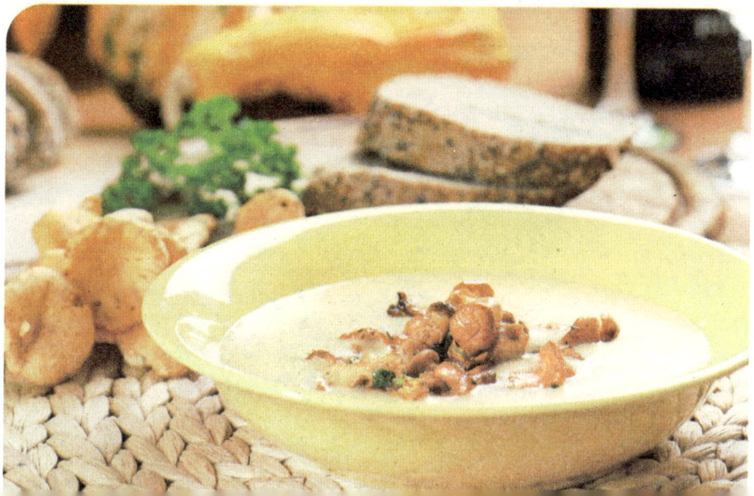

清热祛湿，利尿解暑

薏米冬瓜排骨汤

材料： 排骨块、冬瓜块各500克，薏米80克，盐、姜片、枸杞各适量。

做法： ①将各材料洗净，排骨块汆水，薏米提前泡洗好备用。

②锅中注水，将排骨块、姜片、薏米放入锅中，大火煮开转小火续煮1小时。再放入冬瓜块、枸杞煮熟，加盐调味即可。

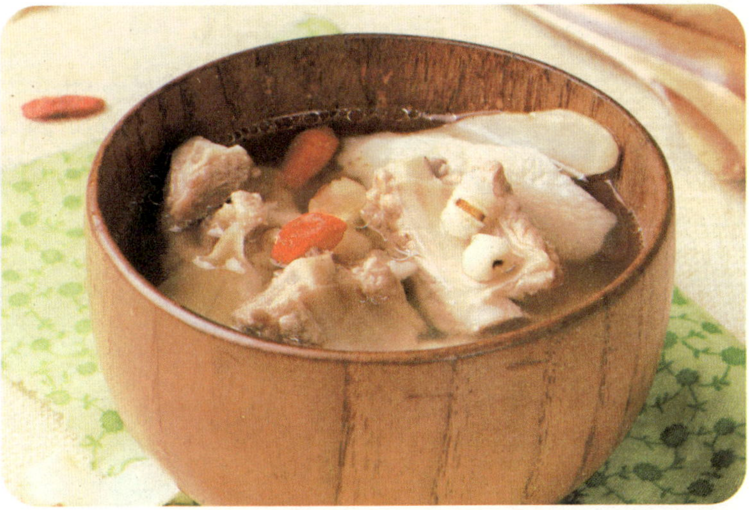

修补元气，解疲乏

海参当归汤

材料： 干刺海参、黄花各100克，当归30克，冬菇50克，枸杞20克，姜丝10克，葱花、盐、食用油各适量。

做法： ①将海参洗净，用热水去掉腥味。

②热锅注油，爆香姜丝，加入水和当归煮沸。放入泡好的黄花、冬菇、海参和枸杞，大火煮10分钟，加盐、葱花调味即可。

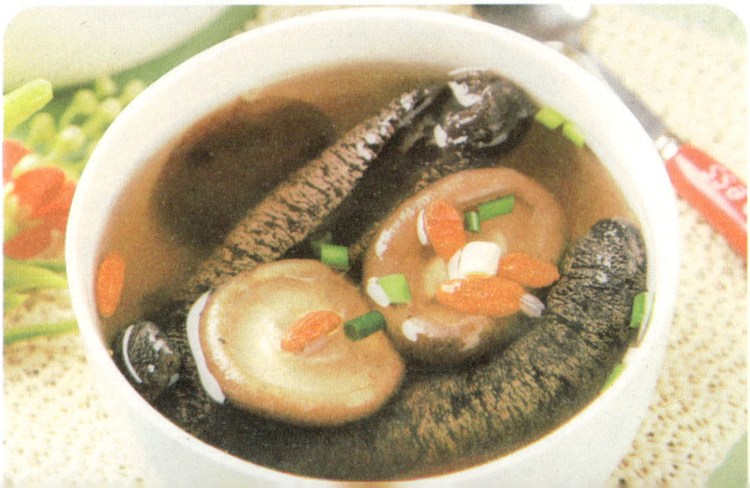

夏季是新陈代谢旺盛的时期，阳气外发，伏阴在内，气血运行亦相应地旺盛起来。夏天的特点是燥热。因此，清燥解热是夏季养生的关键。夏季保健的常用食材药物有苦瓜、海带、芦笋、黄瓜、丝瓜、西瓜、杨梅、莲子等。

秋养肺——生津润肺，平补养阴

秋季气候干燥凉爽，肺脏变得脆弱，我们的皮肤黏膜水分蒸发加速，于是出现皮肤干涩、鼻燥、咽痛等现象。中医学强调，肺喜润而恶燥，秋季气候干燥，最容易损伤肺，所以秋季保健常用的食材药物有苹果、梨、胡萝卜、玉米、马蹄、莲藕、银耳、百合等。

润肺止咳，养肺阴

枇杷鲜梨川贝饮

材料： 枇杷 4 个，鲜梨 1 个，川贝、冰糖各适量。

做法： ①枇杷和梨分别去皮去核，洗净切块备用。

②砂锅放水，下冰糖、川贝和梨，中火煮开。

③下枇杷煮开后再转小火煮 8 分钟，至枇杷软烂即可。

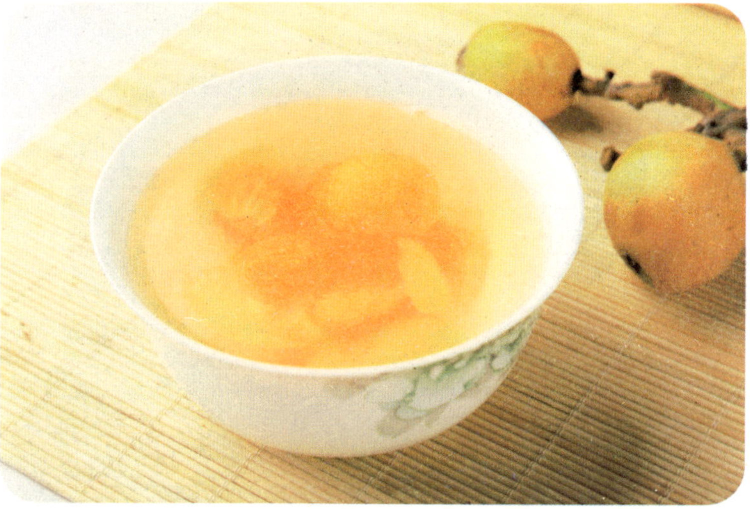

清心安神

芦笋炒百合

材料： 鲜百合 50 克，芦笋 100 克，红椒 15 克，食用油、盐各适量。

做法： ①将芦笋洗净切段，汆片刻捞出。鲜百合掰片洗净，备用。

②热锅注油，放百合、芦笋、红椒炒片刻，加入盐即可。

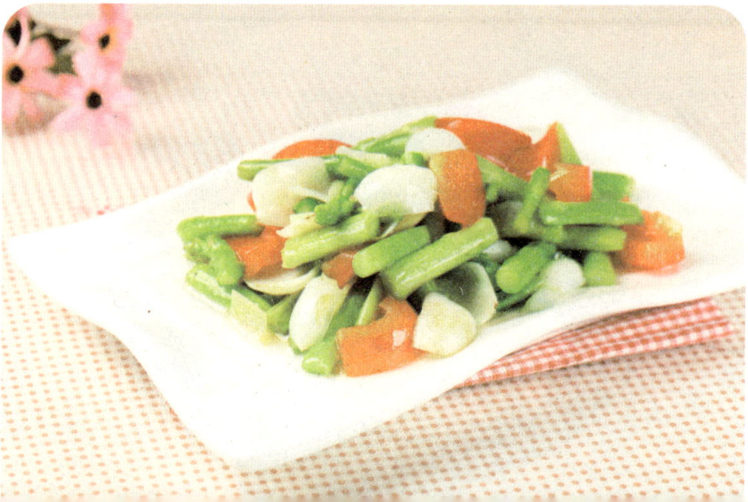

补虚助阳
虫草老鸭汤

材料： 公鸭1只，冬虫夏草10克，山药80克，红枣、葱段、姜片、盐各适量。

做法： ①公鸭处理干净斩块，与其他食材一起放入砂锅。

②小火炖2小时至鸭肉烂熟，放盐调味即可。

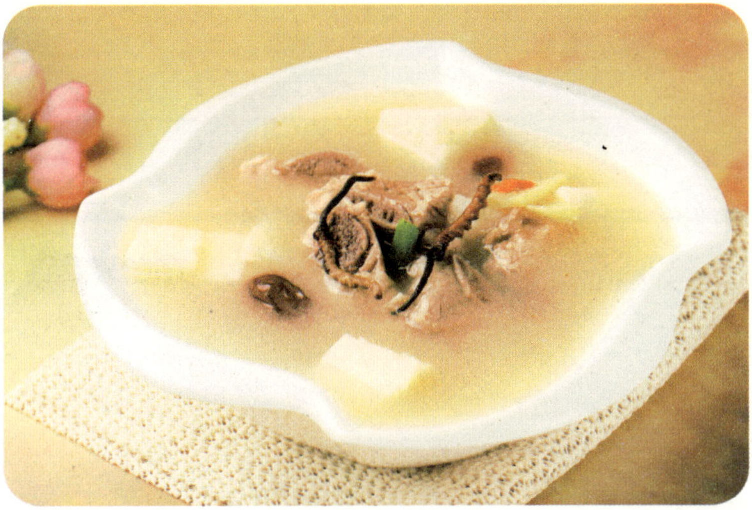

补益肝肾，滋养五脏
黑芝麻粥

材料： 黑芝麻25克，粳米100克。

做法： ①黑芝麻炒熟研末备用。

②粳米洗净与黑芝麻入锅同煮，大火煮沸后，改用小火煮成粥。

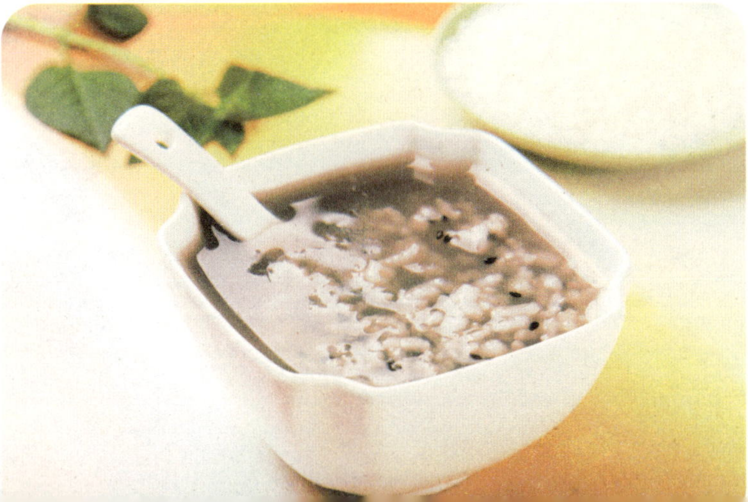

冬养肾——温补肾阳，益精填髓

冬季是进补的季节，因为这时气候寒冷，人体的新陈代谢也日益缓慢下来，进入休养的养藏时期。肾脏是生命之本，精、气、神的源泉，阴精阳气的发源地。所以中医认为，冬季养生之要在于养肾，阳气盛藏于内，精力充沛。这时候进补的食材药物有鹿茸、当归、肉桂等。

平和体质——重在保持

平和体质是一种健康的体质。平和体质的人体形匀称健壮，舌淡红，苔薄白，脉和缓有力。生活规律，不易得病，情绪稳定，社会和自然环境适应能力强。在饮食上不要过饱、过饥、过冷、过热；多吃五谷杂粮、蔬菜瓜果，少食过于油腻及辛辣之物。

祛湿消暑

绿豆薏米百合粥

材料： 绿豆、薏米各 50 克，粳米 100 克，百合 20 克，冰糖适量。

做法： ①百合、绿豆、薏米和粳米一起洗净。

②将所有食材一起煮粥。待粥熟软后，加冰糖拌匀即可。

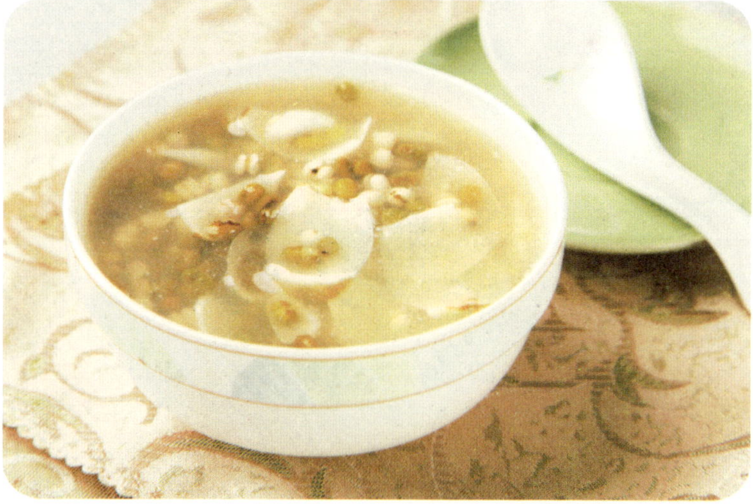

益气养阴

沙参山药粥

材料： 沙参、山药、莲子各 20 克，粳米 50 克。

做法： ①先将山药切成小片，与莲子、沙参一起泡透。粳米洗净备用。

②将所有材料放入锅中，加水，大火煮沸后，转小火熬粥。

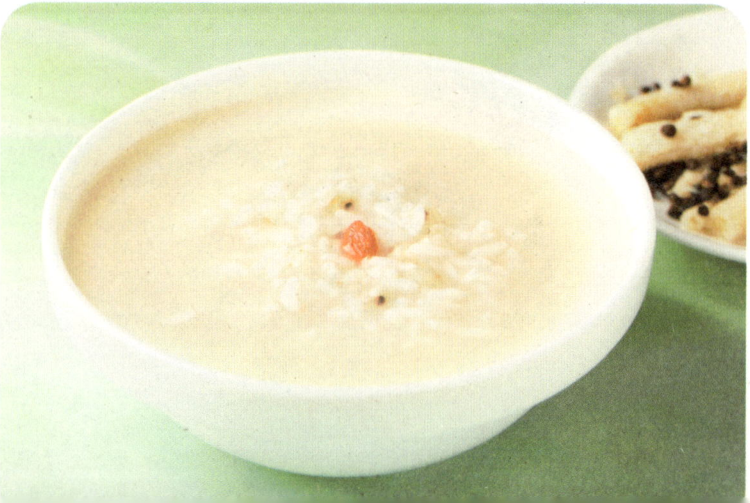

温肾壮阳

鹿茸乌龙茶

材料： 鹿茸片 5 克，乌龙茶 5 克。

做法： ①将鹿茸片洗净，与乌龙茶一起放入杯中。

②用沸水冲泡，加盖闷 10 分钟。

③1 杯可冲泡 3 ~ 5 次。

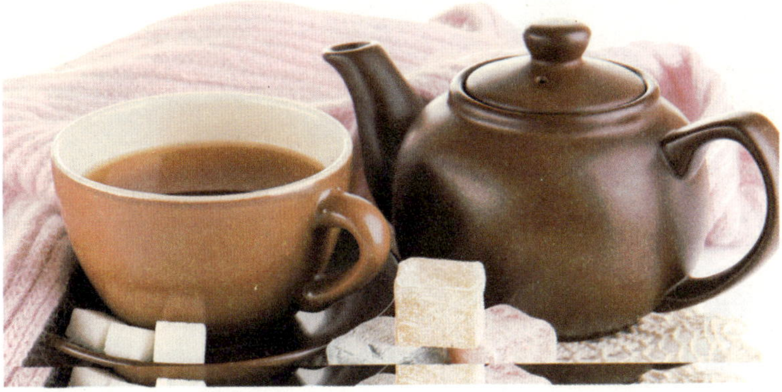

益气补精

海马童子鸡

材料： 海马 10 克，童子鸡 500 克，葱段、姜末、盐各适量。

做法： ①将鸡肉切块，汆片刻捞出。海马洗净。

②锅中注水，放入鸡肉块、海马、姜末，大火煮开后转小火煮 2 小时。揭盖，加盐调味，撒上葱段即可。

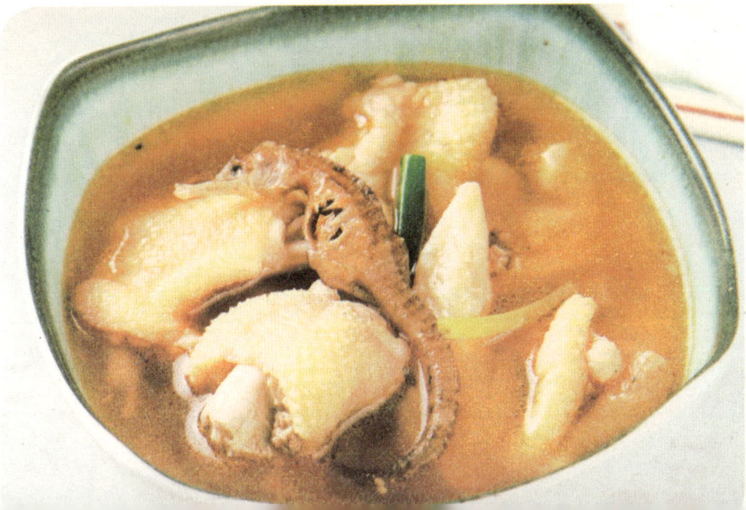

阳虚体质的人发病多因先天禀赋不足、寒湿之邪外侵、过食寒凉之品、忧思过极、久病不愈、房事不节等引起脏腑功能损伤，『阳消阴长』，阴寒之气偏盛而生里寒，表现为体内阳气不足，机体温煦、推动、蒸腾与气化等作用减退，甚者出现水液停留的病症。

气虚体质——益气健脾，慎避风邪

气虚体质的人多因先天禀赋不足、长期饮食失调、情志不畅、久病、劳累之后，引起心、肺、脾、肾功能损伤。心主血脉，肺主一身之气，肾藏元气，脾胃为『气血生化之源』，因此气虚体质易导致推动血液运行作用减退，体内气的化生不足，机体防御外邪、维护内脏的功能减退。

补虚养身

当归黄芪粥

材料： 粳米100克，黄芪6克，当归4克，猪瘦肉50克，葱花、盐各适量。

做法： ①将各食材洗净。猪瘦肉切丝。

②锅中注水，放入食材。小火熬粥，加盐、葱花调味即可。

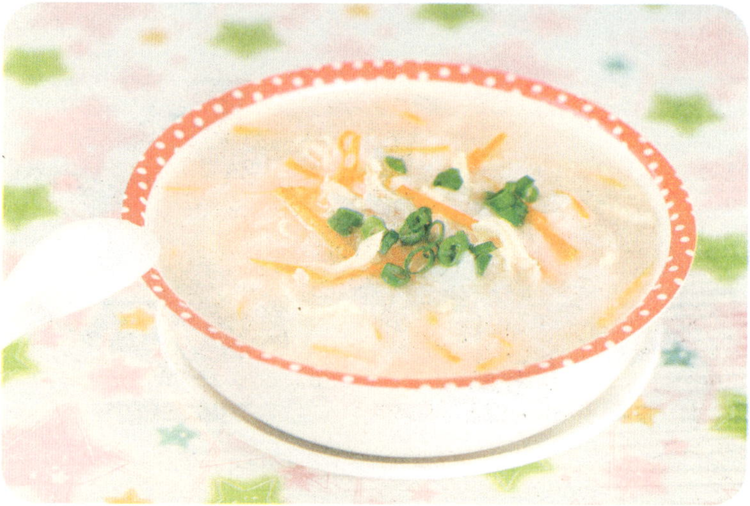

补中益气

人参红枣汤

材料： 人参6克，红枣（去核）5颗。

做法： ①所有材料洗净。

②所有材料入瓦锅中大火煮开，转小火煮至人参出味即可。

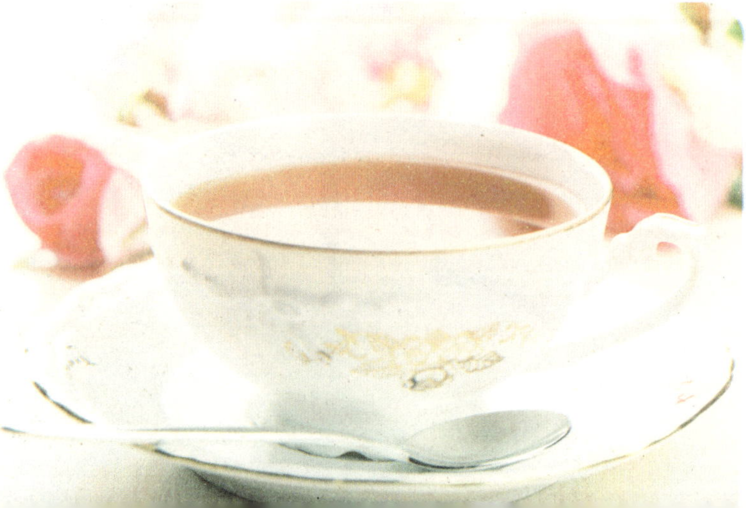

滋阴补肺

银耳陈皮炖乳鸽

材料：水发银耳100克，陈皮10克，乳鸽1只，盐、高汤各适量。

做法：①乳鸽、银耳分别入沸水锅中略焯，用水冲凉后放入碗中，再放入陈皮。

②中火烧沸高汤，加入盐搅匀，盛入碗中，上蒸笼大火蒸30分钟至熟即可。

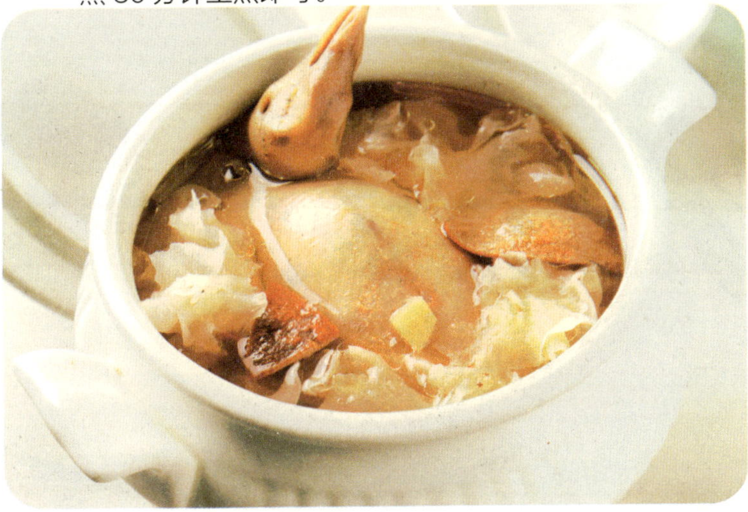

益气安神

莲子百合煲瘦肉

材料：猪瘦肉100克，莲子（去心）、百合各20克，盐适量。

做法：①所有食材洗净。

②放入瓦煲加适量水大火煮沸，转小火煲至猪肉软烂。

③下盐调味，喝汤吃肉。

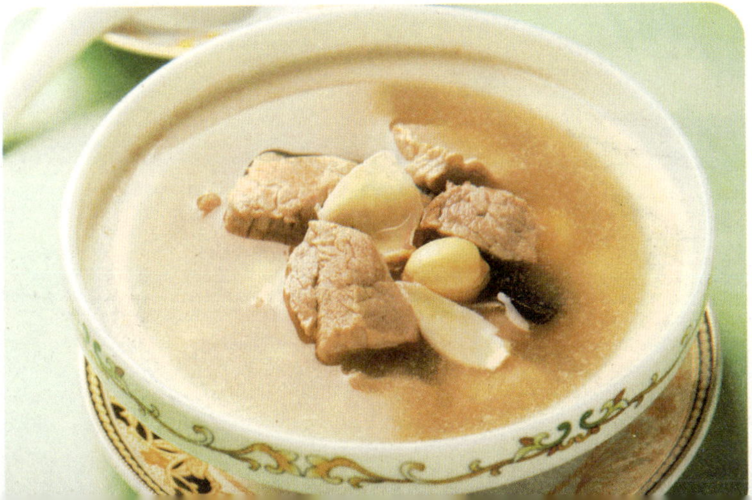

阴虚体质——滋阴降火，镇静安神

阴虚体质的人常因燥热之邪外侵、过食温燥之品、忧思过度、房事不节、久病之后等引起脏腑功能失调，阴液暗耗而致阴液亏少，阴虚生内热，表现为机体失去濡润滋养，或虚热干燥、虚火骚动不宁等。阴虚体质者宜多吃甘凉滋润的食物。

血瘀体质——合理运动，活血化瘀

血瘀体质的主要症状是血行迟缓不畅，多半是因为情绪意志长期抑郁，或久居寒冷地区，以及脏腑功能失调所造成，以身体较瘦的人为主。血瘀体质的女性很容易衰老，也容易出现各种妇科疾病，因此血瘀体质的女性要及时调养。

活血祛瘀，行气止痛

黑豆川芎粥

材料： 川芎 10 克，水发黑豆 25 克，粳米 50 克，红糖适量。

做法： ①川芎和黑豆、粳米一起放入瓦煲。

②大火烧开转小火熬成粥。

③加适量红糖，分次温服。

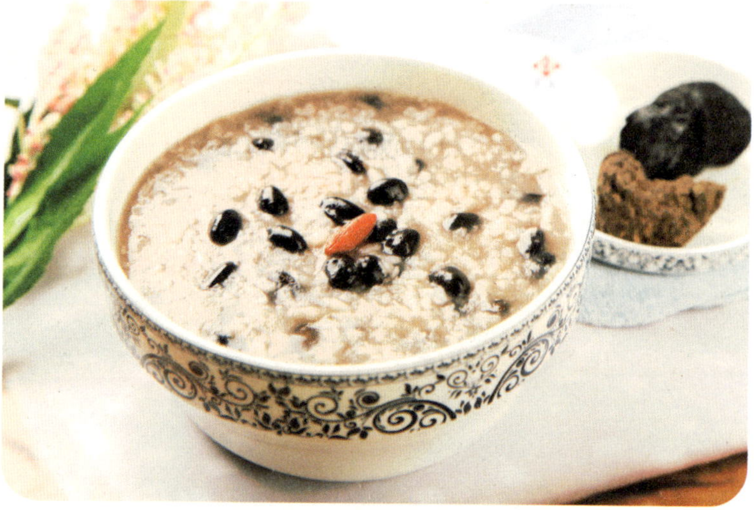

止血化瘀，消肿去痛

三七炖鸡

材料： 乌鸡肉 100 克，三七 6 克，姜片、味精、盐各适量。

做法： ①鸡肉切成小块，与三七、姜片一同入炖盅内，再加水。

②锅内加水烧开，放入炖盅，隔水炖 2 ～ 4 小时。

③待食材熟烂，汤液呈胶黏状，加盐、味精调味即可。

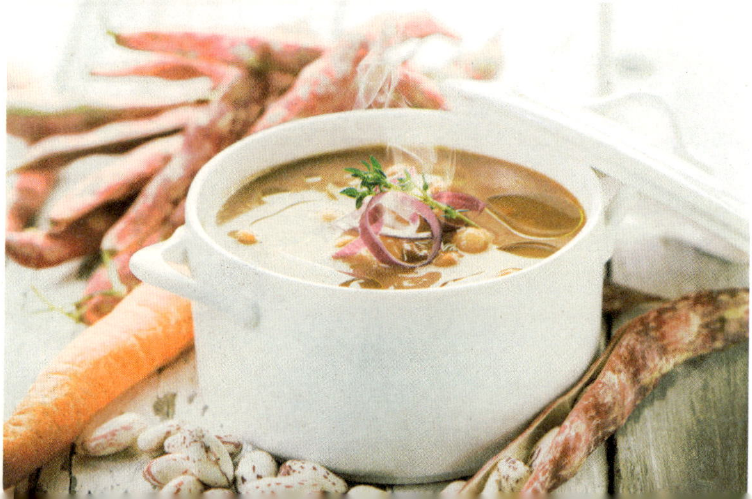

健脾利湿

山药冬瓜汤

材料： 冬瓜 150 克，山药 50 克，盐适量。

做法： ①山药切成滚刀块，冬瓜切块，一同入锅内，再加水。

②大火烧开，转小火煲 30 分钟。

③食材熟烂时加盐调味即可。

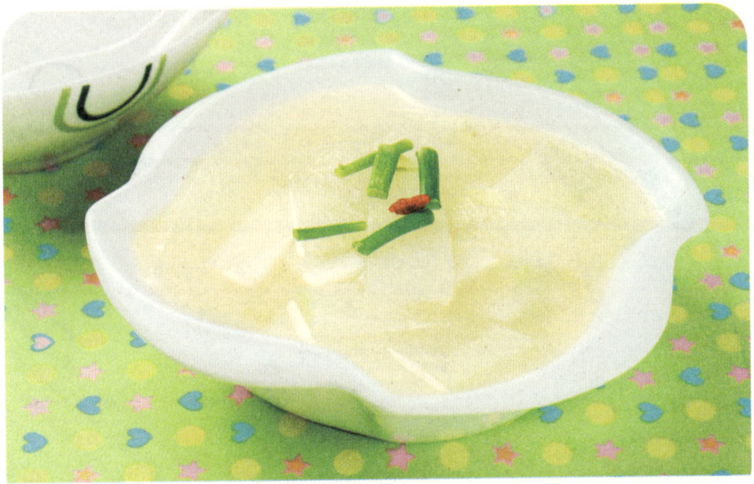

化湿消暑

白扁豆猪肉汤

材料： 白扁豆 250 克，猪腿肉 150 克，葱段、盐各适量。

做法： ①猪腿肉切片备用。

②白扁豆洗净入锅煮烂。

③放入猪腿肉煮熟，加葱段、盐调味即可。

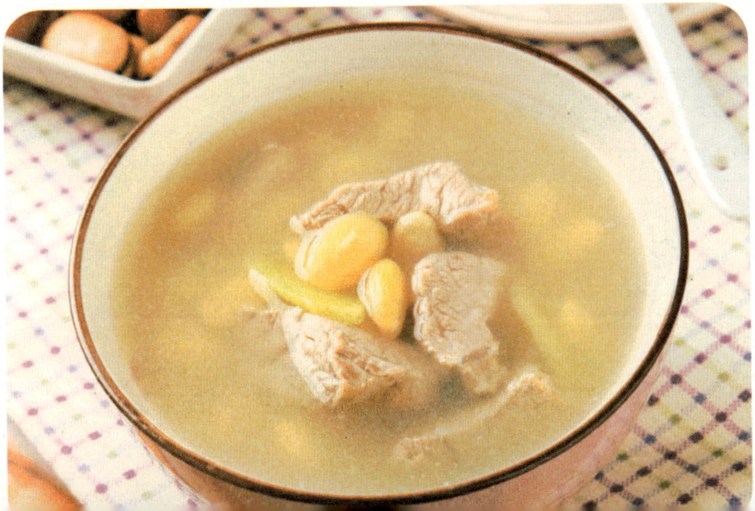

痰湿不仅仅是我们一般所说的『痰』，而是泛指体内的水湿代谢反常所构成的一系列体现，包含身体沉重、脸部油腻、口黏腻等，痰湿最有代表性的体现即是肥壮。痰湿停留在肝脏中就会形成脂肪肝，停留在皮肤之中就会显得肥壮，停留在腹部就会形成将军肚、中心性肥胖。

湿热体质——疏肝利胆，祛湿清热

所谓湿，即通常所说的水湿，它有外湿和内湿之分。外湿是由于气候潮湿、涉水淋雨或居室潮湿，使外来水湿入侵人体而引起；内湿常与消化功能有关。所谓热，则是一种热象。而湿热中的热是与湿同时存在的，或因夏、秋季节天热湿重，湿与热合并入侵人体。

清热利湿

茯苓豆腐

材料： 豆腐、茯苓粉、鸡蛋清各 40 克，盐、水淀粉各适量。

做法： ①将豆腐挤压出水，切成小方块；鸡蛋清打成泡沫。

②豆腐块撒上茯苓粉，摆平，抹上鸡蛋清，大火蒸 10 分钟。

③将盐、水淀粉倒锅内烧开勾成白汁芡，浇在豆腐上即可。

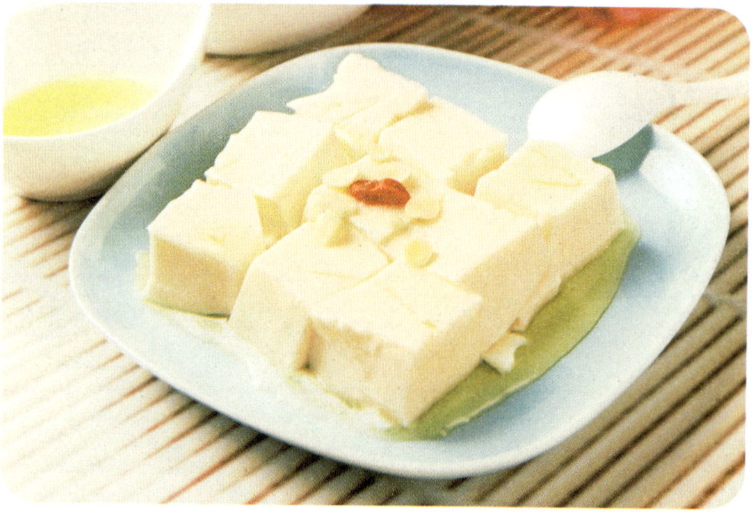

益气利湿

紫茄子大米粥

材料： 紫茄子 100 克，大米 150 克，盐适量。

做法： ①所有食材洗净。

②紫茄子切碎，与大米一同入锅内煮成粥。

③下盐调味即可。

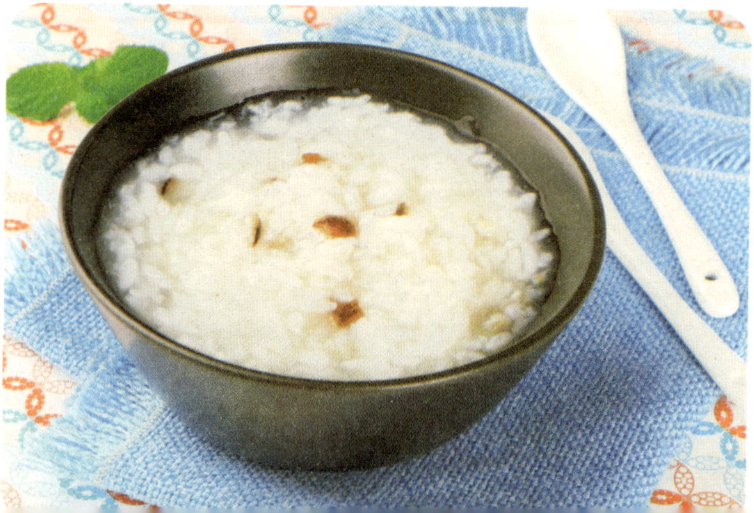

养心安神

甘麦红枣汤

材料： 小麦 50 克，红枣 10 颗，甘草 15 克。

做法： ①所有材料洗净。

②先煎甘草，去渣留汁。

③加入小麦及红枣，煮成汤。空腹服用。

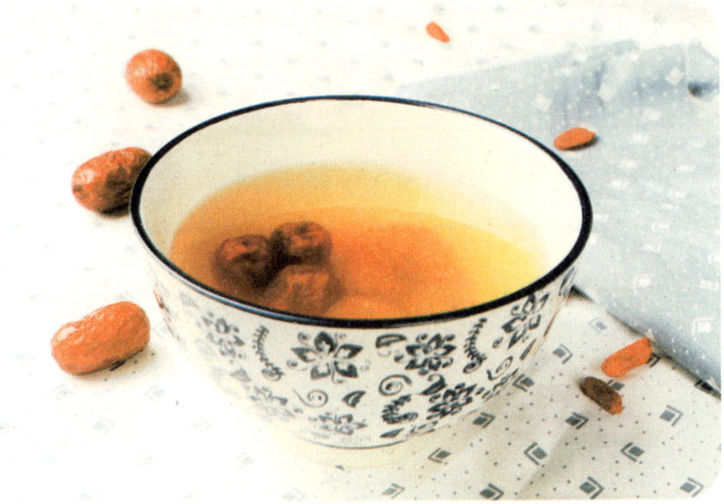

理气运脾

橘皮粥

材料： 橘皮 50 克，粳米 100 克，盐适量。

做法： ①橘皮研末，粳米洗净。

②粳米入锅加水煮成粥时，再加入橘皮。

③煮 10 分钟下盐调味即可。

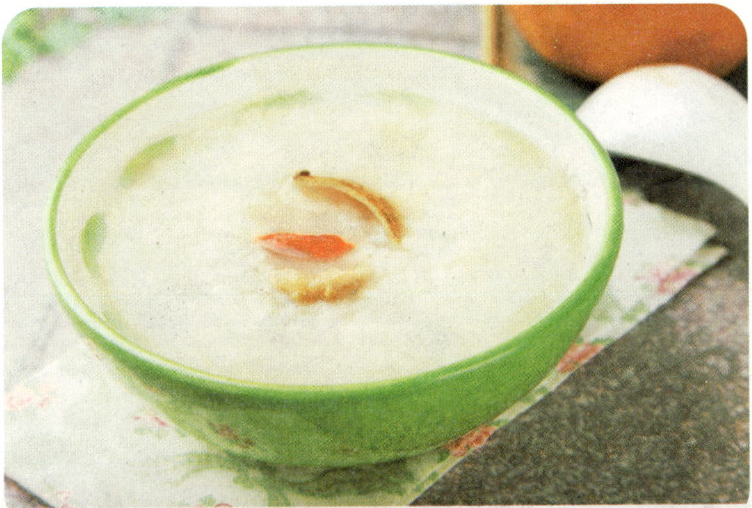

气郁体质——重在行气解郁

一般来说，气郁和人本身的性格有关，有的人平素性情急躁、易怒、易激动，有的人经常郁郁寡欢、性格多疑。有些人由于个人欲望得不到实现，长期忧愁、郁闷、焦虑等，有了心事也不愿意讲出来，自己也不能化解，时间一长，堵在心里的怨气越来越多，就觉得心烦胸闷。

特禀体质——益气固表，养血祛风

特禀体质又称特禀型生理缺陷、过敏。主要包括过敏体质、遗传体质、胎传体质等。特禀体质有多种表现，比如有的人即使不感冒也经常鼻塞、打喷嚏、流鼻涕，容易患哮喘。特禀体质的人要注意饮食清淡、均衡，粗细搭配适当，荤素配伍合理。少食蚕豆、白扁豆、牛肉类腥膻发物等。

益气固表

玉屏风散

材料：防风5克，黄芪、白术各10克，红枣1颗。

做法：①将防风、黄芪、白术研末，放入锅中，加入红枣，加水300毫升煎煮。

②煎至七分，去滓渣，食后热服。

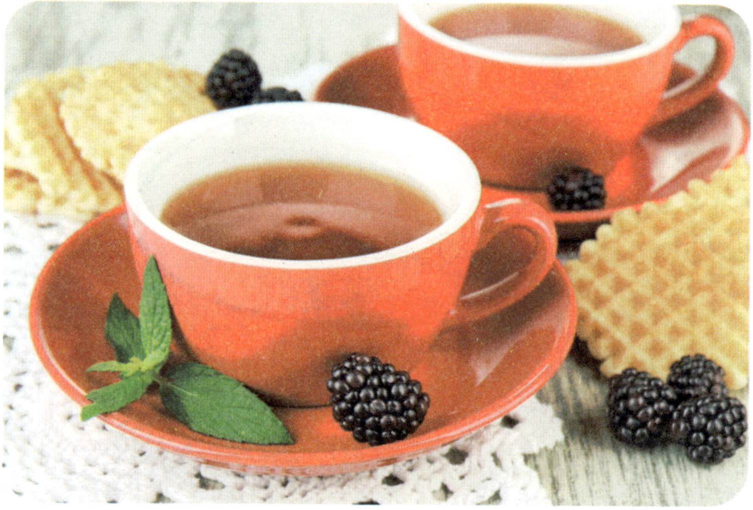

防过敏

葱白红枣鸡肉汤

材料：连骨鸡肉100克，红枣、姜片、香菜、葱白、盐各适量。

做法：①所有食材洗净，香菜、葱白切末。

②锅内加适量水，放入鸡肉、姜片、红枣，大火煮开。

③鸡肉熟透时放盐、葱末、香菜末调味。

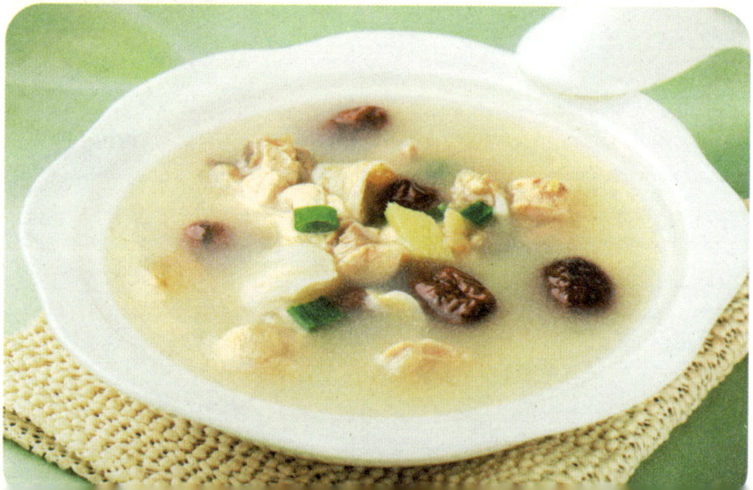

测一测你是哪种体质吧

体质是先天禀赋加后天修养而成的。“有诸内必形诸外”，一个人有什么样的内在的特质，就会通过相应途径向外散发信息。比如你的状态，你的肤色，你说话的语气，你的精神状态，你的脾气秉性等，都是你内在作用于“形”的表现。由此，我们可以通过对身体外形的自测，了解自己是什么体质。下面是九种体质的各自外在表现。

平和体质

体质特征：体形匀称健壮。

精神特征：性格随和开朗，精力充沛。

患病倾向：平时患病较少，生病了也很容易治愈。

对外界环境的适应能力：对自然环境和社会环境适应能力较强。

常见表现：面色、肤色润泽，头发稠密有光泽，目光有神，嗅觉、味觉正常，唇色红润，精力充沛，耐受寒热，睡眠良好，食欲良好，二便正常。

阳虚体质

体质特征：肌肉松软不紧实。

精神特征：性格多沉静、内向。

患病倾向：易患感冒、内脏下垂等病；病后康复缓慢。

对外界环境适应能力：耐夏不耐冬；易感风寒湿邪。

常见表现：平素畏冷，手足不温，喜热饮食，精神不振，舌淡胖嫩，脉沉迟。

气虚体质

体质特征：肌肉松软不紧实。

精神特征：性格内向，不喜冒险。

患病倾向：易患痰饮、肿胀、泄泻等病；感邪易从寒化。

对外界环境适应能力：不耐受风、寒、暑、湿邪。

常见表现：平时语音低弱，气短懒言，容易疲乏，精神不振，易出汗，舌淡红，舌边有齿痕，脉弱。

阴虚体质

体质特征：体形瘦长。

精神特征：性情急躁，外向好动。

患病倾向：易患有阴亏燥热的病变，或病后易表现为阴亏症状。

对外界环境适应能力：不耐暑热干燥，耐受冬季而不耐受夏季。

常见表现：经常感觉身体、脸上发热，口渴喜冷饮，皮肤干燥，手脚心发热，面潮红，舌红少津少苔，脉象细弦或数。

血瘀体质

体质特征：胖瘦均见。

精神特征：易烦，健忘。

患病倾向：易患血肿及痛证、血证等。

对外界环境适应能力：不耐受寒邪，易发寒性病症。

常见表现：肤色晦暗，色素沉着，容易出现瘀斑，口唇暗淡，舌暗或有瘀点，舌下络脉紫暗或增粗，脉涩。

痰湿体质

体质特征：体形肥胖，腹部肥满。

精神特征：性格偏温和，稳重谦恭，豁达，多善于忍耐。

患病倾向：易患有阴亏燥热的病变，或病后易表现为阴亏症状。

对外界环境适应能力：对梅雨季节及潮湿环境适应能力差。

常见表现：面部皮肤油脂较多，多汗且黏，胸闷，痰多，面色黄而暗，容易困倦，舌体胖大，舌苔白腻，口黏腻或甜。

湿热体质

体质特征：形体中等或偏瘦。

精神特征：容易心烦急躁。

患病倾向：易患有阴亏燥热的病变，或病后易表现为阴亏症状。

对外界环境适应能力：对夏末秋初的湿热气候及湿重或气温偏高环境较难适应。

常见表现：面泛油光，口苦口干，身重困倦，大便黏滞不畅或燥结，小便短黄。

气郁体质

体质特征：体形瘦长。

精神特征：性情急躁，外向好动。

患病倾向：易患有阴亏燥热的病变，或病后易表现为阴亏症状。

对外界环境适应能力：对精神刺激适应能力较差；不喜欢阴雨天气。

常见表现：神情抑郁，情感脆弱，烦闷不乐，舌淡红，苔薄白。

特禀体质

体质特征：过敏体质者一般无特殊体形；先天禀赋异常者或有畸形，或有生理缺陷。

精神特征：随禀质不同情况各异。

患病倾向：过敏体质者易患哮喘、荨麻疹、花粉过敏症及药物过敏等。

对外界环境适应能力：适应能力差。

常见表现：过敏体质者常见哮喘、荨麻疹、咽痒、鼻塞等。